西方现代临床按摩系列

Hot Stone Massage
A Three-Dimensional Approach

热石按摩疗法
三维按摩技术

〔美〕莱斯利·布鲁德 著

赵卫平 董 媛 胡 娜 译

天津出版传媒集团

天津科技翻译出版有限公司

著作权合同登记号:图字:02-2009-172

图书在版编目(CIP)数据

热石按摩疗法:三维按摩技术 /(美)布鲁德(Bruder,L.)著;赵卫平,董媛,胡娜译. 一天津:天津科技翻译出版有限公司,2013.8

(西方现代临床按摩系列)

书名原文:Hot Stone Massage: A Three-Dimensional Approach

ISBN 978-7-5433-3265-2

Ⅰ.①热⋯ Ⅱ.①布⋯ ②赵⋯ ③董⋯ ④胡⋯ Ⅲ.按摩疗法 Ⅳ.①R244.1

中国版本图书馆 CIP 数据核字(2013)第 141451 号

中文简体字版权属天津科技翻译出版有限公司。

授权单位:Lippincott Williams & Wilkins Inc.

出　　版:天津科技翻译出版有限公司
出 版 人:刘 庆
地　　址:天津市南开区白堤路 244 号
邮政编码:300192
电　　话:022-87894896
传　　真:022-87895650
网　　址:www.tsttpc.com
印　　刷:山东鸿杰印务集团有限公司
发　　行:全国新华书店
版本记录:889×1194　16 开本　14.5 印张　200 千字
　　　　　2013 年 8 月第 1 版　2013 年 8 月第 1 次印刷
　　　　　定价:120.00 元

(如发现印装问题,可与出版社调换)

译者的话

热石疗法是一种世界流行的按摩治疗与能量治疗相融合的医学临床治疗方法。它将能量石与手部按摩结合，通过各种专业的按摩方法，加速体表血液循环，缓解肌肉紧张程度，解除身体的疲劳，治疗部分皮肤疾病，恢复身体的各种机能……热石具有的能量，作用于人体的皮肤或经络上，特别适合东方人的体质，对于寒、虚、湿、滞等都有一定的调节作用。可以说，热石疗法有排毒、解压、美容、健体等功效，是一种值得学习和体验的西方临床医学治疗方法。

本书具有明显的专业性特点，学术词汇较多，翻译人员查阅了大量医学资料和文献，并结合国内外临床的实践，历经近两年的时间，完成此项工作。在此过程中，字斟句酌，反复修改，按照英文的思维逻辑，结合中文的表达方式，力求减少偏差和歧义，使翻译更精准。赵卫平翻译前言部分和第1~4章，董媛翻译第5~9章，胡娜翻译第10章和所有的附录部分。每位译者将各自翻译好的文稿汇总，逐人对文字通篇进行统一的校验，对使用的字句进行精心的锤炼，对表达的方式进行严格的规范。出版社的编辑们对书稿进行了认真的审核工作。同时，参与本书校对和录入工作的还有：戴昭君、刘京京、杨祁、赵薇、孙圣姿等，在此一并表示感谢。

本书的翻译不仅是一次英语的阅读和医学编辑之旅，更是一次关于按摩临床研究的探索之旅。从作者细致入微的笔触中，译者深深感悟到：体验是写作最基本也是最好的源泉。有这本书作为指导，即使没有任何医学专业基础的人都可以按图索骥，按书操作，掌握热石按摩的基本方法和操作要领。作者丰富的从业经验加上通俗流畅的文字，让颇具专业性的热石按摩治疗变得简单易行，使广大读者对热石按摩治疗的魅力产生浓厚的兴趣，相信阅读到本书的每一位读者，即使是非专业人士都会有此同感。

前　言

本书内容和结构

《热石按摩疗法》一书可指导职业按摩师进行安全、有效和全面的热石按摩。本书对热石按摩这门古老而又精细的技术进行了详解。它包含了一套完整流畅的热石按摩所需的各方面内容：冷、热石按摩的目的；注意事项和安全指导；必要的设备和需要准备的各种石头；按摩工具、按摩石和辅料的准备，其中包括对所需环境的描述；适宜的石头温度；按摩石的放置；使用按摩石的技术指导；三维按摩的原则与方法；悬垂和身体力学的小窍门；三维热石按摩渐进的实例指导。

本书还包括热石使用的历史，使用热石与凉石的生理功效，把热石运用到按摩中的效果，热石的特殊使用流程和关于热石按摩训练补充性信息的附录，建议阅读的书籍和观看的视频，以及热石按摩设备的来源简表。《热石按摩疗法》中每一块石头都得到了充分的利用，揭示了人们从其他渠道无法获知的秘密。

然而，特别需要注意的是，尽管本书叙述了实施安全有效的热石按摩的各个方面，但仅仅看书就想学好三维热石按摩是远远不够的，本书不打算去代替实际的训练，而是仅仅旨在作为书面教材来配合职业三维热石按摩师的学习。本书是学习这些课程的良好的补充，三维热石按摩的培训见附录 C。

用这种方法进行的班级授课只能由获得过三维热石训练课程证书的指导教师来实施。这个证书是由"非凡触动按摩学院"授予的。持证是授课的必备条件，否则，授课内容很可能不准确并有潜在危险。

本书的章节是循序渐进的。从热石按摩的基本原理开始，然后进入更高级的技术层面。每章包括一个内容概要，并专门列出了学习目的、介绍和带有释义的关键词列表。特别提示和注意事项的方框提醒内容，让你对有关重要信息更容易理解。每章的最后部分有小结和复习题，确保你有效地掌握所学知识。所有技术方面的问题和文字叙述都配有图片。这种便捷的设计进一步体现了本书接近读者的特色。

为什么要学习热石按摩？

作为一名有兴趣拓展自己视野的按摩师，把热石引入你的按摩中会让你获益匪浅。你不仅能因此增加顾客，还可以减少双手的过度使用，从而延长了你从事按摩事业的时间。这些石头可以代替双手来做许多工作，然而未经过任何训练就用它来按摩身体既不安全，也不被提倡。本书伴随着三维热石按摩的动手训练，将提供给你有关此项神奇按摩疗法的重要信息。

在我教学和按摩实践的 20 年中，对比经历了很多其他按摩形式，热石按摩更能让我感兴趣，使我兴奋。近几年，全国上百的温泉、学校、经销商都进行了这方面的实践，相关的全国性会议也把热石按摩作为重要议题进行研究，并促进了这项按摩技术的广泛传播。随着时间的推移，热石按摩现在已经非常流行。热石加深了按摩的功效，使普通的接触变得神奇。人们不一定是刻意地培养对热石按摩的兴趣，可一旦热石与皮肤相接触，就不再想用以前那种方法按摩了。温暖的石头沿着涂了润滑油的皮肤滑过，使肌肤软化，感觉就像温暖的水顺着骨头涌下，我相信，这种感觉是你从来没有经历过的。

自热石按摩出现以后，我教过的班级数量已经扩大到了原来的3倍。尽管大家都十分感兴趣，一直以来却没有一本深入、全面、实际可行的有关热石按摩的指南。而本书的出现满足了这种需求。

本书的特点

我一直有这样的愿望，全面掌握有关热石按摩的知识，因而我一直关注着这个领域，研究致力于热石按摩现存的所有版本。我评论过各种教学方式，比较了解市场上出现的各种石头，研习过已知的每一种技术和方法，评估了能找到的大多数文件和视频。本收是我收集到的各种热石按摩知识之集大成者。它剔除了无效的方法，采纳了许多教授热石按摩医师们所忽略的重要内容。

本书的信息资料没有抄袭其他热石按摩书籍或者培训材料。它教给你一种控制整个按摩过程和按摩石温度的独特方法。它包含着神奇的三维处理方法，并且为你示范怎样快速地移动身体以迅速将石头置于顾客身体两侧。这样一种独特的处理方式使医师能够从顾客的身体下面从容移动石头而不必麻烦顾客作相应配合。这种在顾客身体两侧同时用石头按摩的经验是独一无二的。它使你的热石按摩技术完全区别于其他所有技术。

一直有一种说法是热石按摩全程随时可能被中断，而我倾力创造出的一套流畅的热石按摩流程将打破那种说法。这种强调流畅的进程和手与石成为一体操作的方法，会使你的顾客相信，石头不一定都是对身体不利的，它不是取代手，而是手的延伸。这样一种不间断的处理方式创造了一种更大的身体满足感，也创造出热石按摩的动作优美的体验。用这种三维的方式，你可以做到让任何石头在身体上真正地跳舞。

石头是地球赋予我们的天然而神圣的礼物，你可以使用它们本身的力量再结合你新开发的能力，用三维的方法在身体上去驾驭它们。这种动作优美的新时尚能为所有正享用热石按摩的顾客带来身体深度的放松、平和和快乐。尽情地享受它吧！

莱斯利·布鲁德

目 录

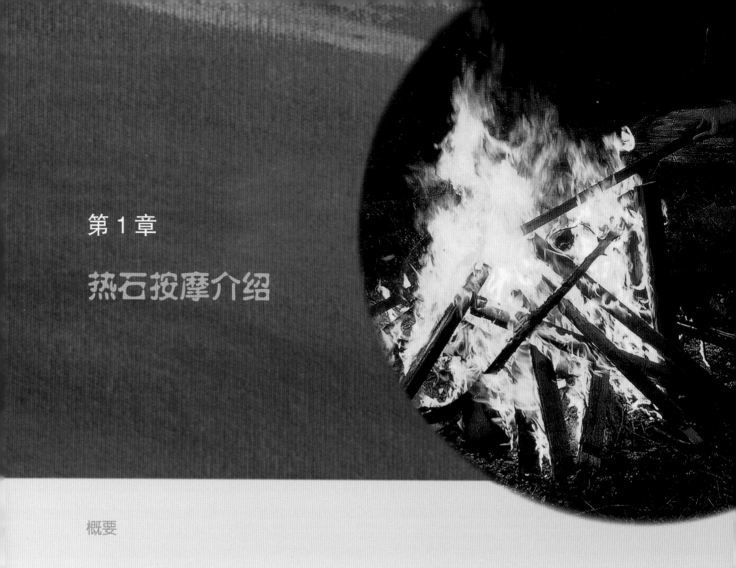

第1章

热石按摩介绍

概要

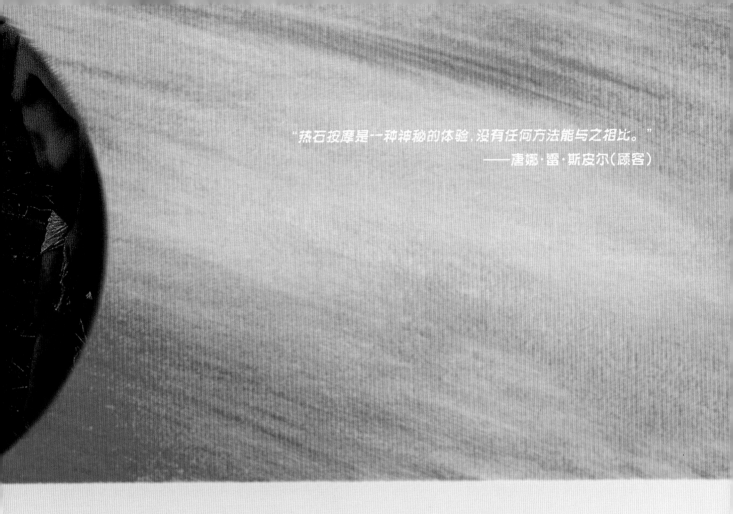

"热石按摩是一种神秘的体验,没有任何方法能与之相比。"

——唐娜·雷·斯皮尔(顾客)

目标

通过本章的学习,你应该能够:

■ 描述出一些医疗小组在治疗过程中对石头的使用情况。

■ 论证区别热石按摩与传统按摩治疗的关键因素。

■ 讨论热石按摩对治疗的益处。

■ 解释三维热石按摩如何对顾客和医师都有益处。

■ 讨论把热石按摩结合进按摩治疗实践中的优势和挑战。

■ 解释热石如何被结合进其他治疗方式中。

热石按摩,在学术上又被称为地质温热疗法,是将加热和冷却的石头用于传统按摩,以治疗损伤或其他身体不适,减轻疼痛,增加顾客的舒适度。使用石头按摩可以让顾客体验按摩石的加热和冷却的医疗功效,以及用石头产生的运动、摩擦、愉悦和震动。石头的使用为传统按摩的众多优点又增添了一项,从而可以改善顾客治疗的效果。

本章对热石按摩进行了介绍。这种技法发源于什么地方?是如何发展的?在按摩中使用热石和凉石对顾客和按摩师各有什么好处?本章描述了我独特的按摩方法,我称之为三维热石按摩,解释了它如何区别于其他热石按摩疗法。本章简要概述了把热石按摩结合到现存的按摩实践以及其他治疗中的效果、挑战和可能涉及的问题等内容。总之,阅读这一章,你可以了解所有的背景资料,从而开始热石按摩世界的发现之旅。

热石治病:简史

第一次体验热石按摩的顾客可能认为热石按摩是一种最新的技术,但是按摩石被用作治疗的手段几乎就如石头本身那样久远。作为一种治疗方法,热石在世界各国已经使用了几个世纪。

古代使用石头治疗

让我们回顾一下……过去几年间,石头已经被广泛使用在桑拿、蒸汽浴和蒸汗屋中;可以治疗或减轻疼痛;同时可以辅助接生,润滑皮肤,还可以成为热源。温热的石头已经被用于缓解老人和儿童的不适,镇静神经系统,或帮助使死亡过程更平静,或助消化,改进内部脏器的功能等。

据来自古代中国和日本的资料显示,他们宁可不用针,而使用石头去刺激身体的经络和针灸点。加热的石头施力于皮肤表面,可以起到疏通脉络的功效,刺激气的流动。这种技术与艾灸是有区别的。

艾灸是古代中国的热疗方法,是用一束艾蒿(一种中草药)点燃后烟熏皮肤,刺激气血流通。当艾蒿不能发挥效用时,使用热石可以达到同样的效果。

"在美国土著人的治疗中,石头也扮演着重要的角色。"马里奥·索斯达这位被任命为医疗官的雅基族印第安人如是说。

特别推荐

在蒸汗屋里,我们把石头看作石人,造物主把石头赐予我们作为治病的工具。我们的先人们把从火中取出的石头放入水囊,使石头冷却。然后,一个接一个地传递这些石头,并用石头摩擦身体的特殊部位用于治病。他们还使用石头来加热和压浸草药用来治病。我们的祖先教我根据石头不同的特质来放置这些石头。他们相信石头带给我们神奇的力量。科瑞兹·豪斯在一个石头床上进行了这种神奇的探寻。北美土著居民把石头用于治疗已有几千年的历史了,然而还没有声称发现石头的治疗特性。他们只不过很简单地接受了它们,并把它们尊为来自神秘造物之 Wankantonka 的礼物。

莫奎印第安部落,现居地犹他州,他们使用带有金属外壳的奇石用于治疗,并在正式的宗教仪式中使用。那些称作莫奎的大理石或者萨满教石据说是被用在萨满教巫师的各种仪式中,比如,他们把这些石头以各种不同的压力沿着身体滑动进行治疗。印第安人也经常把石头放进口袋或者手里拿着石头,他们认为这样可以获得大地的能量。石头被用来治疗以后,常常被放置在屋外经受雷电的轰击或者由哲人涂抹污泥在上边,为了是再储蓄能量。

在温暖的地区,像哥斯达黎加和夏威夷,被太阳照热的黑色的熔岩石被用来接生。生产中的妇女躺在温暖、干燥的熔岩石上以便减轻疼痛。助产士把石头放在产妇的大腿后部来协助刺激孩子的出生。熔岩石铺在水池里,吸收太阳的能量,为婴儿出生提供热水浴。吸收了阳光的黑色石头使水变暖,为婴儿提供了一个从温暖的羊水到外面世界的很合适的转变。同样,罗马人、希腊人、埃及人、日本人和土耳其人的蒸汽浴,也利用加热的石头去提高水温。

我在每个我教过的热石班都会让学生讲他们的先人怎样使用加热的石头的故事。欧洲的学生们说他们的祖父母在有集体供暖以前,在寒冷的夜晚会用热石预热他们的羽绒床。他们称这些温暖的石头帮助他们进入梦乡并避开疾病。来自斯坎迪纳维亚的学生们描述了石头怎样被运用到他们国家里随处可见的桑拿浴中。石头从河床运来,经过一整夜的干燥以防止第二天早晨快速加热而爆裂。然后,这些石头被火加热,放置在有许多板凳的小木屋里,小凳子上坐满了人。他们认为桑拿浴使人体大量发汗,可以帮助身体排除毒素。俄罗斯的学生们讲述了他们的祖父母创造"Banyas"的故事。"Banyas"与桑拿差不多,只不过用被水和精油浸泡的石头和大的扇形橡树叶拍打身体,刺激发汗。还有一个美国西部牛仔的故事。他们把加热的石头放进口袋、手套、袜子或睡袋里,以免手、脚或者内部器官在寒冷的天气里受凉。

每个国家的文化可能都被石头的治疗效果震撼过。然而,即使石头已经被使用了几千年,能够使人舒适和帮助治疗,它的全部功能并没有被完全开发出来。直到 20 世纪 90 年代的早期,热石与按摩的整合完成,并普遍流行开来之后,我们今天所熟知的热石按摩才真正成形。

热石按摩的发展

虽然没有清晰的记载,也还无法确定谁是第一个把加热和冷却石头用于按摩课程里去的,然而,玛丽·尼尔森确实使热石按摩成为正式的和普遍的治疗艺术。正如珍妮·斯科里芙娜在她的《Lastone 疗法》一书中讲到的,玛丽·尼尔森于 1993 年介绍了"Lastone 疗法",一种正规的热石和凉石的按摩。当时已经是按摩医师的玛丽找到了一种可以治疗和缓解肌肉内部痛症的方法,而该方法不会对她自己的关节和肌肉造成伤害。她声称她是由于在自己的土著印第安精神导师的带领下开始在按摩中使用石头。Lastone 已经在全美流行开来并已经影响到许多的从业者和温泉治疗地,他们把石头整合进自己的按摩过程中。然而,"Latone 疗法"只不过是进行热石按摩的一种方法而已。

自热石按摩流行以来,许多其他方式的按摩和这门技术的创新已经进一步发展了。索尼亚·亚历山德拉,这位《石头治疗艺术》的作者,更关注水晶治疗,在方法上注意平衡穴位。圣石中心的卡伊恩·沙伯和石堂学院的卡洛恩·克莱顿在他们的石头按摩中使用了韦达养生学方法,一种古印度的传统草药治疗法。这只不过是发展自己的热石按摩方法中的少数几个人。

我最终发现热石按摩是在 1995 年。我没有师从任何一位老师学习热石按摩,而是完全来自我内心深处的体会。

当我还是一个孩子的时候,我和妈妈在泽西岛的岸边、罗德岛、缅因州和新汉普郡的海边收集石头。我津津有味地帮妈妈找那些最光滑、最圆润的石头用来画画。我们收集的石头如此之多,以至于父亲时常开玩笑地说,石头太重了,太多了,咱家的这台旧旅行车都不能把它们运回家了。妈妈把石头堆放在空旷的屋子里,放到车库的台架上。当妈妈挑选出石头去画画的时候,仍旧有许多的画石以它们天然的状态被留下来,成为了我逐渐增多的收集作品。那时我绝对不会想到这些石头最后会变成我的工具。

几年之后,我成为了一名河流导游,并开始收集来自西部许多河床的光滑的河滩石。最后,我开始经常光顾加州大索尔海岸和墨西哥的海滨,收集这些岸边的石头。我家成为了美丽石头的圣殿。石头多得就像我妈妈家里一样。然而,除了欣赏它们,不知道还能用它们做什么。我的按摩室堆满了美丽的石头,我常常目不转睛地看着它们,惊叹它们的美丽,把它们放在手里把玩,并本能地对着自己的皮肤摩擦。与我的石头接触之后,我总是感觉到身心愉悦。不知怎么的,我的心里因石头释放出来的天然的能量而感到温暖。我一直觉得，它们来到我的生命里是为了一个更高的目标，但我还是没有确切地明白，那个目标是什么？

接下来一个冬天，我正在科罗拉多州黄金城温泉河上的一个用木柴取暖的小屋里按摩。天气特别冷，尽管还生着火，但我的顾客还感觉稍有点凉意，我看到了一块保存多年的又大又平的石头，突发奇想，为什么不把那块石头放到炉子上加热，再把加热后的石头放到顾客的肚子上来取暖呢？说干就干，立即着手，那是我把石头融入按摩实践的开始。

一点一点地，我不断地收集更多的石头，从屋子的四周到烧木柴的炉子的顶部，一直到再没有更多的地方可放了。随后，我开始把石头放到加热器上，用这些加热的石头实验了多年 -- 首先，简单地把它们放置在顾客身体的上部或下部，然后，试着用它们来按摩。

同时，我那20块珍爱的石头经常不断地从加热器或炉子边上掉下来，声音很吵，最后，我决定使用一个小平底锅，结果发现它更有效率，加热石头时的噪音也小了许多。并且我还开始在旁边放置一碗冰水，用于快速冷却石头。逐渐地，我发现更多新的方法使用这些石头，顾客很喜欢。最后，我从一个朋友，安德烈亚·范德·卢普那得到了一本热石按摩书。通过学习书中石头使用的方法，促使我成为这个古老艺术的内行。

十年过去了，我发展了这个三维按摩法，包括：按摩石管理、指导、方针、原则、技术，以及书里讲的操作手法。在这段时间里，我亲爱的朋友，南希·劳伦斯和许多按摩治疗医师找到我，要求进行热石按摩，并鼓励我去推广我的这种按摩方法。我的教学体验在本书的每一页都有描述。在我进一步讨论三维按摩法之前，让我们看看组成这种热石按摩的基本要素。

什么是热石按摩？

热石按摩同传统按摩一样，但是按摩师除了用手以外，也使用热石。加热的、油光的石头沿着身体滑动，在刺激着、温暖着顾客的关节和肌肉组织的同时，带来一种放松的感受，加速了顾客的血液循环，帮助排毒。热石也可以被放置在顾客身体的上部或下部以增强这种效果。

大多数的热石按摩一般使用加热的石头，凉石也能用来刺激身体的肌肉，减轻炎症，帮助消除疼痛，提升肌体敏感度。我们将在第2章深入讨论热石和凉石的生理学功效。

热石按摩的基本要素

当第一次听说热石按摩的时候，许多人认为是把石头简单地放在身体上面，按摩师很少用手来进行接触，这是一种误解。静态放置加热的石头是一个重要要素，但同时一个专业的热石按摩也需要按摩师们手握光滑、浸油的按摩石进行传统的各种手法的按摩。顾客感受到的按摩体验是同时来自于按摩师手的接触和石头的热度。如果有顾客说："我简直分不清是你的手还是石头在按摩！"这样的话，你就知道你的热石按摩成功了。这说明你已经成功地把石头用于按摩中了，以至于顾客体验到的手和石头的感觉是一样的了。

除此以外，进行热石按摩的时候，按摩师也可以不用石头来工作。手有一种按摩石所没有的敏感性，许多与顾客的交流反馈是通过按摩师的手来进行的。像这样石头和手之间的精准结合就创造出了热石按摩的独特体验。

热石按摩的学习者通常认为，与传统按摩相比，热石按摩更加耗费体力，其实这是另外一种误解。一旦按摩师习惯于使用石头，与传统按摩相比，在顾客身上进行一次热石按摩实际上更加容易。这是因为石头提供了重量和热度，帮助松弛肌肉使其更加柔软。简言之，石头帮你做了很多工作，更快地放松了顾客身体的表层组织，并减少了手腕和手上的用力。

热石按摩可以简单，也可以复杂。如果你是一位初级按摩师，你可以尝试着用最简单的技术，让石头沿着顾客的身体滑动。如果你是一位经验丰富的按摩师，你可能会感觉使用先进的技术来进行热石治疗是很愉快的。这样能创造出一种最佳的操作流程。所有这些都会在本书随后的章节里阐述。

热石按摩的益处

特别推荐

"我经常接受按摩,还有物理治疗法、指压按摩法,针灸疗法和灵气功能治疗法,所有这些治疗方式加在一起,仍旧不能与一次美妙的热石按摩所带来的益处和舒适相比!"

——玛丽·阿克塞尔拉得(顾客)

热石按摩所带来的这种感觉就是为什么人们频繁使用它们。这种感觉已经在前面描述过了,就像温暖的水流顺着骨头涌下,或在海洋中漂移,或躺在热沙之上,或者进行一种超然的旅行。总而言之,使用热石有非常多的益处。

下面列出了一个全面的热石按摩对顾客和按摩师本人所产生的益处。因为热石按摩把凉石按摩的使用结合在内,下列内容包括了使用冷热两种石头的益处。下面的绝大多数信息是我在这个领域内多年研究和实践的总结。当然,你也可以去发现没有包含在内的其他益处。

对顾客的益处

热石按摩:

- **滋养**:热石具有非常滋润的特性。接受过按摩的人说,他们感觉很安全,好像他们正在一个慈母的怀里。一些顾客在第一次体验到石头滋养感觉的时候甚至哭了出来。这种滋养的特质对于老人是非常适宜的,对于那些长时间没有按摩过的人以及住院疗养的人也同样有效。

- **安神**:石头是大地的一个元素,帮助顾客强基固本,平静身心,引导顾客的意念回到现实中来。热石按摩帮助顾客安定心神。热石的温暖把顾客注意力吸引到石头正在按摩的部位,把

顾客从幻想拉回到现实。

- **引导放松**:石头的这种穿透性热度能马上引导顾客进行深度的放松,释放了压力,舒缓了神经系统。这就像专为安抚焦虑、紧张而进行的一次热水浴,帮助你在一天的紧张工作后很快入睡。

- **用热度放松肌肉**:热石实际上用热度来为顾客进行按摩,而不只是把这个热度施加在顾客身上。按摩师们可以加热他们的手或者使用的按摩油,但是这个热度仅维持几秒钟。电热垫,热谷物袋,热凝胶垫或者热香膏也能用来加热身体的某个部位,但是,这些材料没有一个可以用于按摩。

- **渗透和持续**:在身上使用一、两分钟之后,石头上的热度就消散了。这个热度到哪去了呢? 它渗透到肌肉里面了。按摩过程是伴随着每一块石头重复进行的。这样到热石按摩结束时,身体的肌肉组织已经吸收了足够的热度,能够继续帮助肌肉组织维持柔顺性和热量,长达几个小时。这在寒冷的天气效果特别明显。顾客进行了热石按摩后,走出房间进入雪花漫天的户外,仍会感到温暖。这也可以使得顾客在按摩结束后的几个小时内避免伤寒。

- **消除剩余的疼痛**:顾客接受传统的深度肌肉组织的按摩之后,第二天会感觉疼痛。使用热石按摩可以保护肌肉组织不在深度按摩中受伤,并且可以大大减轻第二天的疼痛。我的许多顾客告诉我,接受深度热石按摩之后第二天,绝对不会感到疼痛。热石也可以帮助运动员们更快速地恢复,并在运动后的第二天不会觉得肌肉痛。

- **打通经络和穴位**:石头的能量和石头内部热度的结合有助于打通能量渠道和能量的中心,这样增加了经络和穴位中充满活力的能量或气的流动。有些实践者把特别珍贵的宝石放在身体能量的中心点,增加那个部位的按摩体验。

- **舒缓肌肉**:石头的热度有助于舒缓肌肉的紧张度,这可以帮助顾客获取或者释放可能深藏在他们肌肉保护壳之下的感情问题。因情感的释

放而造成肌肉的舒缓，比从外部的揉、捏更能达到释放和放松的效果。

■ **充当界线**：如果顾客不愿他们身体某些部位被碰触，这些石头可以做为界线，让顾客感觉得很安全。举例来说，如果顾客曾经被性侵犯过，如果围绕着他们的骨盆、小腹、大腿内侧或者臀部按摩，他们通常就会本能地夹紧身体或者挪开。而当有一块石头放置在顾客的身体之上，按摩师的手只起到防护性作用来帮助石头运动，对顾客来讲，用石头按摩这些敏感部位更容易让他们放松或与他们沟通。或许对这些顾客来说，这种接触还是受到伤害后的首次。

■ **像是多出来的手**：当热石被放在顾客身体上的时候，石头的热度开始渗透入人体，感觉就像是手在按摩而不是石头。所以在进行热石按摩时，顾客会感觉好像是几只手同时在按摩。甚至当按摩师去小平底锅里拿石头时，由于热石仍留在顾客身上，以至于他们感觉是按摩师的手还在他们的身上。许多顾客评价说，使用按摩石感觉就像两个人同时在给他们按摩。

■ **化瘀消肿**：凉石按摩帮助消除严重的受伤或者炎症的反应造成的肿胀，防止液体渗入伤口。眼部的凉石按摩有助消除浮肿，可以用于面部按摩。

■ **止痛**：用凉石按摩可以缓解疼痛，提高疼痛的"门槛"。特别对于将要达到阈值的疼痛，效果明显。将凉石用在受伤的关节上，可以增加关节活动的范围。但是需要谨慎地使用凉石，因为石头的止痛效果可能使你忽略一些受伤后不允许从事的活动。

■ **使人精力充沛**：凉石刺激身体，产生一种活力，尤其对那些情绪低落的顾客，凉石的冲击能用于治疗、激发身心系统的活力。凉石也可使一个疲劳的顾客感觉精神焕发。

■ **改善大脑的功能**：在面部和太阳穴进行凉石按摩可以帮助顾客改善大脑功能。如果一个顾客要进行考试或者正在完成一个项目，凉石按摩

可以帮助他们清醒头脑。

■ **恢复神志**：在一次按摩结束时使用凉石按摩可以使顾客立刻清醒。如果顾客思维模糊，而且必须立即回去工作或者需要开车到很远的地方，使用凉石去完成按摩就显得更加重要。

对按摩师的益处

与传统的仅用手来完成的按摩比较，热石按摩对按摩师具有以下功效：

■ **增加皮肤的柔软度**：与仅用手按摩相比，用热石按摩皮肤会使肌肉松弛、放松、柔软、滑润。由于有热石的帮助，传统按摩需要花 15～20 分钟的按摩，热石按摩则仅需要 2～3 分钟的时间，这不仅节省了体力和时间，并且使按摩师的工作更加轻松。

■ **减轻了按摩师双手的工作量**：由于石头的热度舒缓了肌肉紧张，按摩师再用双手按摩就会更加容易。先前需要按摩师的双手来完成的工作，现在由按摩石来代为完成。石头也可以被用作施加压力的工具，做为姆指或其他手指的代用品。因为绝大多数的按摩工具不是热的，所以会感觉很硬，而石头的热度可以缓解其僵硬的感觉。这也让石头变成了更易于接受的工具。

■ **延长从业时间**：许多按摩师发现，与不使用热石疗法相比，使用热石按摩后，他们可以继续从事更多年的按摩治疗。

■ **增加收入**：一方面，与常规的按摩比，热石按摩收费更高。另一方面，由于热石按摩也让按摩师感觉更加舒服，所以一天之内可以服务的顾客数量也增多了。此外，热石按摩可以留住那些已经对常规按摩感到厌烦的顾客，这样热石按摩自然而然就增加了收入。

■ **安抚亢奋的顾客**：许多按摩师想方设法去应付那些在按摩过程中不停地说话或要求不断的顾客，石头的热度能够真正使这类顾客平静和安静下来，让按摩工作容易些。

■ **提升活力**：许多按摩师跟我谈到他们的体会时

说，与通常仅仅用手来按摩相比，使用热石按摩后使他们经常感觉更加有活力。无论是石头的原因还是热度的原因，或者简单说是石头发挥了作用，使用热石按摩好像对许多按摩师都有一种增加活力的效果。

■ **温暖关节**：用热石按摩时，热石可以温暖按摩师的手指、手掌、手腕和前臂的肌肉，防止受伤或过度使用关节而产生的的习惯性疼痛。

■ **使按摩师自己放松**：按摩石和热度不仅可以使顾客吸收大地的能量，对按摩师也有共同的功效。并且在按摩期间，按摩师可以预先把热石放在自己的口袋或者紧身衣服里面，以达到放松肌肉的目的。按摩师坐在热石上面按摩同样可以吸收大地的能量。

■ **提升竞争力**：对于那些刚刚从事按摩，还不是精通按摩手法的按摩师来说，使用热石按摩可以提高顾客的满意度。热石沿着身体滑过那样让人舒服，石头本身也是那样神奇，它可以带来幻想中的抚摸的感觉。这样就给刚从业的按摩师提供了更多的机会，随着他们按摩经验的增多，他们的按摩能力和水平也会逐步提高。

就如前文提到的，这些只不过是在按摩中使用热石和凉石的一些好处，一旦你体验过热石按摩，你将会发现更多的好处。

热石按摩的三维处理方法

与使用普通的石头进行按摩不同，三维热石按摩的按摩师需要轻松转动顾客的身体以便能够同时按摩顾客两侧的身体。这种全面接触的处理方式与身体的三维特性是一致的。当身体的某个部位被轻轻托起和拥抱时，整个部位的所有部分都会有同样的感觉。

三维的热石按摩也使按摩师能够利用大地引力和顾客身体的重力对抗石头的压力。这样，按摩师就不需要用力把石头压进顾客皮肤里。在顾客体重允许的情况下，按摩师用手或按摩石从下面

向上托住顾客身体时，肌肉更加容易放松，比按摩师从上面用力按压更有效。这使三维按摩具有灵活多变的特性，而这种特性是传统手法所缺乏的。

近来，许多提供热石按摩的按摩师要求顾客在按摩期间坐起来，躺下或者转向身体另一侧，这样他们可以从身体下面放置或移开石头。而三维按摩方法将教你如何放置和移开石头，在此过程中顾客只管享受而无需配合。你将知道如何自然流畅地把石头融入到按摩的程序中去，而顾客却浑然不觉。

三维的热石按摩也形成了许多整体的原则，是成功施行各种形式治疗的基础。这些形式包括密切关注手与身体接触的方法，重复按摩，减少必要的摆姿式时间去按摩肌肉内部，适当重复按摩身体的各部位，避免顾客疼痛和受伤，确保顾客舒适。在第 8 ~ 10 章将会更加全面地介绍三维热石按摩的原则和技术。

特别推荐

"一旦你了解了三维按摩法，你就不会再使用原先的按摩手法了，也不想再用了！你将步入一个全新的世界！三维按摩法不仅会影响你的工作，而且也将影响你生活中的各个方面！"

——阿涅·沃斯侯姆（按摩师）

把热石按摩结合到治疗实践中

在三维热石按摩结合到你的实践中之前，应该了解这个方法的几个注意事项。由于热石按摩是一种特殊的服务，它能使越来越多的顾客感到满意，但同时也有许多事情需要优先考虑，不仅包括按摩物品的管理，还涉及到所采用的按摩方法。我们在这里简略提到这几方面，在本书随后的章

节我们将进行细致的讨论。

对现存按摩实践潜在的冲击

如同现实生活中大多数情况一样,把热石按摩融入到常规按摩操作中既有优势也有挑战。下面简要介绍热石按摩所包含的内容。

优势

把热石按摩加入按摩实践中将会提高按摩师在高度专业化的行业里的竞争力,进而扩展潜在的客源。增加新的按摩方式可以吸引新的顾客,增加老顾客带来的收入,并且有更多的顾客被介绍过来。

由于热石按摩的操作更加简单,按摩师可以服务更多的顾客,而不会伤及自己或感到疲劳,同时顾客也愿意出更高的价钱。这样,通过把热石按摩加入到按摩中,随着顾客数量的增多,收入也随之增高,不论老顾客是否选择新的按摩服务。

有时,从事按摩工作多年之后,按摩治疗也没有什么新意了。而把热石按摩加入传统按摩方法中去,可以使按摩师从工作中得到更多的乐趣。此外,由于热石按摩在释放压力、缓解肌肉僵硬和疼痛方面具有很好的效果,顾客们对按摩师的按摩也会越来越满意,这可以进一步提升按摩师的工作激情和成就感。

除了简单地把热石融入到按摩中之外,也需要把三维按摩方法结合进去,这样不仅仅可以形成自己独有的热石按摩,也可以给常规的按摩带来影响。因为在本书中所教的许多三维处理原则、方法也适用于对于不用石头的按摩。加入三维按摩方法后,不仅可以为顾客提供新的服务,也使顾客对传统按摩手法的满意度大大提高。

挑战

虽然把热石按摩加入按摩实践中可以增加收入,但刚开始时还需要一部分资金投入。首选需要对按摩室的布局做出一些小的调整,还需要购买一些热石按摩的必需品(见 3~4 章)。另外,如果本书并不是培训项目的一部分,按摩师需要报名参加专业课程或按摩培训班接受培训,以确保按摩师可以安全有效地用热石法来按摩。本书也不能代替实际的操作训练,仅作为训练前,训练期间和训练之后,甚至是整个按摩事业中的一个参考。与传统按摩显著不同的是,热石按摩需要额外的时间和计划来处理按摩石。比如,按摩前,需要一定的时间去加热按摩石,并安排好按摩石摆放的地方;按摩完成后,也需要时间进行清洗。整个热石按摩过程,也需要设计一个流程计划,比如需要计划好按摩石如何摆放,按摩石的温度变化,按摩石的保存以及重复加热,并且一定要注意时间。这种按摩计划会随着工作时间的延长变成习惯性的动作,但仍需要耐心和经验。当开始把热石按摩结合进治疗实践中去的时候,设计按摩计划可能是按摩师需要面对的一个最大的改变。

在此,我要说一句安慰的话……也许一个按摩计划需要耗费大量的思考和休息时间,但顾客也许并不了解这些,而只是沉浸在按摩石所带来的愉悦之中。下面这个故事将给你描述具体情景:

特别推荐

我的一位新顾客正在考虑是要做常规按摩还是热石按摩,于是问我哪个按摩的优点更多。我解释说,热石按摩中间会有间断,因为按摩过程中我需要多次离开去取石头,但我保证说,不论怎样,这种按摩带来的好处要远超过间断所带来的不便。然后我让顾客选择,顾客认真考虑后决定尝试热石按摩。为了更好地理解这个故事,需要说明一下我的工作室座落在一条小河边。

大约按摩了 45 分钟之后,这位顾客说:"我想你将要时不时地离开我去取石头了。"

听到这个话我很惊讶地说:"前面的按摩过程,我已经离开你取过好多次石头了。"这位顾客问道:"你什么时候去的啊?"我说:"我每次都走到小平底锅那给你拿新的石头。"这位顾客笑了笑说,他一直以为我一会要离开屋子到河边去取石头呢!现在轮到我笑了。令我惊讶的是,虽然这位顾客一直误以为在按摩期间我需要多次到按摩室外面的河边去取石头,但他还是愿意尝试一次热石按摩。与此同时,原来我一直担心我离开顾客去小平底锅那换石头的时候,按摩的中断会对顾客的按摩体验产生影响。然而,实际上顾客一点也没有意识到按摩间断过。

需要关注的问题

下述是一些学生和新的顾客在几年中反复问过我的一些问题,或许你的学生和顾客的问题会在此得到解答。

按摩师有时候想知道:

问题1: 仅仅使用手来按摩有什么不对吗?为什么我们需要使用石头?顾客们会像喜欢用手按摩一样喜欢石头按摩吗?

回答: 用手按摩没有错,这也是热石按摩的一个部分。在三维热石按摩中,需要先用手进行按摩,再把石头放在顾客身上进行热石按摩。对于按摩师来讲,石头起到的是辅助作用而不是代替了按摩师的双手。按摩师借助于热石和凉石按摩的能力,可以增强双手按摩的的效果。

问题2: 如果我的顾客喜欢用石头按摩胜过用手进行按摩怎么办?

回答: 那不会的。相比于传统的只用手进行按摩的方法,他们可能更喜欢让你用手按摩的同时配合热石进行按摩,而很少会让你仅使用石头按摩的。你的手是热石按摩整体的一部分,没有手与皮肤间独特的碰触,顾客们将不会体验到这样多

的感受。石头永远不会代替手与人体的接触,使用石头不过是加强了这种接触的效果。

问题3: 使用石头会不会灼伤自己的手?

回答: 如果你小心谨慎并且遵守本书提出的安全预防措施,就不会灼伤自己。开始时,可能觉得石头烫手,但是,随着时间的推移,你的皮肤对热度的敏感度会逐渐降低,就能够拿得住更高温度的石头而不会感到石头太热。当然,不论你对热度多么得敏感,按照安全的指导方法去操作,将保护你不受灼伤。

问题4: 如果灼伤了我的顾客怎么办?顾客对热度或冷度有不良的反应怎么办?我会有被诉讼的风险吗?

回答: 如果你小心遵循本书中提供的安全预防措施和禁忌就不会有灼伤顾客或者引起不良反应的情况。我曾经为几千名顾客做过热石按摩,从未发生顾客被灼伤或者引起不良反应的情况。从理论上说,使用加热过的石头进行按摩将会增加你被起诉的风险,然而,我从未听过这样的事。责任保险包括热石按摩和常规的按摩。无论你从事哪种按摩,加入责任保险会是个好主意。

问题5: 进行热石按摩时会过热吗?我会因为手长时间接触热石而患病吗?

回答: 如果进行热石按摩时,感觉室内温度和体温升高时,有必要打开门窗或者使用风扇进行通风,另外要少穿些衣服。进行按摩时,需要定时把热石放进冷水里冷却,加上有些按摩是用手而没有用石头,所以不必担心双手长时间温度过高。我从未听说过任何人因为长时间手热而患病。

问题6: 我可以完全从一本书或一个光盘中学习热石按摩吗?如果不能的话,热石培训的费用能赚回来吗?

回答: 我不推荐单纯依靠一本书或影像资料去学习热石按摩。进行实际操作培训的好处是你可以观察讲师如何运动石头,讲解操作规则,并有

现场示范操作。你那时可以实际操作按摩，老师会指导改进你的按摩方法。上培训课可以防止你的一些不当手法让顾客不高兴或受伤。虽然本书探讨了所有关于实施热石按摩的最重要的内容，但不能动态演示。通过培训，你将更能迅速胜任热石按摩的工作，并增加了实践经验，这些都会帮你赚回学费的。

问题7：我怎么能学会管理一整套的按摩石？

回答：学会管理一整套的石头需要花费时间和进行实践。最好从少量的石头开始，比如说10块，以后每次再增加几块，直到找到适合自己的方法。重要的是，刚开始时不要用太多的石头，否则会无法应付。要有耐心，逐步增加石头的数量，确保对每次增加的石头自己都能接受。

问题8：已经有参加培训的费用，我们怎样担负石头和其他按摩辅助工具的额外费用呢？

回答：你可以自己收集一套石头，或者到石头场买廉价的石头。不需要在石头上花大量的钱。就像刚才提醒的那样，刚开始的时候只需要少量的石头。至于其他的设备，要避免从热石按摩的零售商那买，自己去联系卖家会便宜很多。你可以用非常便宜的价格购买到所有的必要的设备，甚至可以在车库拍卖会上买到。

问题9：上培训班的时候，需要自己带石头和小平底锅吗？

回答：为了在课堂上掌握所学到的东西，最好自己购买一套或者借用一套石头和其他的设备。如果到上课时还没找到一套石头和辅助设备，看看是否能从朋友那儿借一套。最好等你有一套石头和小平底锅了再去学习热石按摩。

问题10：现在有这么多人从事热石按摩，怎样才能使我的热石按摩比其他的热石按摩更出色？我怎样同我的竞争对手比较？

回答：如果你学会了这本书中的独特的处理方法，你的热石按摩疗法肯定会比其他热石疗法出色。我的许多顾客都对其他的热石按摩方式感到失望。一旦他们体验了三维的按摩方式，他们就不会再想尝试其他的热石按摩了。

顾客可能会问你或只是想简单得了解下面的内容：

问题1：这也是一种骗人的手法吗？会对我有帮助吗？

回答：你认为用石头进行按摩是骗人的手法，这是可以理解的，然而，想要了解它的最好方法是自己亲身体验。采用加热和冷却的石头进行按摩的好处是很多的，也是单纯用手按摩所无法产生的效果。

问题2：使用石头按摩仍可以得到深层次的特殊的按摩效果吗？

回答：绝对可以的。与没有加热的情况比起来，热石按摩让按摩的效果更加深入，并减少顾客不舒服的感觉。稍微大一点的按摩石让按摩的效果更加到位。除此之外，在整个按摩期间，手和石头同时使用。这样，身体的各个部位都会受到充分的按摩，与你过去得到的感觉是完全不一样的。

问题3：我有特殊的疾病能进行热石按摩吗？

回答：这需要根据你的身体情况而定：得病多长时间了？急性的还是慢性的？对冷和热有没有反应？建议还是找医生检查一下。我得掌握了我需要的所有资料，才能决定热石按摩对你是否安全和适当。

问题4：我不会让石头灼伤吧？

回答：如果我能在手里舒适地掌控着石头，就不会灼伤你。我将采取所有的预防措施，确保任何时候你都不会感觉石头太热。在按摩的时候，你需要随时和我交流，以便我能了解石头的温度是否合适。我将确保以合适的速度滑动石头，这样热度在一个部位不会滞留太长时间，也就不会发生灼伤了。如果灼伤是普遍和经常的现象，我就不会开展热石按摩了。

问题5：如果一块石头掉下来砸到我怎么办？

回答：我保证不会拿着石头从你的面部上方

穿过，这样石头就不会砸到你的脸。石头很少掉到顾客的身上，如果真的掉下来了，也不会从身体上方非常高的位置掉下来，也不会掉到容易被砸伤的部位。如果你感觉到石头就要掉到你的身体上不安全了，告诉我，我会减慢按摩的速度，这样就会安全了。但石头掉到顾客身上的事确实极少发生。

问题 6：为什么热石按摩收费更高？

回答： 为了实施安全、流畅、舒缓的热石按摩，我需要花费额外的时间去制定计划和做准备工作，同时按摩后还需要清洁按摩室和清洗石头。此外，为了能够开展有效的热石按摩，我还得参加培训和购买适用的设备。

问题 7：你去取石头的时候，按摩不会间断吧？

回答： 我使用的热石按摩方法中包含有一套按摩石的管理方法，能极大地减少按摩被打断的次数，所以按摩仅仅会偶尔间断。你可以衡量一下，热石按摩的好处要大于那些偶然的不便。如果你还不确定，我们可以先用石头进行按摩，你可以随时告诉我是否需要继续进行下去。

现在你知道了把热石按摩结合进你的医疗实践中会带来的收益和挑战，并且也知道了如何回答一些学生和顾客常问的问题。那你现在应该很容易判断把热石按摩融入你的医疗实践中去是不是正确的作法。此外，热石按摩的操作训练会让你体会到用热石做按摩到底是什么感觉。然而，决定是否把热石按摩加进你的实践的最好的方法或许是你自己去亲身体验它。一旦这样做了，你可能会决定无论如何都要把这个神奇的古代治疗方式推荐给你的顾客。

把热石按摩结合到其他治疗方式中

热石按摩并不总是单一的石头按摩。石头可以被用于许多其他的治疗方式中去，可以提高和增强按摩和治疗的效果。如果这些石头被用于一种辅助治疗中去的话，从业者们不需要关注特殊的手法和最佳的石头使用流程，但需要在石头使用基础、入门知识、场地和温度等方面进行训练。

头骨、骶骨、灵气和其他能量按摩

头骨、骶骨、灵气和其他能量按摩能带来深度的放松。但当身体相当紧张和疼痛，或者头脑极度活跃时，热石按摩可以用不可思议的能量把你拉回到现实。热石可以以两种方式用于能量按摩。在能量按摩开始之前，可以先用热石在身体紧张或疼痛的部位进行按摩。能量按摩开始后，这些热石可以被小心地放置在身体的合适位置。石头本身的热度和其接地的效果会帮助顾客转移身心的紧张，并让能量涌现。

罗尔夫按摩和深度组织按摩

与普通的按摩相比，罗尔夫按摩和深度肌肉组织按摩的目的是渗透到人体组织更深的层面。粘连筋膜状组织被剥去能引起强烈的疼痛，这些都是包含在这种按摩之中的。进入深度按摩之前，使用热石按摩这些组织，可以起到软化效果。把热石放置在身体上，放到手里或脚上，可以使顾客得到放松，使他们更容易地接受深度的穿透。身体已经接受了罗尔夫按摩或较深层次的组织治疗以后，用热石进行按摩可以减少残留的痛苦，还可以使神经系统平静下来。

面部按摩、修脚和修甲

面部按摩是非常放松的，但原来的关注点主要是在脸上。当石头被用于这项按摩的时候，就把面部按摩提升到了另一个维度。石头的热度传遍整个身体，加深了放松的效果。热石可放在顾客的腹部、后背下面、肩膀下面、手里、脚上、脚指中间和膝下。热石和凉石可用于按摩面部，增加对面部的美容效果。这种方法操作简便，价格低廉，并且与其他治疗方法有所区别。

把热石按摩融入足部治疗和修甲也能带来益处。热石可以用于按摩顾客的脚或手，放在顾客的膝部或手里。你也可以让顾客坐在一个大的、平滑的暖石上来达到加深足部或脚趾放松的效果。

针刺疗法、指压疗法和物理疗法

与热石疗法相结合，针刺疗法、指压疗法和物理疗法的效力都能得到加强。用热石短暂地按摩身体或者把热石放到身体上之后，针刺疗法的针会更加容易地穿透身体，若身体被治疗过的某一部分事先用热石短暂按摩过了，指压疗法调整起来会更加自由和没有疼痛。物理疗法是在治疗伤害的过程中，利用了按摩和湿热的治疗方法，热石按摩就提供了这样一种机会，共同结合了这些独特的方式，加强了这些独特疗法的功效。

热石的其他使用

热石也可以结合到大量其他的方式和生活情景中：

- 心理疗法的按摩师们通过让顾客持有暖石或在其身上安置暖石的方式使顾客镇静。
- 兽医们也能精心沿着动物的皮毛滚动石头或者在动物的身下放置几块暖石去温暖和抚慰手术后的动物。
- 护士们也能使用热石来按摩久病在床的病人，或者在病人床上布置热石来使他们舒服。
- 发型师做头发时可以同时进行一个热石的肩部按摩。
- 父母可以用热石简单抚摸帮助孩子们在夜里早点入睡，或使他们紧张的心情平静下来。
- 那些在寒冷室外工作的人们能把热石放置在口袋里暖手。

使用从本书中获得的工具，你将能够把热石按摩带到工作间之外，让尽可能多的人去享受热石的魔力。

"你不是孤独的，石头正在对你讲话，它们有自己的语言，认真听吧，它们将给你指引道路。"

——丹尼斯·克里斯蒂安娜（顾客）

小结

几个世纪以来，世界各地的人们都已经使用石头来达到治疗的目的了。虽然植根于古代的传统，热石按摩——这个目前已把加热石头和变凉石头结合进身体健康工作的按摩，在美国早在20世纪90年代早期就已发展成了一个独特的按摩方式。从那时起，热石按摩在按摩师和顾客中已经很受欢迎了。

热石按摩的独特之处在于它对涂过油的热石的使用，这种石头可以在静止的场地上放置，也可以在活跃的按摩状态下放置。冷却的石头也可以用来治疗。像传统的按摩一样，热石按摩也需要按摩师用手而非石头来进行操作。因此，热石不是代替而是加强并提高了传统按摩方法的效力。

对于顾客和按摩师来讲，热石按摩的好处都是数不胜数的，扩展了很多显著的方面，比如软化肌肉，减轻疼痛，减少按摩师手上的劳作，还有很多其他方面。

三维的热石按摩法可以说是独一无二的。热石按摩的其他形式主要是在顾客的身体一边一次性地使用石头。使用三维的技术去移动顾客的身体，立刻就能使按摩师同时去按摩顾客身体上部和下部的位置，并且不用与顾客商量就可以移动石头，这也能给带来顾客更为丰富的体验，同时减轻了按摩师的负担。这种处理方法也包含着把热石流畅地运用到按摩中去，进从而一步使放松的体验得到加强。

把热石按摩结合到实践中需要购买一些辅助工具，稍微改变你工作间的布置结构，每项操作都适当延长时间，并且通过计划把石头的运用流畅地融入到整个按摩中。好处将是相当显著的，包括：顾客群的扩大，收益的增加，减少顾客身体的紧张，使顾客更加满意，并且大大提升满足感。

复习题

判断正误

1. 热石通常是生活在寒冷气候条件下的古代人们使用的，但也有证据说明热石是由生活在比较温暖地区的人们所使用。

 A. 正确　　　　　　 B. 错误

2. 热石按摩用石头而不是用手去按摩身体。

 A. 正确　　　　　　 B. 错误

3. 热石按摩操作中包括用上过油的石头沿着顾客的身体移动，与此同时还有静止的石头的摆放。

 A. 正确　　　　　　 B. 错误

4. 与传统按摩得出的体验比，热石按摩需要治疗师付出更多的体力。

 A. 正确　　　　　　 B. 错误

5. 在三维的按摩当中，按摩师一次要在顾客的身体两边同时使用双手。

 A. 正确　　　　　　 B. 错误

多项选择

6. 三维的热石按摩与传统的热石按摩在哪些方面不同？

 A. 它一次可在身体的两边使用石头。

 B. 它让摩师并不一定要通知顾客就可以从顾客的身体下面移动石头。

 C. 它为顾客和治疗师创造了一个流畅的不间断的体验。

 D. 热石按摩充分利用重力和顾客的体重，而不是用力量去穿透或渗透身体组织。

 E. 以上所有各项都包括。

7. 顾客要进行热石按摩的理由是：

 A. 减少关节痛

 B. 增加血液循环

 C. 感觉高兴

 D. 排毒

 E. 以上所有各项都包括

8. 热石可以被结合到：

 A. 恢复精力的工作

 B. 动物治疗

 C. 身体的治疗

 D. 美容术

 E. 以上所有各项都包括

9. 顾客可以从带有热石按摩的按摩中体验到下述的好处

 A. 治疗癌症

 B. 减肥

 C. 没有痛苦地加深对肌肉组织的渗透

 D. 感觉到能量突然的增加

 E. 上述各项都没有

10. 把石头结合进现存的按摩实践中可能面临的一个挑战是：

 A. 稍微改变治疗区域的安排布置

 B. 增加了顾客和收入

 C. 创造一个有利可图的市场

 D. 当你设计石头按摩时一定要制订计划

 E. A 与 B

填空

11. 古代的日本人使用热石做为一种治疗方案的替代方案，这种治疗方案称为_____，在这种方案中热刺激了气的活动。

12. 斯堪的纳维亚人在建筑物中使用加热的石头称做_____去刺激发汗。

13. 按摩师可以使用_____石头代替手指或者拇指以实现对肌肉组织的深度穿透。

14. 父母能使用热石去_____。

15. 在户外工作的人们冬天可以利用热石_____。

复习题答案见附录 D。

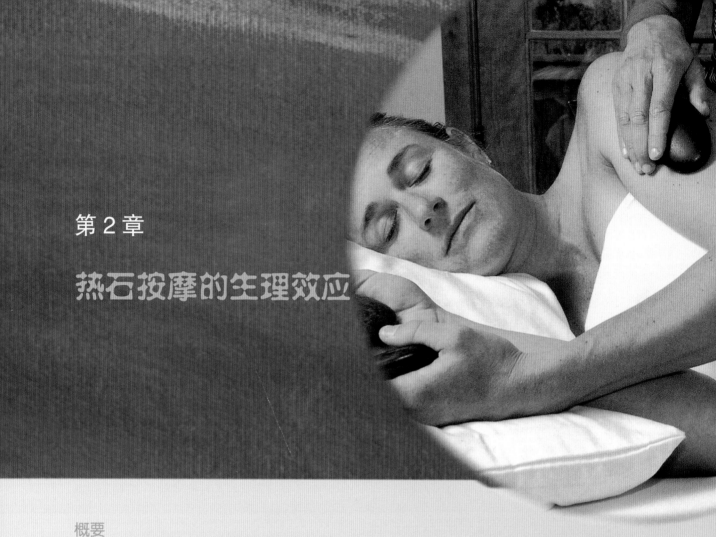

第 2 章

热石按摩的生理效应

概要

目标

通过本章的学习,你应该能够:

■ 比较和对比热和冷对人体的影响。

■ 讨论热疗和冷疗的合理应用。

■ 说明热对按摩膏和精油的影响。

■ 说明冷热疗法对人体的影响及其治疗作用。

■ 说明热石和(或)凉石应用的禁忌证及其原因。

■ 为了提供安全的热石按摩,说明对哪些疾病需要特别注意。

关键词

主动性充血:冷敷后血液重新涌入该区域所产生的生理反应。

急性病: 突然发作并伴有剧烈疼痛及其他症状,通过适当的医学治疗症状常能马上消退。相对于慢性病。

芳香疗法:运用精油以促进健康和康复。可以将芳香气味和油料通过各种加热方法施于人体或散发到空气中。

按摩膏:软膏、乳膏或其他皮肤用品,通过散热作用来缓解肌肉疼痛和炎症。

慢性病:渐进性发病,其特征是体征和症状难以解释、持续时间长,且不能用医学手段预防。相对于急性病。

(待续)

关键词（续）

抗刺激剂：涂这种制剂通常为了产生轻微的刺激或炎症，以缓解疼痛或深层炎症。

冷疗：临床上用冷疗来治疗轻度疾病、减轻疼痛和（或）改善顾客的总体健康状况。

诱导：一种生理过程，通过热量的诱导作用使血液流到体表。

神经传导速度：通过神经传导神经冲动的速度。

封闭：临床上引起的血供暂时性阻断，使毒素截留在皮肤附近。

反应性充血：封闭解除后的生理反应，此时血液会流入该部位。

逆向停滞：一种生理过程，寒冷使血液由体表流向体内。

冷热疗法：临床上交替应用热疗和冷疗来治疗轻度疾病，缓解疼痛和（或）改善顾客的总体健康状态。

热疗：临床上应用热量来治疗轻度疾病，缓解疼痛和（或）改善顾客的总体健康状态。

安神健体：增强或恢复平衡，并强健身体的各部位，包括血液和所有器官。

触发点：肌肉组织中小而分离的紧张点，对接触敏感，并可引起远离此处的另一部位的牵拉性疼痛。

血管锻炼（也称为血管敲击或循环敲击）：对快速而频繁冷热交替的生理反应，在此期间血管会反复扩张和收缩。

热和冷不仅给传统按摩增加了一种不同的感觉刺激，而且具有治疗的生理功效。本章论证了冷热在一般情况下和热石按摩中对人体的功效。了解这些功效将使你在按摩中能安全地应用冷热两种温度。本章还帮助你确定对不同的顾客该使用哪一种温度以及应用的时间。这还能使你更好地向顾客解释热石按摩可能带来的益处。

尽管热石和凉石按摩有许多好处，但你也必须了解一些需要警惕、需要向医师咨询或需要严格避免的情况。这些情况和身体不适在本章的最后部分进行讨论。

热和冷对人体的影响

冷和热施于人体会引起两种相反的生理过程。热可以通过一种称之为诱导的生理过程使血液流向体表或外周。冷可以通过一种称之为逆向阻滞的生理过程使血液流向体内。这些是冷和热的原发初期功效，而长期应用还会引发一些继发功效。长期冷疗的继发功效是引导血液再次流向体表，从而温暖表层组织。该过程叫做二次诱导。尽管长期热疗的继发功效不如冷疗的反向功效那样明显，但持续一段时间就能增加流回到体内的血液。

在极端的环境温度下，人体会利用诱导和逆向阻滞过程来努力维持体内平衡[1]。

自主神经系统也把诱导和逆向阻滞过程作为交感和副交感神经反应的一部分。举例来说，在交感神经系统觉醒时（称为"是战还是逃"反应），血液会从皮肤和消化器官涌向大脑、心脏和肺部，促使人快速而清醒的思考并加快心率和呼吸。这些反应使身体做好了为生存而采取必要行动的准备。当副交感神经系统被激活时，血液涌向皮肤和消化器官，降低了血压和呼吸率。这种"休息和调整"反应有助于人体镇定、放松和再生[2]。

当顾客的身体适当暖和后，副交感神经系统的激活可降低血压并促使身体放松。相反，当把冷施于人体时，交感神经系统便被激活，血液从身体四周涌向心脏，以保持体核温度，顾客通常会感觉精力充沛。

依据将热或冷施于人体局部（身体的某一特定部位）还是全身（大范围），这些功效会有所不同。当热或冷施于局部时，用热袋或冰袋，或者单独放置石头，对血流的影响仅限于某个具体区域。当热或冷施于全身时，比如在身体上滑动热石或凉石，对血流的影响在身体各个部位都能体验到。

作为一名有兴趣用热石和凉石进行按摩的按摩师，你必须懂得接触极端的热或冷是危险的。如果你施加得过热，会刺激顾客的交感神经系统，并可能冲击或灼伤其身体的某个部位。相反，过长时间施加得过冷，最终会激活副交感神经系统，产生一种镇定效果，就像处于低体温后期。

还要注意的是，虽然施加热和冷通常会有本章所述的功效，但并非每一位顾客都会如此。例如，可能有一位顾客对热的反应方式与大多数人对凉的反应方式一样。如果你留心观察，就会发现这些差异。下面对凉热效果的讨论针对的是最常见的原发反应，而非延迟性或异常反应。

热疗

热疗是通过给人体施热来治疗损伤或身体不适，缓解痛苦，或者改善顾客的整体健康状况。

热对人体的影响

众所周知，热疗具有放松和镇静作用。长期以来热疗一直被用来缓解疼痛、肌肉僵硬及身心压力。热疗用于人体也具有下述效果：

- 可使治疗部位血管舒张（扩张血管）
- 增加治疗部位的血液和淋巴流动
- 增加外周血流

- 降低血压
- 改善胃肠功能
- 增加细胞的代谢
- 增加人体组织的排毒作用
- 加强免疫反应
- 缓解肌肉疼痛和紧张
- 减轻肌肉痉挛
- 增加肌肉的柔韧性
- 软化肌肉组织
- 增大活动范围
- 增加胶原的延展性
- 降低滑液的黏性
- 减少心脏的活动
- 降低呼吸频率
- 减少脑部血流
- 增加对神经的镇静作用
- 激活副交感神经系统

下面简要说明了给人身施热后会发生什么反应以及为什么会有这些反应。如前所述，热能引起血管扩张，因此会使流向施热部位的血流增大。增大的血流会给伤痛组织带来新鲜氧气、营养物质和淋巴液，并通过增加毒素的排除净化人体。热通过这种方式帮助人体恢复组织的力量和健康。加热皮肤表面也会增加免疫细胞杀灭病菌的能力。

此外，给有活动性感染的人体部位加热可以加快白细胞向该部位移动的速度，以抵抗感染。而且厌氧菌在高氧环境中不能繁殖，由于血流增加，意味着组织的含氧量增加，因此厌氧菌将会灭亡。其他微生物也都不能耐高温，因而会在加温部位死亡。最后，热还能增加细胞的代谢。健康的组织能耐受这种环境，但对于那些已经受到高温、氧气和白细胞挑战的细菌来说这是有害的。因此，施热可以增强人体的防御机制，增加微生物的死亡率[3]。然而在感染正在康复时，热疗可引起感染症状暂时的加重。

给肌肉施热能增加肌核的活力，增强肌肉的

柔韧性和活动范围。热还能增加胶原的延展性,产生弹性,舒缓肌肉,缓解肌肉僵硬和痉挛。所有这些功效会在按摩过程中更容易地深入渗透进肌肉中。除此之外,热还能降低滑液的黏度,使关节活动更自如且无疼痛。

热对神经系统具有镇静作用,并可降低血压、心率和呼吸频率。这有助于使人体感到放松从而减慢向人体输送热量的大脑活动。

由于热的诱导性,因此给人体有计划地施热有助于消散充血部位的血液。举例来说,在足部或腿部施热可以减少头部充血。如果是肺部充血,可以把热施加于躯干下部、手或胸部,使淤滞的血液流向人体外周和皮肤表面。对于中耳充血,可将热施于头的两侧。

由此可见,施热按摩的效果是多方面的。虽然大多数效果是十分有益的,但对于某些状况和疾病确实需要特别注意。在施热之前必须注意的一些热疗禁忌证和特殊注意事项将在本章随后讨论。

注意事项

热石按摩后按摩师和顾客都要饮用大量的水,因为给皮肤施加的热量有累积性脱水作用。

热疗的合理应用

热疗最好用于慢性损伤,而不是急性损伤。急性损伤是由突发的创伤引起的,通常会出现一些严重的症状,如强烈疼痛、发热、挫伤和(或)出血以及炎症。慢性损伤发病缓慢,可以是间歇性的,可引起轻微疼痛或酸痛。慢性损伤通常是过度使用所致,但会随着时间进一步发展或加重,特别是当急性损伤治疗不当时。因此慢性损伤应在锻炼之前或休息时进行热疗。

通常,进行热疗的持续时间应控制在5~20分钟,超过30分钟可能会有不良效果。身体某部位过热可能引起灼伤以及一些不太明显的问题,如某一部位的淤血、郁积和充血。这实际会将热疗的有益效果逆转,并引起某一部位发生炎症或轻度挫伤。因此,尽管热疗在绝大多数情况下是一种安全有效的治疗方法,但必须注意控制热疗的时间[4]。

热对按摩膏和精油的影响

按摩膏(或擦剂)是局部镇痛药,用于缓解疼痛和治疗肌肉损伤。不同的按摩膏可以有发热、抗感染和(或)抗刺激的功效。按摩膏中的草药成分在皮肤上产生的热会使血流增加。熏衣草、迷迭香和樟脑是一些典型的草药,可使血液流向皮肤,从而使皮肤发热。含有金盏花、姜和黄春菊的按摩膏具有抗炎作用。用桉树和冬青树制作的按摩膏能使肌肉兴奋,把毒素排出体外。最后这一组药物的另一个作用是抗刺激,用于分散大脑对初始疼痛源的注意力,通过为疼痛建立相反的神经通道,使疼痛暂时缓解。这种方法如同通过掐胳膊来对抗牙痛。给任何一种按摩膏增加一个外部热源都有助于增强它们的抗炎、解毒、抗刺激和镇痛效果[5]。

精油是从植物根、茎和花朵中抽取出来的浓缩浸膏。精油有许多治疗功效,包括加热、氧合和刺激局部皮肤。也可以把精油加到平底锅的热水中进行芳香治疗。给精油加热可增大其治疗作用。无论是静态放置热石还是把热石沿身体滑动进行热疗,都有助于精油芳香的弥散,使精油更深入地渗透进人体组织。

一定要确保顾客没有某种因涂抹或吸入按摩膏或精油而产生不良反应的疾病。热石按摩会使其功效放大。在使用按摩膏或精油之前一定要复查一下顾客的身体状况,而且要在进行热石按摩期间再核查一次,因为这种放大作用本来是好事,但是如果出现不良反应,可能会导致严重的皮疹、过敏反应或其他问题。

冷疗

冷疗是通过对人体进行冷刺激来达到治疗损伤或不适、缓解疼痛或改善顾客总体健康状况的目的。

冷对人体的影响

一般来讲，冷疗可起到唤醒、兴奋和焕发活力的作用，同时，冷疗还具有下述功效，其中的部分功效与热疗颇为相似。

- 收缩冷疗部位的血管（血管直径变小）
- 升高血压
- 减少流向冷疗部位的血液和淋巴液，限制出血
- 减少外周血流
- 降低炎症反应
- 通过限制液体浸润来减轻水肿和肿胀
- 通过降低神经传导速度来减轻疼痛（起镇痛剂作用）
- 提高疼痛阈值
- 降低胃肠功能
- 降低细胞代谢
- 增加血清中有用激素的量
- 增强机体的排毒功能
- 提高免疫反应
- 降低肌肉收缩性
- 减轻肌肉痉挛
- 增加肌肉柔韧性
- 增大活动范围
- 增加肌肉的紧张度
- 增加滑液的黏度
- 加强心脏的活动
- 增加呼吸频率
- 增加流向大脑的血液
- 刺激交感神经系统

冷疗是医治肌肉和关节的急性损伤、疼痛和慢性不适的最简单、最安全、最快速和最有效的方法之一。因为冷疗能引起血管收缩，从而使流向损伤部位的血流减少。这样就限制了通常会导致额外的水肿或肿胀的液体浸润和内出血。炎症反应的降低有助于预防已受伤组织的进一步发炎。

冷疗与按压相结合在减少组织肿胀方面能产生意想不到的效果。冷使血管壁收缩，而按压则限制了流向受伤区域的血液量。将冷疗部位抬高进行引流可进一步消除损伤部位的炎症。

对肌肉进行冷疗可降低其保持收缩的能力。这可以减少肌肉痉挛，使肌肉舒张。冷疗后肌肉不能保持在收缩状态，还能使其有更大的活动度。

通过逆向阻滞作用，冷疗会把血液驱出施冷部位而流向身体内部。因此，当为了改善内部器官（如心脏、肺或大脑）的功能需要更多血液时，可以对四肢进行冷疗，迫使血液流入体内。因为血液有远离受冷部位的特性，因此冷疗可有效治疗头痛、偏头痛和窦道充血。对头部或面部进行冷疗可以驱走多余的热量或充血，并能缓释压力。当血液最终流回冷疗后的部位时，作为冷疗的继发反应，会使该部位流入富含氧气的新鲜血液，并有助于净化躯体和排毒。

冷疗对大脑和整个神经系统都有刺激作用。由于流向冷疗部位的血流减少，因而会有更多的血液供应大脑。因此，冷疗可使人思维敏捷，更有活力，甚至能使某些情绪低落的人改善心情。冷疗的抗炎功效可减轻眼下浮肿和组织水肿，因此有助于使面部皮肤看起来更年轻。由于冷疗能刺激交感神经系统，增加心率，加快呼吸，升高血压，因而可增强全身健康状况。

冷疗可降低神经的传导速度，能起到镇痛剂的作用，提高了疼痛阈值从而降低了疼痛感。虽然冷疗能有效切断疼痛循环，但同时也掩盖了损伤的严重程度。因此，受伤的顾客需要注意，在冷疗缓解了疼痛之后切不能过早地恢复剧烈活动，以免引起更大的损伤。

冷疗具有减轻炎症和肌肉痉挛、增加活动范

围以及缓解疼痛的功效，所以冷疗能使损伤恢复得更快。

冷疗的合理应用

处理急性损伤时，最好在刚受伤后立即进行冷疗，并在此后的 48 小时内每隔几个小时再进行一次。运动时发生慢性损伤后立即进行冷疗也有好处[6]。

注意事项

应轻柔渐进地进行冷疗，冷疗之前先温暖一下该部位。突然的寒冷刺激可能产生有害的效果，使顾客肌肉紧张并屏住呼吸。

冷疗时间一次应限制在 10~20 分钟。如同热疗一样，冷疗时间过长会使其有益的效果反而成为有害的。冷疗持续时间超过 30 分钟，由于对诱导的继发反应（反应性血管舒张），可导致组织永久性麻木和炎症加重。实施冷疗的禁忌证和注意事项将在本章下文加以讨论。

冷热疗法

冷热疗法（也称冷热交替疗法）在临床上是用冷和热交替刺激机体，用于治疗损伤或其他不适、缓解疼痛或改善顾客的总体健康状况。冷和热交替应用综合了二者的功效，比单纯冷疗更加舒适，而且更加有效。

冷热反差对人体的影响

交替诱导和逆向阻滞能使局部血流增加 1 倍，可使热疗和冷疗达到最佳效果。热疗把富含氧气的新鲜血液带到人体开始治疗的部位并带走毒素，而冷疗则缓解了疼痛和炎症，并减慢了引起体内代谢物堆积的新陈代谢。与单纯热疗相比，对刚进行过冷疗（血管收缩）的部位施以热疗（血管舒张），能引来更多的血液。交替地使流向某一部位的血液流动和阻断称之为血管锻炼。结果会使该部位红肿，称为主动充血。这是一种正常反应，不要与出疹、过敏反应或其他并发症相混淆。

不用热疗或冷疗也可以使人体某部位发红，只要把一块石头短时间固定放在触发点上阻止血液流向这个受限部位即可。当把石头拿掉时，大量的血液就会涌入刚闭塞的部位，对其起到交替冷热疗同样的净化作用。这个过程称之为反应性充血，因为血流对按摩师诱导的该部位闭塞做出反应而增加了。

交替冷热疗产生的主动充血与人为诱导闭塞产生的反应性充血相结合，使人体产生一种被强烈净化的体验[7]。冷热疗法连同对触发点按摩，是增强免疫系统、排除人体毒素、强健肌肉、促进深度放松并使身体回归平衡状态最快、最有效的方法。

冷热疗法的合理应用

交替冷热疗时，每种温度的应用时间要比单用一种温度短一些，理想的时间是每次各为 2 ~ 3 分钟。短时间的冷热交替能使血液达到最佳净化效果。完整的一次冷热交替治疗至少应持续 10 分钟，至少有 4 次不同的温度交替。此外，相对于单独使用冷疗或热疗，冷热交替疗法的时间可以更长一些，安全的交替冷热疗法可长达 30 分钟而不会对人体造成任何伤害。

热石按摩的禁忌证

鉴于热和冷对人体生理的影响，在给有病或损伤的顾客进行初次热石按摩之前一定要确定这样做是否安全。如果医学文献从未推荐对这类顾客进行按摩，那么热石按摩显然也是禁忌的。有些疾病受益于按摩很不明显，但加上热疗或冷疗可能会对身体有害。因此在与顾客谈论其健康状况时，如有疑问应事先咨询顾客的初诊医师。

总的来说，对于有禁忌做其他类型热疗或冷疗健康问题的顾客，严禁进行热石或凉石按摩。西医不允许对有下列病症的人群进行热疗，包括炎症、急性损伤、水肿、皮疹、开放性伤口、恶性肿瘤、循环受损、感觉减弱和心脏病。不允许对有以下疾病的人群进行冷疗：高血压、心脏病、血液循环障碍、感觉减弱、神经损害和冻伤。当然，个别情况也有例外。

图 2-1 是新顾客资料表，可以复印，让顾客填写。它列出了下文所讲的你必须谨慎使用或避免使用热石按摩的几种健康问题。对这些病症的病因学和病理生理学的详细描述不在本书讨论范围之内。相关信息可查阅《按摩师临床指南》（天津科技翻译出版有限公司，2008.1）。结合本书后续内容，这本优秀的参考书将为你提供有关这些病症的详细信息，从而使你在决定顾客是否适合进行热石按摩时，更有信心。这里所讨论的几种病症列于表 2-1。

腹部不适

腹部不适使指腹部感觉不舒服、疼痛、胀气、痉挛、便秘和（或）腹泻。腹部不适可伴发有各种不同病症，从短暂性经期不适、肠易激惹综合征或轻度感染，到严重的胃肠道功能紊乱，如局限性回肠炎、结肠炎、腹腔疾病或癌症。

对于所有的腹部不适病例，都禁忌使用冷石，因为冷会恶化症状。用暖石在腹部按顺时针方向按摩，酷似肠道内容物的蠕动，有助于减轻症状。以逆时针方向移动石头会加重便秘，应尽量避免使用，除非患有腹泻。

获得性免疫缺陷综合征

获得性免疫缺陷综合征（AIDS）是指感染了人

类免疫缺陷病毒（HIV）几年后可能出现的一系列体征和症状。这种病毒侵袭并破坏称为 T 淋巴细胞的免疫细胞，使人体处于免疫妥协状态，而易于发生机会感染和某些癌症[8]。

研究显示，HIV 对热敏感，当体温逐渐升高到高于正常体温时，HIV 便会失去活性[9]。因此，热石按摩对 HIV 阳性的顾客是有益的。研究还证实，AIDS 是不能通过汗液或泪液传播的，因而给那些感染该病的顾客进行热石按摩是安全的[10]。然而，对伴有症状的顾客进行热石按摩可能是有害的。举例说来，如果顾客有发热、原因不明发汗或皮疹，则不宜进行热石按摩。由于 AIDS 的症状是经常变化的，因此在每个疗程之前都需要再次核对顾客目前的症状是否适合进行热石或凉石按摩。如果决定使用热石按摩，整个按摩方案，包括按摩持续时间、按摩力度和石头的温度都需要因人而异。HIV 在受热时会失去活性，因此可以推断 HIV 在受冷时可能会更有活力。虽然这一点尚未得到证实，但最安全的做法是避免使用凉石。

过敏反应

有些人对热或冷敏感，因此对过度热石或凉石按摩有反应，会出现过敏症状。过敏反应可以从气喘发作到红白斑、荨麻疹、风疹或呼吸困难。如果顾客对冷或热有过敏反应，就应该减缓使用热石或冷石，或者干脆不使用冷热疗。这一点必须在使用热石按摩之前做出决定。

如果顾客已经历过与温度无关的过敏反应，比如对花粉、食物或蚊虫叮咬有过敏反应，则应避免使用热疗，因为热疗会增加组胺的生成而加重过敏症状。然而在这种情况下冷疗会有一定效果。如果顾客对冷敏感，此前出现过敏反应，则在进行冷疗之前应对其进行会诊。

热石按摩新顾客调查表

姓名 ＿＿＿＿ 电话 ＿＿＿＿＿＿ 年龄 ＿＿＿＿＿＿

您此前是否接受过热石按摩? 是 ＿＿＿ 否 ＿＿＿

如果是,而且有某些负面影响或后果,请在下面说明:

＿＿＿＿＿＿＿＿＿＿＿＿＿＿＿＿＿＿＿＿＿＿＿＿＿＿＿＿

＿＿＿＿＿＿＿＿＿＿＿＿＿＿＿＿＿＿＿＿＿＿＿＿＿＿＿＿

＿＿＿＿＿＿＿＿＿＿＿＿＿＿＿＿＿＿＿＿＿＿＿＿＿＿＿＿

您有下述某种健康问题吗? 有的话请圈出来。

腹部不适	虫咬伤
AIDS	血压异常
过敏反应	肾病
动脉硬化	药物治疗(请特别注明)
关节炎	偏头痛
哮喘	多发性硬化
血凝块	肌肉损伤和坐骨神经痛
滑囊炎	神经失用症
癌症	帕金森病
净身节食	怀孕
感冒	曾患严重疾病
糖尿病	雷诺病
水肿	硬皮病
纤维肌痛	皮肤激惹
痛风	肌腱炎
肝炎	静脉曲张
感染	眩晕

其他病症 ＿＿＿＿＿＿＿＿＿＿＿＿＿＿＿＿＿＿＿＿＿＿＿

为了帮助我了解你的个人情况,请你说明是否正在就医以及正在接受什么治疗,包括自我护理。

＿＿＿＿＿＿＿＿＿＿＿＿＿＿＿＿＿＿＿＿＿＿＿＿＿＿＿＿

＿＿＿＿＿＿＿＿＿＿＿＿＿＿＿＿＿＿＿＿＿＿＿＿＿＿＿＿

＿＿＿＿＿＿＿＿＿＿＿＿＿＿＿＿＿＿＿＿＿＿＿＿＿＿＿＿

请列出哪些原因很可能使你在接受热石或凉石按摩时感到不舒适或不安全,包括正在服用的药物。(如果需要可以写在此表背面。)

＿＿＿＿＿＿＿＿＿＿＿＿＿＿＿＿＿＿＿＿＿＿＿＿＿＿＿＿

＿＿＿＿＿＿＿＿＿＿＿＿＿＿＿＿＿＿＿＿＿＿＿＿＿＿＿＿

＿＿＿＿＿＿＿＿＿＿＿＿＿＿＿＿＿＿＿＿＿＿＿＿＿＿＿＿

图 2-1　**初诊调查表**。请每位新顾客填写这张调查表,并在同意进行热石按摩之前与顾客再次确认调查表的内容。

表 2-1　各种健康状况的热疗和冷疗适宜性

下列一些病症,禁忌使用热石或凉石。其他一些病症需要谨慎进行或者减缓治疗时间或温度。以下这些温度指示根据各种病症具体状况可能有例外。还可能有一些下面没有提到的病症要避免使用热疗和冷疗。

病症	简要定义	热疗	冷疗
腹部不适	由肠道易激惹综合征、便秘、痉挛等引起的腹部不适	适度	不可以
AIDS	HIV 感染引起的免疫缺陷	谨慎	不可以
过敏反应	系统反应引起的组胺生成过多	不可以	可以
动脉硬化	引起动脉硬化的心血管疾病	不可以	不可以
关节炎	引起关节发炎和疼痛的一种风湿病	冷热交替	冷热交替
哮喘	使气管缩窄的呼吸道感染性疾病	谨慎	谨慎
血凝块	大量血凝块造成的血管闭塞	不可以/谨慎	适度
滑囊炎	黏液囊炎症	不可以	可以
癌症	与异常细胞不可控增长相关的疾病	谨慎	谨慎
净身节食	为净化身体而暂时性节食	适度	适度
糖尿病	胰岛素生成或摄入不足/有缺陷	适度	谨慎
水肿	组织液膨胀造成的软组织肿胀	不可以	谨慎
纤维肌痛	引起肌肉疼痛和僵硬的炎症	冷热交替	冷热交替
痛风	以组织中尿酸沉积为标志的风湿病	适度	不可以
肝炎	肝脏炎症	谨慎	不可以
感染或感冒	由致病微生物侵入而导致的病症	谨慎	谨慎
虫咬伤	被可引起过敏反应的昆虫咬伤	不可以	可以
血压异常	血压低于或高于正常值(120/70 mmHg)	适度	谨慎
肾病	肾的过滤血液和调整体液能力受损	不可以	不可以
药物治疗	能引起对热或冷不良反应的药物	谨慎	谨慎
偏头痛	一种伴有恶心/头晕/轻度敏感的头痛	不可以	可以
多发性硬化	以髓磷脂受到破坏为标志的中枢神经系统疾病	适度	适度
肌肉损伤/坐骨神经痛	可导致发炎、痉挛和疼痛的肌肉损伤	谨慎	谨慎
神经失用症	消弱电冲动传导的神经损伤	适度	适度
帕金森病	含有控制肌肉运动的脑细胞死亡	适度	适度
怀孕	从受孕到分娩的时间	谨慎	适度
曾患严重疾病	曾患危及生命的疾病而不能接受热/冷疗	谨慎	谨慎
雷诺病	以四肢血液循环减少为标志的外周血管疾病	适度	不可以/冷热交替
硬皮病	导致皮肤硬化的胶原过度生成	适度	不可以/冷热交替
皮肤激惹	出疹、擦伤、真菌感染、痤疮、灼伤、荨麻疹等	不可以	谨慎
肌腱炎	肌腱疼痛性炎症	冷热交替	可以
眩晕	头昏	谨慎	不可以

动脉硬化

　　心血管疾病是心脏和血管病变的总称,包括很多种疾病,动脉硬化是其中较常见的一种。它是指血管内斑块堆积,导致的动脉壁增厚和变硬(硬化)。硬化会使动脉管腔缩窄,阻碍其内血液的正常流动。这会加重心脏负荷,反过来又会引起高血压、心脏病突发或中风(大脑血管的闭塞)。

　　当累及四肢的动脉时,下肢和上肢的血液循

环就会出现问题。下肢出现的体征和症状包括：腿和脚寒冷或苍白；脚或脚趾变蓝/红；皮肤干燥、脆弱或呈磨光样；腿、脚或脚趾麻木、麻刺感或疼痛；不愈合的溃疡[11]。由于动脉循环不良会使顾客的热或冷感迟钝，因此更容易发生烫伤和冻伤[12]。

对有动脉硬化的顾客，特别是有该病常见症状高血压的顾客，应该避免使用冷疗。冷能够引起血压升高，并能使心脏休克，使功能已受损的脏器负荷加大，从而进一步增加了发生突发心脏病的危险。冷也会损伤感觉降低的肢体。

热疗也要尽量避免或非常谨慎地使用。热能加快血液循环，使已缩窄的动脉超负荷，迫使更多的血液过快地流过狭窄的通道。此外，四肢感觉减退会增加顾客在热疗时发生烫伤的危险性。这样的话，使用热石按摩的风险反而会高于其带来的任何好处。如果患有动脉硬化的顾客要求热石按摩，强烈建议你在进行热石按摩之前向顾客的医生咨询。

关节炎

关节炎是一种以关节发炎、发热、红肿和活动受限为特征的关节病变，常伴有关节疼痛或触痛，统称为关节痛。关节炎有 100 多种类型，其范围从与软骨磨损和撕裂有关的关节性（骨关节炎）到免疫系统过度活跃造成的炎症（类风湿关节炎）[13]。

正如上文所述，对炎症性疾病不建议进行热疗，但越来越多的研究认为，热疗可以缓解关节炎的症状。是否使用热疗或冷疗要因人而异，应根据感染部位的疼痛、红肿、发热和炎症的轻重程度而定[14]。

如果肿胀伴有重度疼痛，热疗可以有效舒张特定部位的肌肉，减轻疼痛和僵直，但需注意温度不能过高，温度过高会加重症状。凉石按摩有助于缓解发热、疼痛和肿胀，进而增加关节的活动范围，但同时也会加重僵硬。

由于很多研究提倡对关节炎关节进行热疗，

因此交替使用热石和凉石按摩是明智的。热石和凉石交替使用既可以解决关节炎关节的僵直和疼痛，又可以解决其炎症和发热问题。在按摩期间和按摩后都应针对不同个体来评价这种冷热交替的效果，以决定是否最适合该顾客。

哮喘

哮喘是呼吸道感染性疾病，由于气道缩窄和肿胀可引起轻度到重度呼吸困难。此外还会出现黏液分泌增多，而使小气管阻塞。结果造成空气难以通畅地进出肺部。由于空气流过的气道变窄和发炎从而会产生特征性的喘鸣音[15]。

把凉石放在胸部可缓解炎症，然而由于寒冷、干燥的空气是哮喘的常见诱因，因此凉石应渐进性放置，一次放一块。应避免在胸部放置过多的石头，以免加重呼吸困难。湿润和温热的热石可以放松呼吸道，但空气太湿热也会引发哮喘症状[16]。为了使顾客即刻感到舒适，在按摩前和按摩过程中要及时检查并调整温度。

血凝块

血凝块是血液中凝血因子形成的凝胶状血组织块。血凝固是血管受损后的一种自然和必要的过程，在此过程中血细胞和纤维蛋白集结成块以阻止出血。然而有时，即使没有受伤，血凝块也会在动脉或静脉内形成，这就会引发疾病。长期不活动、药物的副作用或严重疾病都会导致血凝块形成。尽管许多血凝块能够自行溶解，但当血凝块阻塞动脉或静脉的血流，特别是阻塞心脏或脑血管时，就会非常危险。在这种情况下，可发生心脏病发作或中风[17]。

当血凝块造成一条或多条静脉发炎时，就会发生血栓性静脉炎，常发生于下肢，偶尔可见于上肢。受累的静脉可位于皮肤表面浅层（浅表性血栓静脉炎）或肌肉内深层（深静脉血脉形成）。热有助于溶解浅层静脉内的血凝块。然而如果有静脉曲张,热疗将是不可取的,因为它会引起更多的静脉曲张或者加重已有的静脉曲张。对有深静脉血栓形成的部位进行按摩,无论用不用热石都会有一定危险性,因为按摩石的热量和按摩动作都会使血凝块移位,进而引发更严重的问题。另外,也不建议对肿胀的肢体进行热石按摩。即使没有深静脉血栓形成的体征或症状,也需要谨慎采用。

如果顾客正在接受心脏病治疗,正在服用血栓溶解剂来溶解已有的血凝块,或正在使用抗凝血药来预防血凝的形成,都要避免使用热石和深度按摩。凉石按摩对于溶解浅表血凝块没有帮助,但可能有助于减轻血栓静脉炎的肿胀。使用凉石来缓解炎症时,只需要轻轻地把凉石放在发炎部位,但不要进行按摩,以免使血凝块移位。

滑囊炎

滑囊炎是指滑囊的炎症。滑囊内含有少量液体,起润滑表面的作用以减小摩擦。人体有 160 个滑囊,大多位于大关节的肌腱附近,如肩、肘、髋和膝关节。滑囊可由外伤、感染或潜在的风湿性疾病而发炎。热往往会加重滑膜炎,应避免使用。治疗滑囊炎首选冷疗。

癌症

癌症是以异常细胞不可控生长和播散为特征的一组疾病。因为按摩和热疗都能增加血液和淋巴的流动和循环,因此也会使癌细胞在体内进一步扩散。因此在癌症治疗的早期,无论是传统按摩还是热石按摩都属禁忌。

对于患乳腺癌的女性,乳房切除术后进行热石按摩对于恢复上肢丧失的活动范围很有帮助。热石按摩还能提高癌症药物治疗必需的营养物供给质量。然而,当有淋巴水肿时,按摩师们应避免使用热石按摩。凉石按摩对减轻淋巴水肿有帮助

(见"水肿"一节)。

研究表明,逐渐把癌症浸润组织的温度升至 40.5℃~45℃,也称为高热温度,能提高化疗和放疗的效果[18]。当体内细胞承受高于正常体温的温度时,细胞内部就会发生变化,使这些细胞对这类治疗更加敏感。非常高的温度能直接杀灭癌细胞[19]。因此,在癌症部位放置温度非常高的石头可以增强化疗效果。在放射治疗期间也能使用热石,但不要直接放在皮肤上,因为在放疗过程中皮肤会变薄,并有轻微灼伤。凉石可以缓解接受过放疗后皮肤的疼痛。

要求顾客先咨询其医生的意见,再决定是否适合对他们进行热石或凉石按摩。即使顾客和医生都选择热石按摩,你仍需要斟酌后再做决定。如果你觉得不合适的话,你应该让顾客去找其他的按摩师。

特别推荐

我曾经亲自给许多患癌症的顾客做过按摩,他们坚持认为,在整个治疗过程中热石是唯一让他们感到很有帮助的东西。

净身节食

净身节食是指在一段时间内让人们避免食用固体物质,以达到清除身体毒素或过敏原的治疗方法。在净身节食期间,通常摄入流食、肉汁或水,以及维生素、草药汤以及肠道清洁剂,如皂土和亚麻壳粉。如果顾客正在净身节食,最好不要进行热石或凉石按摩,也不要在适宜温度下进行,因为节食会引起头晕和虚弱,而热会加重、冷会引发头晕和虚弱的症状。

糖尿病

糖尿病是以胰岛素生成或摄取不足或缺乏为

特征的慢性疾病。没有胰岛素，葡萄糖（碳水化合物分解生成的糖）就不能被转运到人体细胞内。它会留在血液中，导致大家熟知的高血糖，并使细胞丧失维持自身功能所需的能量。

有两种类型的糖尿病。Ⅰ型糖尿病是遗传性的，通常在儿童期就能确诊。Ⅰ型糖尿病胰岛素严重缺乏，必须每天注射或者用连续注液泵输入一次胰岛素。Ⅱ型糖尿病曾被称为成人发病型糖尿病，但现在也见于学龄儿童。Ⅱ型糖尿病的特征是胰岛素抵抗，常可通过营养膳食、减轻体重、锻炼和口服药物加以控制，而不需要注射胰岛素[20]。

虽然糖尿病不是热石和凉石按摩的绝对禁忌证，但也需要特别谨慎。热和按摩能会加速葡萄糖和脂肪酸的分解，因而会影响胰岛素的吸收率[21]。因此要避开胰岛素注射部位[22]。此外，顾客在接受热石按摩之后，有时在按摩过程中应监测他们的血糖水平。

糖尿病的一个后期症状是称之为周围神经病的神经损伤（通常累及脚及腿），可导致疼痛、麻木或麻刺感。有周围神经病的顾客觉察不到受累部位的温度变化，因此在进行热石和凉石按摩时，特别是按摩腿和脚时，必须非常谨慎，因为可能会灼伤顾客或引起进一步的神经损伤。

水肿

水肿是由于组织液体积膨胀造成的软组织肿胀。水肿可局限于身体某一部位，如脚和踝部（局限性水肿），也可遍布全身（全身性水肿）。水肿不是一种疾病，而是潜在疾病的一个体征。水肿的主要原因有长期静坐、钠摄入过多、抗组胺反应、晒伤、怀孕、药物、海拔、严重的蛋白质缺乏、心脏或肾衰竭、癌症[23]。

所有的水肿病例都应避免热疗，因为温热能引起血管扩张，使液体更容易渗入周围组织。同热疗一样，深层组织按摩也能促进血液循环，使更多的液体进入周围组织。因此任何水肿都不适宜做热石按摩。用凉石进行轻压按摩对于各种类型的水肿都有益，因为凉石能限制液体进入周围组织。

淋巴引流是按摩的一种，它按一定方向以轻柔的手法进行按摩，以刺激皮肤表面下方的淋巴管而不增加血液循环，也不会达到深部肌肉组织。推荐使用凉石进行这种轻柔的按摩，有助于缓解淋巴水肿。

纤维肌痛

虽然纤维肌痛是个比较新的术语，但它描述的是一种老的疾病，即肌肉和关节不明原因的持续疼痛。主要症状包括肌肉僵直性酸痛以及全身灼痛或跳痛，特别是身体某一特定部位。目前认为纤维肌痛是一种类似于风湿病的炎症，可能与免疫系统功能异常有关[24]。

由于热疗和冷疗都可以缓解疼痛，提高免疫功能，并且冷疗还有助于缓解炎症，因此热石和凉石按摩对于缓解纤维肌痛的症状是非常有用的。但必须注意的是，热石和凉石按摩用于某些患有纤维肌病的顾客，有时会引起疼痛。因为症状和对温度的反应因人而宜，因此要根据个体情况与顾客商议。

要避免使用热石进行深度按摩，因为其放松作用可能掩盖按摩的深度，并可能在按摩后转天引起症状加重。虽然有纤维肌痛的顾客对冷疗并不感到很舒适，但是如果他们能够并愿意忍受的话，他们通常会体验到一些极好的效果，包括在第二天炎症会明显减轻。冷热疗法也很有效：热石可以减轻肌肉的紧张度，而凉石可以缓解肌肉纤维内隐匿的水肿。如果使用的温度和压力适当，热石和凉石按摩都可以起到缓解疼痛的功效。

痛风

痛风是最疼痛的风湿病之一。它是由于针状

尿酸晶体沉积在结缔组织内和(或)关节的骨间隙内所致。这种沉淀可导致炎症性关节炎,引起关节发红、肿胀、发热、疼痛和僵直。

与其他类型的关节炎一样,有关痛风的许多资料都建议用热疗来缓解疼痛。然而我个人的经验和痛风患者的反映都表明,冷疗的效果更好。在对已经发热和发炎的部位进行热石按摩之前,一定要与顾客认真讨论这件事。我建议用凉石在痛风部位轻柔地滑动。但是,如果顾客声称温热的石头更好,则改用温热的石头进行轻柔地按摩。

肝炎

肝炎是肝脏炎症的总称,长期发展可导致肝组织大量瘢痕形成。肝炎有多种类型,有些是病菌引起的,可以通过受感染的食物或血液交换传播;另一些是由自体免疫功能失调引起的,不具有接触传染性。肝脏是人体营养健康的"守门人"和"管理者",起净化系统的作用,用以清除人体的毒素。由于肝脏在血液循环和成分方面具有重要作用,它的功能影响着全身各个系统[25]。

直接把热施于肝脏部位对患有肝炎的顾客是有害的,因为这样会加重感染。然而用热石在全身上下滑动则能增加肝脏的血液循环,有助于肝脏的排毒作用。冷疗的时间过长会减慢其血液循环,从而使体内的毒素水平增加。许多患有肝炎的顾客更喜欢热疗,因为热疗能使身体发汗,有助于人体自身排除毒素。由于热疗或冷疗都不会危及肝炎患者的生命,因此最好请顾客决定哪种方式对他们最好。如果你在按摩过程中使用热石或凉石,一定要让顾客留意其效果,并告知你。

感染和感冒

热疗可以使白细胞水平升高,有助于抵抗感染和升高体温,使体内不适宜微生物生存。然而在按摩过程中它会暂时性加重感染或感冒的症状。如果身体的某个感染部位发热和发红,凉石按摩可以暂时缓解症状,但却会稍微妨碍康复过程。凉石按摩会加重感冒的症状,应该避免使用。

在进行热石按摩之前,要和患有感染或感冒的顾客商量。告诉顾客热石或凉石按摩的利弊,这样,他们能全面了解情况并做出自己的选择。

虫咬伤

伴有组胺生成过敏反应的虫咬伤,通常会出现肿胀、发热、水肿、瘙痒和疼痛的症状。所有这些症状都会因施热而加重。热还会使咬伤处的毒液扩散。所以,即使顾客没有任何症状,在虫咬伤部位或其附近也要避免使用热石按摩,因为热会引发其他部位潜在的症状。如果对虫咬伤的过敏反应是局部的,则可以在身体其他部位进行热石按摩。但是,如果过敏反应是全身性的,大部分身体部位都有红疹或瘙痒,必须安全避免使用热石。一旦过敏反应得到控制,沿身体受累部位滑动凉石将会大大减缓毒液的扩散,消除咬伤反应所致的瘙痒、炎症、发热和刺激[26]。

血压异常

如果顾客的正常血压偏低,热石按摩会使其血压进一步降低,到可引起头晕的程度。对于有高血压的顾客,热石按摩所产生的血压降低会使身体产生应激反应。因此,无论是低血压还是高血压,都要进行有节制的热石按摩。在这种情况下热石是可以使用的,但一定要谨慎,按摩要慢一些,温度要低一些

对于有高血压的顾客也不建议使用凉石按摩,因为冷会使血管收缩并使血压升高。凉石按摩对血压偏低的顾客会有一定效果,特别是到按摩结束时有助于使顾客的血压升高到正常范围内,

而不会让顾客感到头晕。

肾病

肾病是指肾脏过滤血液和其他体液的能力受损。任何累及血管的疾病都能导致肾病,如糖尿病、高血压、动脉硬化、心脏手术、严重脱水、严重感染以及其他 100 多种疾病[27]。患肾病时,也有可能产生血凝块。由于引起肾病或与其有关的许多疾病都属于热疗或冷疗的禁忌证,因此对这类顾客完全避免使用热石和凉石是最安全的。

药物治疗

如果顾客正在服用药物,要询问其服用的是什么药物以及药物可能引起的副作用。例如,皮肤过敏可以由抗生素、治疗癫痫药物和治疗 AIDS 药物引起,而且许多药物会影响血压。在决定使用热石或凉石进行按摩之前,一定要考虑顾客所用的各种药物,包括非处方药物和草药。

偏头痛

热石按摩可以通过放松头部、颌部和颈部周围的肌肉有效防止偏头痛发作。但是一旦发生了偏头痛,在头颈部进行热石按摩就会加重病情,因为热石使血管扩张,并促进血液流向头部。在偏头痛发生时,可以用凉石对面部、头皮、眼睛和腕部进行按摩[28]。对足部进行热石按摩有助于把血液引出头部。

多发性硬化

多发性硬化(MS)是一种中枢神经系统进行性疾病,此时大脑和脊髓里覆盖神经细胞的髓鞘会被炎症和瘢痕形成破坏。随着越来越多的髓鞘被剥离(称之为脱髓鞘),电冲动传到神经纤维的速

度会越来越慢。这会导致各种神经病症,例如视力减弱、肢体不稳,以及身体各部位感觉丧失或麻刺感[29]。这些症状往往会不可预测地突然出现再消失,其程度从中度到重度。

多发性硬化的一个共同特性是,当患者接触到热时许多症状会加重。这是因为温度的升高会进一步减慢电冲动在神经纤维中的传导速度。太热会引起肌肉痉挛或变得弛缓。但温热有助于改善血液循环并减轻肌肉僵直。由于过热会使症状加重,所以只能使用温和的温度进行按摩。

相反,冷凝疗法有时会暂时性缓解症状,或者减轻多发性硬化患者经常感到的疲劳感。使用热石和凉石进行适当温度的冷热疗有助于减轻肌肉僵直,维持肌肉的柔韧性并减轻肌肉疼痛。首先要与顾客讨论所有的治疗选择,因为他们能对是否适于使用热石和凉石提供重要的信息。如果还不能确定的话,宁可保守一点为好[30]。

肌肉损伤和坐骨神经痛

肌肉损伤的治疗应依据损伤是急性、亚急性还是慢性而异。在肌肉损伤的急性期,即损伤后的 48~72 小时或者伴有急性炎症,严禁热疗。热会加快该部位的血液循环,加重肿胀和微观出血,从而使损伤恶化和疼痛加剧。急性损伤时进行冷疗非常必要,可以减轻炎症、疼痛和肌肉僵直。有时,肌肉紧张度过高以至于只能用热疗才能即刻缓解疼痛。在这种情况下,热疗后可以用冰敷。如果急性损伤并未引起实质性感染,则完全没必要排除热疗。

损伤后 2~3 天便进入亚急性期。如果损伤持续 1 周以上,身体的康复过程便进入慢性期,只要损伤还存在这个阶段就一直持续下去。在康复的亚急性和慢性期,冷疗和热疗都是有益处的。只要损伤部位的肿胀还未消退,一直用冷疗更为有益。在有肌肉痉挛的情况下冷疗也是非常有好处的。热疗可以减轻疼痛,通过加快血液循环来促进伤

口愈合,有助于放松紧张的肌肉或缓解肌肉痉挛,使僵直的关节恢复活动。热疗的效果不如冷疗持久,但可以使症状暂时缓解一个多小时。对于亚急性和慢性损伤,交替使用热石和凉石通常是最好的治疗方法[31]。

在损伤部位使用凉石按摩时一定要注意,因为凉石的镇痛作用会掩盖用石头按摩通常会引起的疼痛感、而不会有冷的麻木效果。这会导致只有当镇痛作用消失之后才会察觉到的残留疼痛或损伤。

如果顾客患有坐骨神经痛,冷热疗法则是首选治疗。在发炎或受损的坐骨神经部位只用热疗或冷疗往往会引起损伤。仅用热石会使炎症加重,而仅用凉石则会引起该神经周围的肌肉收缩,对其进一步施压。两种温度的结合使用有助于消除炎症,使包裹该神经的肌肉的紧张状态得到缓解。

神经失用症

神经失用症是一种可逆性神经损伤。它会导致在损伤的特定部位的神经冲动传导异常,而损伤部位的近端和远端神经传导正常。无论是轻度还是重度,神经失用症均可由多种病因所致,如挤压伤、受压、重复使用、牵拉伤、外科手术、放射治疗、烧伤和感冒[32]。

涉及神经损伤的任何病症,对损伤部位进行热石和凉石按摩都应十分谨慎。由于原发性和继发性诱导作用,冷热温度都有助于加快受伤部位的血液循环。但由于顾客对受伤部位的感觉减弱,顾客无法判断温度是太热或是太冷。此外,与其周围组织相比,受伤部位受热和冷的影响更大。对这种病症,需要采用适宜的温度。

帕金森病

帕金森病(PD)是一种慢性、进行性神经系统疾病,影响人的肌肉协调性。PD 的症状包括震颤、一些肌肉的强直、运动迟缓以及无法保持正常体位问题。PD 是由于某些脑细胞死亡而引起的。这种脑细胞释放一种称为多巴胺的神经递质,它是使信息从一个脑细胞传导到另一个脑细胞所必需的,没有足够数量的多巴胺,脑细胞发出的指挥肌肉活动的指令就无法到达靶细胞[33]。

帕金森病是需要使用中等温度石头进行按摩的另一种疾病。温度过高会加重 PD 的症状,因此一定要避免[34]。另外,一些用来治疗帕金森病的药物会抑制发汗,所以要避免让患者暴露在高温下[35]。温热和凉的石头有助于缓解肌肉的紧张和痉挛。交替使用两种温度会产生最好的效果。在温冷交替按摩开始和结束时使用温和的温度可以使顾客获得最大程度的放松。

怀孕

怀孕的前 3 个月应禁止进行热石按摩。前 3 个月之后,可以对腹部之外的其他各部位进行热石按摩,因为腹部过多地接触热源会对胎儿造成损伤[36]。

进行热石按摩时,需要仔细控制好施加的热量,并且为了防止母体温度升得过高需要适当散热。可以使孕妇的手和脚露在床单的外面,加强散热的效果。石头的温度要温和而且数量不要多。保持室内通风也有助于避免孕妇因温热的石头而过热。间隔地放一些凉石,尤其是在四肢,可以进一步协助散热。

特别推荐

我曾经为怀孕前 3 个月以后的孕妇使用温热石头按摩一直到分娩,这些母亲都说,她们分娩很顺利归功于热石按摩这段时间所带来的肌肉进一步放松。

曾患严重疾病

如果顾客曾患心脏病、中风、动脉瘤、栓塞、充血性心力衰竭或因安装心脏起搏器而接受心脏手术,按摩中要避免使用热石或凉石,或者仅使用少量的温度适宜的石头,并在按摩前和按摩过程中要与顾客核实,以确保所用的温度使顾客全身舒适。最好在按摩前向顾客的医生进行咨询。

雷诺病

雷诺病是一种外周动脉病,此时手指、手、脚趾和(或)脚由于其供血动脉的痉挛而突然发生血流减少。突然发作大多是因暴露于寒冷所致[37]。发作的持续时间不一,有时可持续数小时。麻木和疼痛往往较严重,尤其是回暖期。由于循环受限和神经受损,雷诺病使身体更容易发生冻伤。极低的温度可导致手指和脚趾的血供突然降低,有时甚至累及鼻子和耳朵[38]。

凉石不需要单独用于雷诺病累及部位或者此前的冻伤部位。在回暖期,可以慢慢采用热石按摩,开始时用温暖的石头然后再小心地升到较高的温度。为了最大限度地减轻雷诺病的症状,应使手和脚保持温暖。定期接受热石按摩有助于手指和脚趾保持较温暖的程度,因此是一种预防寒冷的措施。当顾客没有出现症状时,交替使用热石和凉石有助于使敏感部位适应气候变化[39]。

硬皮病

硬皮病意思是"皮肤发硬",是一种罕见的非接触传染性进行性疾病。由于人体组织中胶原的过度生成和蓄积而导致皮肤和结缔组织硬化和紧缩。硬皮病通常先在手或面部出现几块干斑,并逐渐变厚和变硬,然后扩散到皮肤的其他部位。有时,硬皮病也会累及血管和内脏器官。硬皮病的一些伴发症状为:麻木,疼痛,或者手指、脚趾、鼻子和耳朵(雷诺病)变色;关节僵直或疼痛;以及手脚浮肿[40]。

由于硬皮病也可出现一些雷诺病的症状,所以当四肢麻木或肤色苍白时,应避免使用凉石按摩。可以使用热石按摩,但温度要温和,因为感觉受损使顾客难以确定石头是否太热。如果没有出现麻木的体征,交替进行热石和凉石按摩能减轻僵直、疼痛和炎症。

皮肤激惹

热石按摩会对湿疹、牛皮癣和其他皮疹造成更大的刺激,而且可能会因此而使这些皮肤激惹症扩散。对毒葛或真菌引发的皮疹(如脚藓和藓菌病)部位也应避免使用热石按摩,因为热会扩散并加重症状。凉石按摩对缓解皮肤炎症、发痒和疼痛有帮助,但是为了避免传播皮疹需要远离身体的其他部位。要避免对擦破和开放伤口处使用热石按摩,否则会引起新的感染或加重原有的感染。患有红斑痤疮的顾客既不能进行热石按摩也不能进行凉石按摩,因为这两种温度都能使症状加重[41]。

对烧伤后移植的皮肤或瘢痕组织部位应谨慎使用热石和凉石,因为这些部位通常都没有感觉。在面部使用热石或凉石按摩之前,一定要确认顾客最近没有做过微创换肤术、酸性换肤整容术或拉皮手术[42]。

避免在晒伤的皮肤上使用热石按摩,但可以用凉石按摩来减轻晒伤处的疼痛和炎症。如果顾客皮肤上已经擦了某种尼克酸基防晒膏,也不要使用热石按摩。

除了由荨麻疹、热疹、过敏反应、病毒、解毒疗法、带状疱疹或疖疮等全身性疾病引起的皮疹,热石按摩可用于皮肤激惹症未累及的部位。出现全身反应的所有皮肤激惹症,应绝对禁止使用热石按摩。然而,凉石按摩对于全身性皮肤反应非常有帮助且舒适,特别是有助于缓解这些皮疹所伴发的发痒和发热。

肌腱炎

肌腱炎是将肌肉附着于骨上的肌腱发生的疼痛性炎症，常由反复运动的应力所致。急性肌腱炎如不治疗会变成慢性。症状包括轻微肿胀、受累肢体触痛、活动时加剧的疼痛、发热和发红[43]。

由于热会加重关节肿胀从而使肌腱炎恶化，因此不要单独使用热石按摩。凉石按摩能缓解肌腱炎的疼痛和炎症，因此只有与凉石按摩交替使用时才可以使用热石按摩。这两种温度的反差能加快该部位的血液循环，促进其康复。然而，如果在凉石按摩时加上热石按摩使顾客肌腱部感觉更糟，则应去除热石只用凉石进行按摩。

眩晕

眩晕是由于平衡感觉障碍而导致的头昏感。眩晕可能是由于旋转太快而造成的暂时性感觉，或者是一种可持续一个月甚至一年的严重病症。造成眩晕的最常见原因是内耳反应障碍或感染。然而研究显示，颌部和牙齿周围的肌肉紧张[如颞下颌关节综合征(TMJ)]也能引起眩晕[44]。

如果眩晕与内耳疼痛相关，在治疗之前要向顾客的医生进行咨询。然而，如果眩晕的症状是由于颌部肌肉紧张或磨牙引起的，那么用热石按摩颞下颌关节对于放松这个部位的肌肉、减轻或消除眩晕的症状是非常有效的。如果热石按摩使眩晕加重，应立即停止热石按摩并建议顾客去看医生。凉石按摩能使眩晕症状加重，所以应避免使用。

小结

热疗和冷疗对身体的血液循环、淋巴和神经系统有特殊的功效。热疗能促进血液和淋巴液流动，同时能降低血压。冷疗能降低血液和淋巴流动，同时能升高血压。热对神经系统和脑部能起到镇静作用，而冷能刺激和强健身体，提高警觉性。总的来说，热能使血液流向外周，而冷能使血液流向体内。

热疗和冷疗都能减少肌肉的收缩性，有助于减轻肌肉痉挛。热疗和冷疗还能缓解疼痛。热能软化肌肉，从而减轻肌肉紧张度，而冷能使肌肉麻木，起到镇痛剂的作用。冷热交替疗法能使身体充满富含氧气的新鲜血液并增强免疫系统应答，从而达到最佳的排毒效果。

要想实施安全的热石按摩，必须了解清楚哪些病症不能使用热石按摩，哪些病症需要特别注意石头的温度。

总而言之，凡是有炎症、急性损伤、水肿、皮疹、开放伤口、感染、恶性肿瘤、血液循环障碍、感觉受损和心脏病的情况，均应避免使用热石按摩。而涉及高血压、心脏病、循环问题、感觉受损、神经损伤和冻伤情况，均不建议使用凉石按摩。

对尚不知道自己有某种疾病的顾客进行按摩往往会有风险，因为你无法确认对顾客进行热石按摩不会有不利的影响。但是，你不能因为你不知道顾客患有疾病而不承担责任。对你和你的顾客来说，最好的防范措施就是，让顾客填写上文所述的初诊调查表以了解顾客的健康状况。

复习题

判断正误

1. 热疗是通过给身体加热以达到治疗的目的。
   A.正确　　　　　　　　B.错误

2. 慢性损伤可通过锻炼前冰敷和锻炼后即刻热敷来治疗。
   A.正确　　　　　　　　B.错误

3. 闭塞是暂时性动脉阻滞，可用于治疗。
   A.正确　　　　　　　　B.错误

4. 顾客对冷疗法有时会出现过敏反应。
   A.正确　　　　　　　　B.错误

5. 孕期前 3 个月之后,热石按摩可以用于孕妇全身各个部位。

A.正确　　　　　　　　B.错误

多项选择

6. 用加热的方法使血液流向体表或外周的生理过程称之为：

A. 逆向阻滞

B. 体内平衡

C. 诱导

D. 充血

E. 地热疗法

7. 热能使关节内滑液的黏度：

A. 变浓

B. 变稀

C. 变硬

D. 降解

E. 变成颗粒状

8. 冷的镇痛功效是由于：

A. 减慢了神经传导

B. 损伤了细胞

C. 增加了血流

D. 降低了新陈代谢

E. 加快了呼吸

9. 引起哮喘发作的原因是：

A. 太热

B. 空气冷而干燥

C. 空气冷而潮湿

D. 顾客胸部受压太重

E. 以上均可

10. 下列有关治疗患关节炎顾客的表述正确的是：

A. 严禁对关节炎部位进行冷疗。

B. 严禁对关节炎部位进行热疗。

C. 应对关节炎部位交替使用冷热疗。

D. 热疗和冷疗对患有关节炎的顾客都属禁忌。

E. 以上都不是。

简答题

11. 治疗师全面了解顾客健康状况的一个好方法是使用 _____。

12. 头部伤风的顾客在热石按摩后会出现什么反应? _____。

13. 顾客有偏头痛时,最好避免使用 _____ 石。

14. 虫咬伤后出现过敏反应时,最好使用 _____ 石。

15. 患有高血压或低血压的顾客，最安全的方法是使用 _____ 温度。

选词填空

A.热　　　　　C.迷迭香　　　　E.抗刺激剂

B.安神健体　　　D.生姜

16. 分散大脑对疼痛始发点的注意力。_____

17. 在按摩膏中有时使用的一种植物根茎,具有消炎作用。_____

18. 用于增强和恢复身体各部位的平衡。_____

19. 药膏中的一种成分，可通过让血液流向皮肤而发热。_____

20. 有助于降低顾客的血压。_____

复习题答案见附录 D。

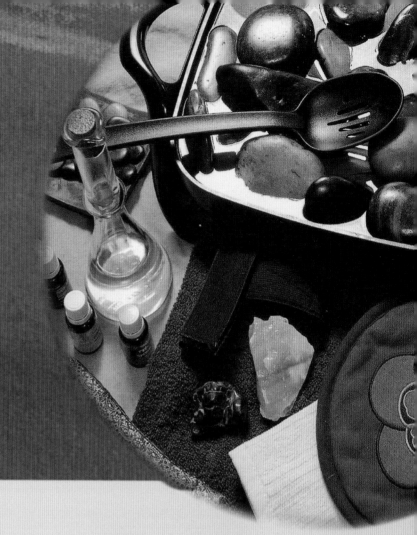

第 3 章

按摩设备及安装

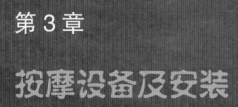

学习目标

通过本章的学习,你应该能够:

☐ 知道热石按摩的必备设备和附件。

☐ 布置好按摩设备和附件,使按摩效率和顾客舒适度最优化。

☐ 描述按摩场所的地板、通风、电源和自来水管路可能需要进行的调整。

关键词

石头绑带:用来固定石头的尼龙搭扣条。

石头桌:用来放置石头、平底锅和附件的桌子。

为便于热石按摩而购置适当的按摩设备和附件，会使按摩操作更加轻松自如，特别是当按摩室的环境适合且便于进行热石按摩时。画家有了好的颜料和画笔，就能把精力完全集中于绘画上。同样，有了合适的设备和附件而且按摩室安排得合理有效，你就能完全专注于按摩。

本章说明了如何创建一个高效进行热石按摩的工作室，并详细说明了哪些设备是必需的，如何把这些设备进行最佳的安排，以及需要对你的按摩场所进行哪些改进。本章还指出了哪些设备不是必需的，并说明了原因。遵循本章的指导原则，你将能够为实施热石按摩创建一个实用、安全、有利于康复的工作环境。顺便提一下，实施热石按摩最基本的部件——石头，在这里并未讨论！而是把有关按摩石的成分、获取及其保管留在第4章进行详细讨论。

按摩设备

表3-1列出了进行热石按摩所需的设备和附件。下面对其中的每件物品进行了详细描述，并解释了为什么每一件物品在流畅、有效的热石按摩中都是有用的。

按摩床

如同传统的按摩一样，一张结实、舒适的按摩床对实施热石按摩是必不可少的。如果你已经获得了职业按摩资格，那么你就已经拥有了这套设备。然而，如果你最近刚获得按摩师资格，你在从事热石按摩之前一定要有一张按摩床。这是因为在普通的床上、地板上或椅子上进行有效的热石按摩是不切实际的。唯一例外的是那些长期卧病在床或受限于轮椅上的顾客，他们无法躺到按摩桌上，但这种情况要有另外的相应要求。

为按摩疗法设计的任何类型按摩床都可以用。不要求一定要用专用的防水床。

表 3-1 按摩设备和附件清单

开始热石按摩之前应核对本清单，以确保所有的按摩设备和附件均已准备就绪。

热石按摩设备和附件	数量
按摩床	1
石头桌	1
聚氨酯盖板	1
电平底锅（大号）	1
塑料漏勺	1
中号塑料碗	1
小号花碗或盘	1
大号塑料碗或木碗	1
大水壶	1
棉布条/枕套	2
大毛巾	2
手巾	2
烤箱袋	2
石头绑带	2套
眼罩	1
沙包或谷物袋	1~2
精油	2~4
按摩油	3碗
碎冰	1小袋
按摩石	55

石头桌和盖板

为了便于取放按摩石和其他小附件，应将其放在靠近按摩床的带盖板桌子上（图3-1）。我把这个桌子称作石头桌，以便与按摩床相区别。这个桌子应该足够大，以便能放下所有的设备，还要留出摆放石头的空间，当然也不要太大以免挤占按摩空间。应根据按摩室的大小来决定用多大的石头桌，但石头桌应不小于90cm（长）×45cm（宽），也不要超过150cm（长）×100cm（宽）。如果按摩室允许的话，石头桌最合适的大小是100cm（长）×75cm（宽）。

石头桌的高度十分重要，太高或太低都会使你的身体劳累，而且不方便取放热石或者使热石

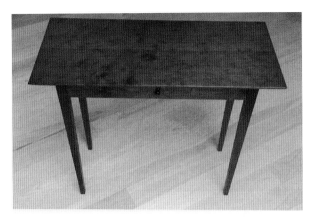

图 3-1　**摆放石头的桌子。**这个小木桌（没铺聚氨酯盖板）用来摆放石头大小正合适。桌子是由四要素设计公司木匠大师卡洛斯·司太比制造的。

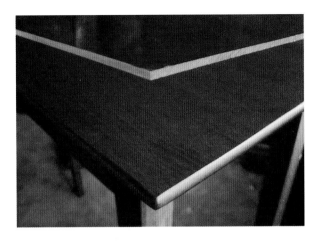

图 3-2　**保护石头桌的盖板。**木桌上的聚氨酯盖板。由于盖板的保护，这张桌子用了 7 年后仍像新的一样。

掉落。石头桌的理想高度大约是你站立时齐腰的高度。

石头桌要足够结实。石头连同平底锅里的水是非常重的，桌子不结实可能会垮塌。因为石头桌上有盖板，所以它只要结实外观并不重要。

如果石头桌是木制的，则需要用聚氨酯盖板来加以保护。否则，湿的石头会使桌子受潮，而且长期不断的受潮会使木头变形。聚氨酯盖板还能起到隔热的作用。

可以将一块大约 6.3mm 厚的聚氨酯板（如图 3-2 所示）切割成同石头桌一样的大小。切好之后直接把它放在木桌上即可。然后用一块厚毛巾或毛巾布盖住桌子和聚氨酯盖板，以防止湿气从盖板边缘渗入。这层毛巾布也能减小石头触碰桌子的噪音。我的木桌盖了两层这种履盖物，使用 7 年了还完好无损。如果桌子不是木制的，就没必要用聚氨酯盖板了，但仍要盖上一块毛巾，以便吸收水分和减小噪音。

电平底锅

加热石头的公认方法是把石头浸泡在一锅水里，锅是电加热的并且温度可控。目前在热石按摩从业者中关于哪种设备最好尚有一些争议。一些按摩石公司坚决要求使用他们特制的平底锅来加热石头。一些热石按摩师选用火鸡烤炉来加热石头，而另一些人则使用瓦罐来加热。我建议最好使用电平底锅，如图 3-3 所示。

偏爱火鸡烤炉的按摩师指出，这种烤炉又大又深，能放很多石头。我没有发现这是一个优点。相反，一次在锅里放的石头太多往往难以找到想要的石头，并且太深的话很难用手移到里面拿取石头。此外，烤炉的里面较暗，更不容易看清石头。与此完全不同，在又大又浅的平底锅里，一套整 55 块按摩石都清晰可见，并且方便取放。

我也强烈反对用瓦罐来加热石头，因为它不

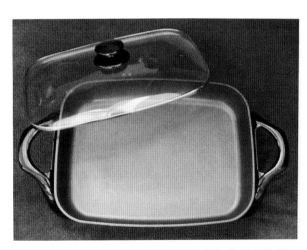

图 3-3　**加热石头的平底锅。**用电平底锅加热石头最理想。

便于拿取石头，加热石头耗时也长，而且恒温范围有限，几乎不可能进行温度调节。我觉得也没必要买那种经销商推荐的价格昂贵、专门设计的石质平底锅。这种平底锅较传统的电平底锅没有什么优势，但价格却贵了 3 倍，并且在商店里也买不到。

一个普通的电平底锅就够用了。它可以用内设的恒温器进行充分的温度调控，加热快，能放足够多的石头，取放石头很方便，并且价格相对低廉（图 3-4）。电平底锅也非常耐用，我已经使用 7 年多了。

电平底锅通常有两种型号，小号的为边长 30cm 的正方形，大号的为 40cm（长）× 30cm（宽）的长方形。这两种电平底锅都为 10cm 深。对于那些打算在按摩中广泛使用石头的按摩师，我强烈推荐他们使用大号电平底锅。而那些在传统按摩或其他的治疗方式中只是少量使用石头的按摩师，一个小号电平底锅就足够了。

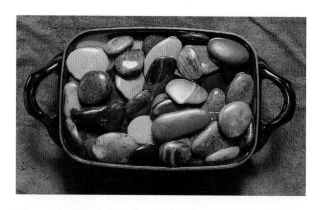

图 3-4　**平底锅中的石头。** 你看这个大号平底锅能容纳和加热这么多石头。

附件

几个小附件能使热石按摩进行得更加顺利。这些附件包括 1 把漏勺、几只碗、1 把水壶、各种的衬垫和绑带，以及精油和按摩油。

漏勺

为了安全地从平底锅里取出石头，一把深一点的塑料漏勺是必备的。漏勺的深度要保证石头不会滑出掉回锅里，热水溅到你身上；漏勺的孔隙要让热水漏进平底锅里，防止烫伤（图 3-5）。漏到石头桌上的水也要尽量少。相对于金属或木制漏勺而言，我更喜欢塑料的，因为金属漏勺与平底锅碰撞时会发出刮擦声，而木制漏勺长时间接触湿气会磨损。

> **注意事项**
>
> 电平底锅使用时间长了之后，温度调节器可能会失灵，甚至有时显示的温度是温热，而实际上已经达到高热。如果把平底锅设在温热档水却沸腾了，则需要检查一下温度调节器是否已经坏了。我认识的几位按摩师就曾发生过这种情况，尽管平底锅用了许多年了，制造商都免费更换了温度调节器。此外，为了预防火灾，每天工作结束时一定要关掉平底锅的电源，拔下电源插头。

> **小窍门**
>
> 找一把结实一点的塑料漏勺，既不能被石头压弯，又不要硬的一点儿柔韧性也没有。这样的漏勺在任何一家厨具商店都能买到。

> **小窍门**
>
> 可以使用制造厂生产的特氟纶涂层铸铝电平底锅，外型美观，结实耐用，价格适中，且内设有恒温器。

碗

在按摩时需要准备 3 种碗来放石头：一个放

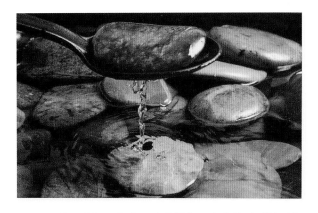

图 3-5　**从平底锅里取出石头的漏勺**。取出热石时需要有一把深一点的塑料漏勺,柄要结实但要有一定柔韧性。在取走石头之前要让漏勺的孔隙把热水漏进平底锅里。

冷石头,一个放小石头,另一个放备用石头。

放凉石的碗

按摩中需要用一只中号塑料碗来存放冰水和凉石(图 3-6)。冰水也可以用来浸泡需要快速冷却的热石。这种碗要用塑料碗,而不用金属、玻璃或瓷碗,因为它们跟石头碰撞会发出叮当的响声,还容易碰碎或破裂。塑料碗轻、不发出响声,不易碎,并且在任何一家厨具商店都能便宜地买到。

放小石头的碗

用一只小碗或浅盘(如图 3-7 所示)来盛放小

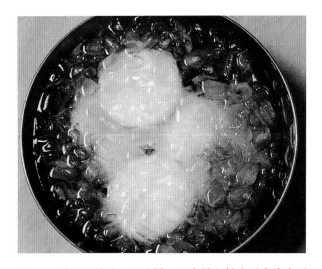

图 3-6　**放石头的碗**。用这样一只中号塑料碗可盛放凉石和冰水。

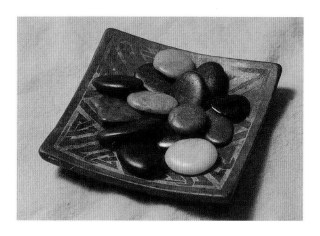

图 3-7　**小碗或浅盘**。如果把小石头放在一只小碗或浅盘中,按摩期间取放石头会更容易。

石头。如果把小石头和大的石头混合放在平底锅中,当你需要用小石头时几乎不可能立刻在锅里找到并取出来。小石头加热快,当你需要用的时候,可以把它们从小碗里倒进漏勺里,浸入热水中几分钟就热了。小碗或盘子在任何一家厨具商店里都能买到。这种碗可以是塑料的、陶制的或者是玻璃的,因为小石头不会发出多大响声,而且把它们放回碗里也不会打碎碗。

放备用石头的碗

盛放备用石头适合用一只中号或大号塑料碗或木碗,可以将其放在石头桌下面或旁边。处于多种原因你需要找个地方来存放备用石头。如果你发现为了增加储存量不知不觉收集了许多石头,到最后多得平底锅一次都盛不下了。此外,你需要找个地方来存放一些不常用的独特石头,比如特别大的石头和形状特殊的石头,这样在不用它们时就不会占用平底锅的空间了。石头在热水里仅需要几分钟就能加热,所以只要你稍有先见之明,在按摩过程中加热备用石头时候,顾客也不会觉得过程中断。

水壶

按摩过程中,平底锅里的水会蒸发,所以需要在近旁备一大壶冷水来给平底锅加水。在一次热石按摩中我一般要给平底锅里至少加两次水。水壶可以是陶瓷的、陶土的、金属的或塑料的，既可以是便宜简朴的，也可以是昂贵精美的，看你的喜好（图3-8）。

备一壶特别凉的水也可以用来冷却平底锅里太热的水。我还用这壶冷水来冷却盛放凉石的凉水碗。因为我要把太热不能用于按摩的石头放到冷水碗里浸泡冷却，所以到最后碗会变热，以致不能使凉石保持低温，这时候就需要向碗里添加冷水来降温。一把大的冷水壶可供热石按摩使用一整天。

垫子和绑带

用一些垫子和绑带来保护顾客的皮肤，以免被放在身体上的热石烫伤，也可用来固定石头，特别是在那些无法放住石头的部位。

枕套

顾客仰卧位时，在其身体下方沿脊柱任一侧放置石头时，可将一个对折的枕套或一块柔软的

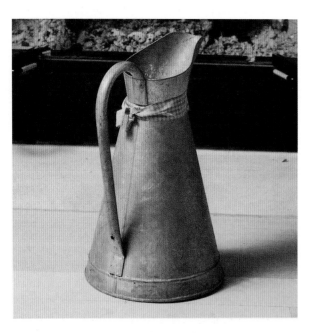

图 3-8　**水壶。**盛放冷水的水壶是必备之物。

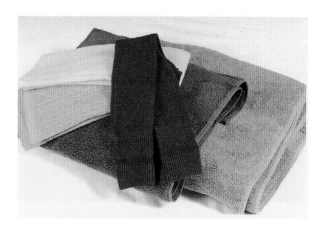

图 3-9　**包石头的毛巾和软布套。**大毛巾用来覆盖顾客身上的石头，小毛巾或布条用来覆盖顾客后背下方的石头，软布套用来装石头，用作"热敷袋"。

窄布条放在石头的上边或下边（图3-9）。用窄布条而不用与顾客背部同样大小的宽毛巾的原因是，在我教授的三维按摩法中，移走顾客身下的石头时从来不要求顾客坐起来，只要让顾客翻身侧卧，就可以拿走石头和窄布条，然后再让顾客躺好。如果布条太宽，让顾客侧翻后仍会有一部分布条压在身体下面，我就无法拿走了。而对折的枕套或窄布条就容易取出来。

小窍门 !

用枕套包几块石头作为热敷袋或冷敷袋也非常好用，在身体上移动很方便。在枕套的中间排列4块石头，再把枕套折一下包住石头，就像卷肉饼一样。你可以用这个"石袋"按摩那些无法同时放置好几块石头的部位，如脖子、大腿、胳膊或臀部周围。要把"石袋"的两端塞在身体的下边，以防石头移位。

毛巾

毛巾是热石按摩必备之物。虽然依据个人的喜好可多可少，但两条大浴巾和两条毛巾一般就足够了。如前所述，你应在平底锅下边的石头桌上铺一条大的厚毛巾，盖住整个石桌，以防止石头上

的水浸透桌子以及石头与桌子碰撞发出响声。大毛巾也可用来覆盖顾客的整个后背和臀部。你可以把大毛巾直接盖在顾客的身上，把很热的石头放在毛巾上，然后用毛巾裹住石头，这样可以延长石头保持热度的时间。

把毛巾放在小石头的下面或上面有助于调整热度并可防止石头滑落。你可以在非常热的石头下面放两层或三层毛巾，随着石头热度的减退每次取走一层毛巾。小毛巾也可用来覆盖那些刚从平底锅里取出来放在石头桌上待用的石头，延长其热度时间。当然，毛巾可以在任何一家浴室用品和亚麻制品商店里买到。

烤箱袋

热石按摩值得关注的一个安全性问题是：放置在身体上的热石在几分钟内就能释放出相当大的热量。当石头太热不能直接放在皮肤或铺单上时，最好用一只烤箱袋（也称为烤箱垫或隔热垫）来盛放这些石头。大多数烤箱袋两面的薄厚不同，一面薄一面厚（图 3-10）。这个特征有助于调整留在身体上的热石温度。

也可用烤箱袋把石头稳固在顾客身体上。根据身体曲线转动其开口方位，这样石头就不会掉出来了。烤箱袋可以在任何一家毛巾或厨具商店里买到。

> **小窍门**　❗
>
> 当把石头刚放到顾客身体上时其温度最高，此时要把烤箱袋口朝上放置，厚的一面靠在身体上。随着石头降温，再让烤箱袋薄的一面朝下。随着时间进一步延长，石头逐渐凉了，就可以把石头从烤箱袋拿出来直接放在铺单上。最后，当石头散失了大部分热量后，便可以直接将其放在顾客的皮肤上。

石头绑带

石头绑带用的是有弹性的尼龙搭扣条，每次可将一块热石绑在顾客的脚底（图 3-11）。在脚上绑一块石头会使人感觉周围有许多块石头。经常会有顾客问我，在什么地方弄到这种"热石鞋"。绑带的弹性既能托住石头又不会太紧。这种绑带也可用于把石头缚在前臂、足踝或膝部。

有些按摩师提倡把脚和石头一起穿在袜子

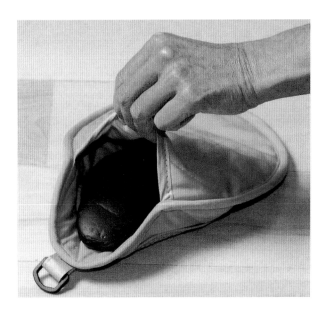

图 3-10　**用来降温和稳固石头的烤箱袋。** 烤箱袋用来稳固石头。用两面厚度不同的烤箱袋盛放石头有两种温控效果。

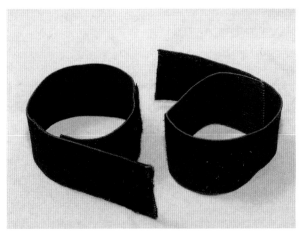

图 3-11　**石头绑带。** 石头绑带提供了另一种固定石头的方法。用绑带把一块石头绑在脚部，顾客会觉得他们穿了一双热石鞋。

里;然而袜子并不能把石头紧贴在皮肤上,而且每次换石头要先脱下袜子再重新穿上,比较费时间。还有一些按摩师使用一种有弹性的自黏绷带,但只能重复使用几次就没有黏性了,并且容易缠结相互黏在一起。而尼龙搭扣条不会相互缠结,又结实耐用,而且不论把热石固定在顾客的什么部位都能托住石头的重量而不会散开。此外,当石头凉了换上新的热石时也不必把绑带拿下来,直接换上就可以了。你可以自己制作这些石头绑带,或者购买现成的(见附录 B)。

眼罩

眼罩不仅能帮助遮光和放松顾客的眼部,还能在按摩过程中防止放在面部的热石滑落下来(图 3-12)。

注意事项

当用眼罩去覆盖放在眼部的石头时,注意不要把眼罩系得太紧,否则石头会挤压眼睛或面部。也容易忘记眼罩下面还有石头,让石头留在顾客面部的时间过长。放一块暖石或凉石会使人感觉很美妙,而放一块与体温一样的石头会使人感到厌烦。因此,如果用了眼罩覆盖石头,要记住及时拿掉已经失去最佳温度的石头。

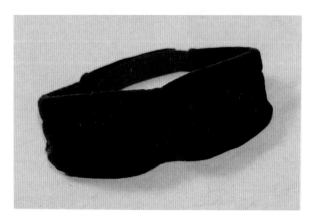

图 3-12 **眼罩**。眼罩可用来固定放在眼部及其周围的石头。

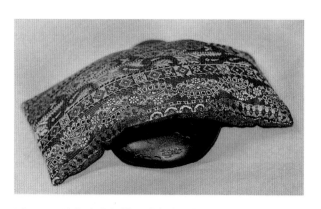

图 3-13 **沙包或谷物袋**。沙包或谷物袋有助于压紧石头,加深热石的穿透作用。有些部位石头放不稳,可以用沙包或谷物袋来稳住石头。

沙包

沙包能产生一定压力,因此能把石头稳定在人体的关节和弯曲处,这种性能非常有用。肘部、膝盖以及后背或胸部的弯曲方位都得借助小沙包的重量来稳定住暖石,以免从身体上滑落,同时又给石头施加了轻微的压力,使热度和功效深入体内(图 3-13)。顾客反馈说,用小沙包的重量将石头轻轻压在身体上,既舒服又能缓解疼痛。沙包可以在按摩、洗浴或装饰品销售店里买到,自己制作也很容易。

油剂

如果你在传统按摩中一直使用精油和按摩油,你会发现它们在热石按摩中既保留了原有用处还有一些新用处。

精油

在加热石头时,给平底锅的水里加 2 ~ 3 滴精油可以给石头消毒,而且还在空气中产生一种令人愉悦的香气。不同的精油有不同的特性:桉树油能打开窦道;薰衣草能放松神经系统;薄荷油能镇静消化系统;柠檬油能刺激大脑;冷杉、云杉和松树油用于打底;茶树油能杀菌。所有这些特殊的精油都有给石头消毒的特性(图 3-14)。

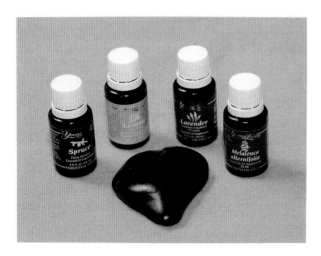

图 3-14　**用于消毒和镇静的精油**。几滴精油可用于水的消毒,并使空气有一种使人镇静的香气。

虽然所有的精油看起来相像,但它们的香味和治疗价值却大相径庭。低等精油通常是合成的,几乎没有花瓣或植物颗粒。这些精油气味芳香,但是没有治疗功效。治疗级的精油是从纯净的天然花卉和植物的成千上万个花瓣和植物颗粒中提取的。这些精油不仅闻起来更接近它们所属花卉或植物本身的香气,而且具有治疗功效。在进行热石按摩时一定要使用治疗级的精油。低等精油不仅对敏感的顾客有不利的影响,而且会降低热石按摩疗程的治疗效果。

许多保健食品店、药店和健身房都出售精油,但大都是低等精油。治疗级精油很难在商店里买到,但可以向经销商(见附录)订购。关于精油的类型、品质和功效的更详细资料,请查阅附录 F"推荐读物"中所列的图书。

小窍门 !

在使用精油或有香味的按摩油之前,一定要询问顾客是否对香味敏感。

按摩油

在进行热石按摩时,最好用按摩油而不用乳

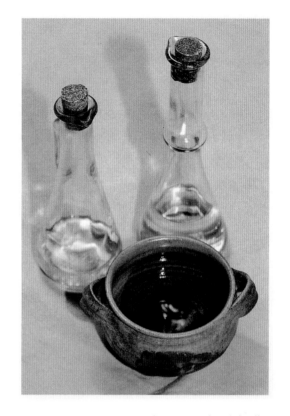

图 3-15　**放在瓶子和碗里的按摩油**。为了拿取方便,你可以把油倒入一只小碗里。在碗里放一小块热石可以预热按摩油。

膏或液剂作润滑剂,因为按摩油易于涂抹,滑动性好。把有香味的按摩油涂在热石上,会在空气中弥漫一种美妙的香气。杏仁油或杏仁油合剂是一种很好用的按摩油,因为它比其他按摩油黏性大,不会使石头滑动得太快或者滑落。用一只小汤碗来盛放按摩油便于用手指快速蘸取。用手按摩时可以在按摩油小碗里放一小块热石来预热按摩油 (图 3-15)。按摩油可以在保健食品店、健身房或网上的按摩用品店中买到。

非必备物品

许多销售商不是把下列物品包含在他们的整套石头按摩中,就是极力将其宣称为必备品或非常有用之物。事实上,这些物品并不是实施有效热石按摩的必备物品。

手推车

起初我觉得备一辆手推车是明智之举。这样你走到哪就可以把车子推到哪，何必来回跑到石头桌拿石头呢？但不幸的是，很快就发现手推车越来越不实用了。要使手推车能围绕按摩床自由移动，就需要有足够大的空间，而这样的按摩室少见。即使在宽敞的按摩室，挪动电平底锅拖在地面上的加长电线也很麻烦。关键的问题是，在铺地毯或毛毯的地面上很难推着手推车来回转。因为进行热石按摩必须在地面上铺软垫（见后面章节的讨论），在垫子上推手推车几乎是不可能的。

平底锅衬垫

许多按摩师建议在平底锅里垫一条白毛巾，使锅里的石头看得更清楚，并能降低把石头放回平底锅里的响声。我考虑过这个建议，但试了几次后发现，除非锅里的石头足够多，能把毛巾压在下面，否则毛巾不是总在锅底，而是经常漂到上边和漏勺搅在一起。但我非常喜欢这个主意，于是我试着在平底锅里铺上一块白色的橡胶防滑垫。很不幸，在许多石头被取走之后，那个橡胶垫也漂到了上边。我又考虑在平底锅内喷涂一厚层白色特氟龙涂层来增加涂层厚度，减少石头碰撞的响声，但一直找不到这种合适的涂料。最后，我对石头放回平底锅时发出的声响再也束手无策了，只好把这种声音当做美妙的音乐——我真的很享受！

温度计

我认为，电平底锅内设有恒温器，因此不必准备温度计。虽然恒温器不如温度计那样精确，但用于热石按摩已经足够了。事实上，我建议你慢慢培养一种不依靠外部设施只依靠自己的触觉来判断温度是不是太热或太凉的能力。在按摩过程中停下来测量水的温度也是一种没必要的流程中断。如果感到石头或水热得无法触摸，那就将恒温器调低一些。有关正确温度的讨论可参见第 5 章。

渔网

当我第一次听说用渔网来存放平底锅热水中的小石头时，我想这可能是一个好主意。但随后我意识到，多用于脚趾间或眼部的小石头只需要加热 5 秒钟，如果加热时间过长，在使用之前还必须得等它们凉下来。所以用渔网来存放平底锅里的小石头并没有真正的好处，既占空间又妨碍工作。如果把小石头放在平底锅旁边的小碗里，正如上文所建议的那样，则很方便取用，而且不会加热得过热。我还发现，把石头浸泡在热水中之后，用漏勺直接取出石头比从渔网中取出容易得多。

石头袋

一些热石按摩师们提倡在平底锅中用几个网袋来盛放石头便于拿取。那就要在锅中预先安排好网袋的摆放。他们认为这样做的理由是可以节约时间，因为把放在身体上面和下面的石头、按摩中先后使用的石头以及小石头分类放置便于取放。此外，他们还把一些特殊的石头放在网袋外。

当你在这本书后面章节中读到我做热石按摩的方法时，你就会了解我不提倡这种做法的原因了。简言之，大多数石头都是多用处的，把石头放进特定用途的网袋中，再有别的用处时就不方便拿取了。我有自己存放石头的方法，按摩中很容易选取我需要的石头。另外，小石头的加热时间也很短，不超过几秒钟就能用。

木匙

当然了，与塑料匙相比，一般我更爱用木制

匙,因为我喜欢使用天然材料制成的东西。然而,用于热石按摩的匙子经常被浸在热水中,如果是木头之类材质的匙子时间长了就会断。我曾经 1 年用坏了 3 把木匙。自那以后我就使用这把塑料匙,已经用了 5 年了。另外也很少碰见深口的长柄木匙,大多数木匙都是平口的,用平口匙很难让石头停留在匙内,这也说明了合成材料更好用。

橡胶手套

只要你用漏勺去取平底锅中的石头,就没必要戴上橡胶手套。如果每次都要戴上橡胶手套从平底锅中取石头,然后再摘下手套用手给顾客按摩,这样很费时间,同时也给热石按摩带来不必要的中断。

特别推荐

我曾经有一位顾客,在一次外出旅行中到一家高端温泉疗养地报名参加了热石按摩,想享受一次我给她做的那样的热石按摩。这位按摩师戴着橡胶手套走进了房间,告知我的这位顾客,不要担心橡胶手套,因为她的手将不会与其身体接触。她说仅仅是石头与她接触。这话让我这位顾客愕然了,因为她已经习惯了手配合石头进行的按摩,于是她忍受了一次非常失望、枯燥无味的按摩。

安放石头桌

按摩设备如何安排会提高或降低热石按摩的效率。把所有的设备都准备到位,就会使按摩更加顺利,而不会妨碍按摩。我发现,我的按摩室虽小但合理安排之后工作起来都非常顺手。只要你细心安排,空间窄小并不一定使工作杂乱无章。

石头桌的放置

应把石头桌放到按摩床旁边,靠近中间,离开它 1 米左右。在这个位置上,你位于按摩床旁边又靠近石头桌,取放石头最方便,而且与顾客头部和脚部的距离也相等。当然,这个位置唯一不利的是按摩床对面的那一侧不便于按摩,但比起其他的方法,至少在按摩床的一侧无一遗漏地都能够着。

当把石头桌放在按摩床的头端或脚端时,只在那一端取放石头比较方便,从其他部位取放石头都要花更多时间。当你还不用热石按摩时,这额外的几秒钟好像微不足道,但是一旦你学会了我的石头按摩系统,你就会认识到,把石头桌放在床旁可提高工作效率并使拿取石头更加便利,从而使按摩工作更加欢快而不令人厌烦。

石头桌上物品的摆放

在本章中讨论的所有设备和附件要像我的按摩室那样摆放见图 3-16。为了像我那样摆放你的物品,要把盛放石头的平底锅放在石头桌后边的中部,放凉石的碗放在其左边,碗里要几乎盛满冰水。把漏勺放在平底锅里或其前面。从平底锅中拿出一些石头,把它们放在平底锅前面的石头桌上。

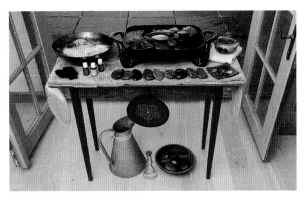

图 3-16 **按摩前准备**。此图展示出按摩开始前所有设备和附件的摆放全貌。

为方便取放，把小石头放在右边的小碗或浅盘里。如果桌上还有地方，要把石头绑带和精油放在左边，凉石碗的前边。

冷水壶和盛放多余石头的备用碗可以放在石头桌下面，以备随时取放。把烤箱炉袋挂在石桌边上的挂钩或尼龙环扣上。这只是一种可行的摆放方法，可按你的需要加以改进。只要这些物品便于取放，不耽误按摩就可以，每件物品具体放在什么地方无关紧要。

我加热石头时，除了前 15 分钟以外，都把电平底锅的盖放到锅后边，卡在石头桌和墙之间，因为在按摩过程中我不会再用它。顾客离开后，在我烧开水和清洁石头时，我会把锅盖放回到平底锅上。当然了，在晚上和白天我不进行按摩时，都会拔掉平底锅的电源插头，并盖上锅盖。当我不用凉石碗时，我也会把锅盖盖在凉石碗上，以防灰尘和昆虫进去。

用搁架代替石头桌

如果你无法在按摩床旁边安一个合适大小的石桌，你可以考虑安装两个承重耐用的搁架。搁架至少应有 45cm 深，以便把平底锅放进去，并且至少要 90cm 长，以便放下石头和其他必需品。搁架的安装高度最好到腰部，以免碰到后背并便于取放石头。有些附件可以挂在墙上或者搁架边上。此外附近还应该安有一个电源插座，并把电平底锅的电源线固定到墙上，以免妨碍工作。在按摩室里安装一个搁架确实不是个好办法，但是对于很小的空间来说，这倒是个可行的办法。

热石按摩场所的布置

要确保按摩室使顾客安全和舒适，在进行热石按摩之前，往往需要对地板、通风、电源和自来水进行更改。

地板

如果按摩室铺有硬木地板、瓷砖或光滑的油地毯，你需要在按摩床周围铺一块大毛皮地毯、软垫或毯子。这是为了减少噪音，因为在热石按摩过程中石头可能从顾客身上和按摩床上滑落下来，掉在光秃地面上会发出很大的撞击声。这种刺耳声很容易破坏热石按摩所营造的放松氛围。在你挑选地面覆盖物时，要选择那些柔软的长毛地毯或垫子，而不要选那种草垫或纤维垫。石头滚落通常已不潮湿或非常热，所以你不必担心毯子受潮或被烧坏；但石头上大都有按摩油，所以最好使用容易清洗的地毯。

通风

在进行热石按摩时，通风是必须要考虑的。平底锅里石头散发出的蒸汽使屋子温度升高，放在顾客身上的热石散发的热量会使顾客感到热。为了使顾客和你自己感觉更舒适，按摩室应该有一扇通向外边的窗户或门。如果没有门窗，只要装一台噪音低的低档风速电风扇就能起到通风作用。空调通常会使室内太冷，正在接受按摩的顾客会感到不舒服，即使用了热石也如此；所以我不建议用空调进行通风。

小窍门 !

如果你的按摩室设在一个共用的工作间里，里面有许多正在使用的电器设备，在把电平底锅插上电源准备启动时，一定要检查所用的电路是否会超负荷。总负荷一定不能超过给工作室供电的断路器上标注的额定值。如果属于超负荷情况，一定要请一位电工为电平底锅安装一条单独的线路。

电源

当你为实施热石按摩布置工作室时，电源插座的位置、远近和容量都是必须要考虑的因素。靠近电平底锅的地方最好有一个电源插座，以免使用太长的电源线。过长的电源线有潜在的危险：你或顾客容易被未固定的长电线绊倒，过长的电线会降低断路器的电阻，增加火灾的风险。不论怎样，电源线一定要用重负荷的电线，并确保能和三相插头兼容。最好请一位电工为电平底锅装一个独立的电源插座。在开始进行专业的热石按摩之前这是一个必须注意的环节。

自来水

按摩室还必须有方便的自来水。房间里最好有一个单独的水槽，如果没有水槽，和卫生间或其他有自来水的地方共用也必须便于使用。由于每

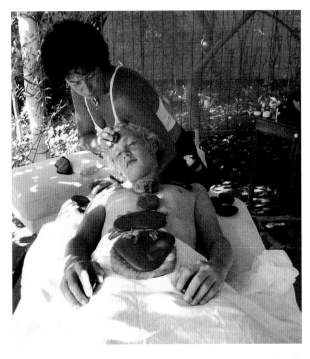

图 3–17 **在室外进行热石按摩。**尽管在户外进行按摩在勤务上比较困难，但如果条件允许，它将为按摩提供一种全新的领域。

天都要清洗石头，都要更换平底锅里的水，因此自来水是必不可少的。此外，还要在每次按摩后都要更换平底锅里的水和凉石碗里的冰水。顺便说一下，如果你的工作间没有冰箱，你需要每天准备好足够的冰块盛满凉石碗。

室外热石按摩

虽然，在室外实施热石按摩在勤务上具有挑战性，但它确实给按摩增加了一种自然美（图3-17）。如果天气好，你的顾客又愿意到户外，可以考虑把按摩装备带到户外。你需要花一些时间把按摩床、平底锅、石头、碗、水和所有附件搬到室外。此外，如果距离电源插座太远，你还需要准备一条重负荷的长电线。

如果你选择在户外做热石按摩，一定要确定天气不会突然变坏，否则要花费好几分钟才能把所有的设备搬回室内。你还需要确保地面平坦，以便把电平底锅放稳，里面的水也是平的。另外还要确认你和顾客都能忍受当时的气候条件。如果户外很热，顾客可能会晒伤皮肤，流汗太多难以使放置的石头保持不动，或者使顾客受热。如果是阴天，则会有淋雨的风险。因此在室内进行热石按摩还是最简单、最实用的方法。也就是说，如果你能为顾客提供户外热石按摩，对你和顾客来说都将是一次真正奇特的体验。

小结

有效的热石按摩需要一些传统按摩并不需要的设备和附件。其中包括一套石头，用来放石头的一张结实的小桌子，用来加热石头的一只电平底锅；还需要一些小附件，如塑料漏勺、水壶、几只碗、毛巾、垫子和绑带。

精油用来为石头消毒，为治疗室增加一种愉悦的香气，并可增强按摩的治疗效果。需要用按摩油而不是乳膏或液剂。

制造商们推荐的一些物品，包括手推车、平底锅内衬、温度计、渔网、石袋、木勺和橡胶手套，是可要可不要的。

要把你的石头桌放到按摩床边，而不是两端。平底锅、漏勺、精油、放冰水和凉石的碗以及放小石头的小碗，都应该能放在石头桌上，并留有足够的空间放置石头。盛放备用水的大水壶、毛巾、烤箱袋、放备用石头的碗和石袋，既可以放在石头桌下面，也可以放在其旁边。

如果你的按摩室里没有摆放石头桌的地方，则可以安装一些搁架。两个齐腰高至少 45cm×90cm 大小的架子是必需的，而且附近应该有电源插座。

在按摩床下方和周围的地面上一定要有一块长毛绒的垫子，例如地毯或者小毛毯，以便降低按摩中难免掉落的石头发出的声响。

为了不使顾客在热石按摩中过热，通风是很重要的。如果你的按摩室没有通到室外的窗户和门，则建议放一台低噪音的小电扇。

供电对于进行热石按摩也是至关重要的。电源插座要尽可能靠近电平底锅，以免电源线太长。线路的载流量要足以能运载电平底锅的电流。

按摩室要接通自来水，以便在整个按摩期间随时补充水，而且你也需要在按摩空隙换水。

一旦所有这些设备都置备齐、摆放好，并对按摩室做了适当调整之后，你差不多就可以开始热石按摩了。然而热石按摩所需的一个关键物品——石头尚未备齐！第 4 章将帮你逐步认识和收集你的石头。

复习题

判断正误

1. 进行热石按摩需要一种特殊的按摩床。

    A. 正确   B. 错误

2. 石头桌指的是只放石头的桌子。

    A. 正确   B. 错误

3. 深的塑料漏勺优于平的木匙。

    A. 正确   B. 错误

4. 热石按摩中始终要使用精油和芳香按摩油。

    A. 正确   B. 错误

5. 橡胶手套是取放热石的必备附件。

    A. 正确   B. 错误

多项选择

6. 基本的安全附件是：

    A. 专门用于吸收电平底锅中热能的内衬

    B. 保护手的橡胶手套

    C. 监测平底锅水温的温度计

    D. 确保你的手推车在治疗过程中不会移动的沙包

    E. 以上都不是基本的安全附件

7. 石头桌的最好放置位置是：

    A. 按摩床中部一侧，距离约 90cm

    B. 按摩床头端，距离约 90cm

    C. 按摩床头端，靠墙，至少距离 120cm

    D. 按摩床脚端，距离约 90cm

    E. 按摩床脚端，靠墙，至少距离 120cm

8. 用于热石按摩的治疗室必须有：

    A. 一扇通向室外的窗户

    B. 室内水槽

    C. 硬木地板

    D. 电源

    E. 以上各项都需要

9. 精油不仅用于营造一种令人愉悦的香气，而且：

    A. 有助于石头滑动

    B. 用于石头消毒

    C. 用于增强按摩的治疗效果

    D. A 和 B

    E. B 和 C

10. 把按摩油放到小碗里有利于：

    A. 避免从瓶子里取油的不便

    B. 进行芳香疗法

C. 把手浸入碗里蘸取按摩油

D. 以上各项

E. A 和 C

填空题

11. 在使用电平底锅之前，一定要确保它不会 _____。

12. 为了防火，在每天按摩结束时一定要把电平底锅的 _____。

13. 为了防止顾客过分受热治疗室里一定要有一些 _____。

14. 为了防止凉石碗里的冷水变热，最好在里面加 _____

15. 有助于把石头稳定在身体各部位的 4 种附件是：_____、_____、_____ 和 _____。

复习题的答案见附录 D。

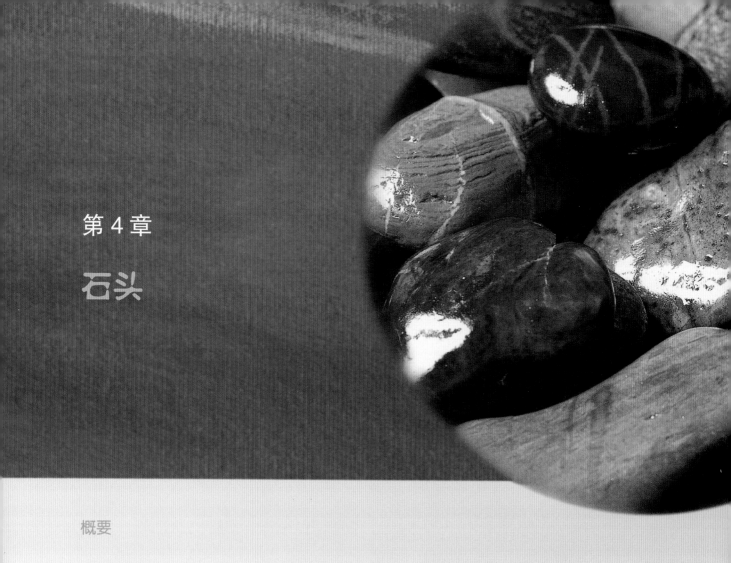

第 4 章

石头

概要

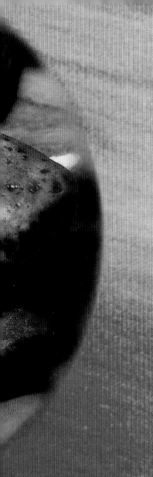

"对石头的喜爱深深植根于人们心中,不仅因为它们色彩丰富和美丽,而且因为它们坚固耐久。鲜花和树叶加上蔚蓝的天空和晚霞的余晖,所有这些美丽仅能持续很短的时间,而且是经常变化的。但是,石头今天的光泽和颜色与它几千年前的光泽和颜色几乎完全一样,并且再过几千年也不会变化。在一个不断变化的世界里,这种恒久不变的特性有它自己独特的非常值得欣赏的魅力[1]。

——乔治·弗雷德里克·孔兹(作家)
《酷爱珍贵的石头》

目标

通过本章的学习,你应该能够:

■ 按火成岩、沉积岩或变质岩给石头分类。

■ 叙述不同种类石头的特性。

■ 正确分辨适于按摩或静态放置的石头。

■ 把石头按大小分组。

■ 确定全套石头中各种用途石头的数量

■ 说明怎样获得一套适用于热石按摩的石头。

■ 说明如何加工处理、储存、打磨、清洗、清理以及补充石头

关键词

玄武岩:一种深色的喷出火成岩,有细粒状小晶体,是在地球表面迅速冷却形成的。

水晶:一种规则的多面体,由内部原子重复排列形成。水晶可在矿石中发现。

喷出岩:一种火成岩火山喷发出的岩浆,落到地球表面后快速冷却形成的。

花岗岩:一种侵入火成岩,一般颜色较浅,硅含量较高,并含有大的粗粒晶体,是在地球内部慢慢冷却形成的。

火成岩:一种由地球内部熔化的物质冷却凝固后形成的岩石。

侵入岩:一种由于岩浆陷进岩浆湖喷发口并慢慢冷却而形成于地球内部的火成岩。

玉石(或玉):一种非常坚硬的细粒状变质岩,含翡翠或软玉。

(待续)

关键词（续）

熔岩：从活火山喷发出的熔化岩石。

石灰石：主要由碳酸钙组成的沉积岩，由海生动物的遗体演化而成。

岩浆：地球内部生成的自然熔岩材料，可通过侵入和挤压而喷发形成火成岩。

大理石：一种因石灰石或白云石的变质性再结晶而形成的岩石。

变质岩：由于热、压力或化学环境变化，经过原有岩石的转换和改变而形成的一种岩石。

矿石：天然形成的元素或化合物，具有特殊和明确的化学成分以及特征性的晶体形式。

熔化的：岩石的熔化状态。

新英格兰海石：一种团块状变质砾岩，主要由矿物质组成，如花岗石、长石、磷铁矿、深色或浅色石英和矿石。

静态放置用石头：静态放在身体上的石头。

石英：一种由沉积岩沙石形成的变质石，是在变质过程中被加热后又重新结晶形成的。

岩石：自然形成的任何聚合体或矿物体，是地壳相当大的一个组成部分。

沙石：一种典型的沉积岩，由沙粒粘连在一起形成的。石英是沙岩中含量最丰富的矿物质。

沉积岩：一种层状软岩石，由于原有岩石的物理和化学碎裂分解所形成的流散沉积物的固化硬结而形成的，或者由溶液的化学沉淀所形成。

次等宝石：泛指价值不如钻石、翡翠或红宝石的宝石，如碧玉、硬玉和绿松石。

板岩：一种由页岩固化硬结形成的变质岩。页岩是一种沉积岩，含有细淤泥、泥土、火山灰或其他非常细小的岩石粒。

用作工具的石头：凹形、弓形或者尖的石头，用于配合特殊方法按摩身体。

按摩用石头：用于按摩顾客身体的石头。

岩石和石头（小块的岩石）是经过各种地质过程形成的，因而具有多样化的特性。当你了解了不同种类石头的特性和相关优缺点之后，你就能够挑选出适用于热石按摩的石头。本章先介绍石头的起源、成分和品质。这些地质学资料也将使你了解在什么样的地质条件下能找到你要寻找的石头。

作为热石按摩准备工作的一部分，当你正在收集一套石头，或者正在学习如何管理好这套购买的石头时，你还需要知道如何按不同类别把这些石头进行分类。因此，本章将帮助你了解各种类型、大小、形状和质地石头的不同用处。

你还需要知道怎样去管理你购买的或者找到的石头。为此，本章的结尾部分将详细讨论如何加工处理、储存、清洗、清理以及补充石头。这不仅能保证将石头保养维护好，而且能显出人类对这些石头给予了神圣的评价，并对它们带给人类的许多好处表达感激之情。

"石头是按摩师爱心和同情心自由流动的通道。"
——米歇尔·赫尔姆斯（热石按摩师）

石头的种类

地质学家根据岩石形成的方法将岩石分为三种类型：火成岩、沉积岩和变质岩。这一节从地质学方面讲述了每一种岩石以及每一类中石头的特殊种类。这些内容都是根据我自己的研究以及与地质学家里克·布里斯和奥默·劳普多次口头和书面交流总结的。我十分感谢他们对热石按摩中使用的这些石头形成的地质过程所作的准确描述。

火成岩

火成岩是由地球表面或其内部熔化的岩石（熔岩）冷却和凝固而形成的。当这种过程发生在地球表面下方时，所形成的岩石称做侵入火成岩。当这种过程发生在地球表面时，所形成的岩石称做喷出火成岩。当岩浆在岩浆湖中慢慢冷却时，它们的结晶通常又大又突出。这种特点反映出它具有伴随缓慢冷却而逐渐增大的潜能，因此这种没有抛光的天然岩石的表面必然呈粗糙的颗粒状。另一方面，当岩浆从岩浆池涌出并借助火山喷发以熔岩的形式喷落在地球表面被快速冷却后，便呈现为更小、更细的粒状晶体。因此，它那天然未抛光的表面触摸起来相对的光滑一些。

花岗岩

花岗岩是一种比较知名常见的侵入火成岩，是一种浅色岩石，主要由富含硅石的矿物质构成，如石英、长石和云母（图 4-1）。由于其纹理为粗粒状，花岗岩并未广泛用于热石按摩，不过也有一些按摩师将风化的花岗岩用于去除角质和冷却。

玄武岩

玄武岩是一般比较知名常见的喷出火成岩。

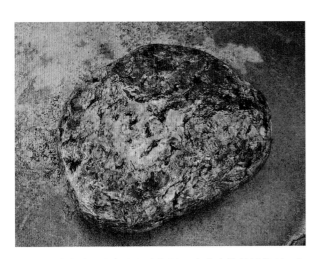

图 4-1 **花岗岩**。注意这些浅色侵入火成岩的粗糙纹理。在热石按摩中花岗岩可用于去除角质和冷却。

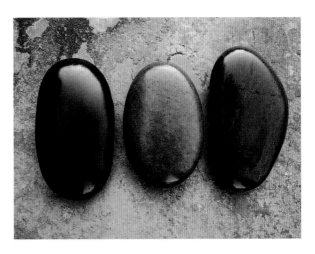

图 4-2 **玄武岩**。注意玄武岩的表面呈精细粒状且光滑。这是由于火山爆发的熔岩快速冷却以及在河流和海洋中多年翻滚打磨所造成的。这些喷出火成岩都是在墨西哥的巴哈海滩上找到的。

这是一种深色的细粒状熔岩，主要由长石和带或不带橄榄石的辉石之类的矿物质构成。我们最常看到的玄武岩都是黑色的，这种黑颜色源自其富含铁和镁之类的元素[2]。玄武岩也有灰色和蓝绿色的，由岩石的矿物质含量比例而定。图 4-2 示出了各种颜色的玄武岩。因为玄武岩色彩斑斓，能长时间保持热度，纹理光滑细腻固而滑动自如，并且容易获取、价格相对低廉，因此玄武岩是热石按摩中最流行和广泛使用的石头。

可以在过去火山活动比较频繁的海洋、河流和湖泊附近（如墨西哥、亚利桑那和夏威夷）找到漂流过来的玄武岩石块和鹅卵石（又小又圆的石头）。图 4-3 显示的是能找到玄武岩的一处墨西哥海岸。图 4-4 显示的是科罗拉多州能找到玄武岩的一条河流。这些玄武岩石头在海浪或河水中跌落冲刷增强了其自然光滑度。有些治疗师觉得玄武岩太滑不好抓握，我却没发现这种情况，除非它们经过了机械打磨。

沉积岩

沉积岩是由漂流的矿物和岩石粒黏合而成

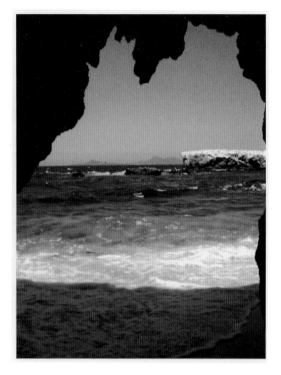

图 4-3　**找到玄武岩的海岸。** 墨西哥的一处海岸经过海浪常年流动冲刷后，可以在岸边找到玄武岩。

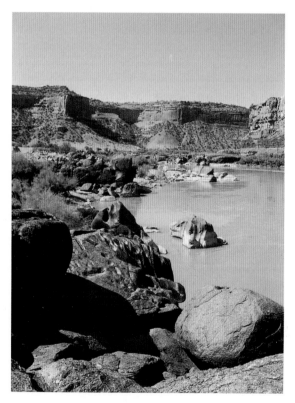

图 4-4　**找到玄武岩的河边。** 玄武岩也可以在河边找到。水流常年击打岩石使其自然而然变光滑了。

的。这些颗粒可能是由于原有岩石的物理和化学破裂分解形成的，或者是因为海水或湖水之类溶液的作用使矿物质颗粒发生化学沉淀和聚积而形成的。因此沉积岩的特征性特点是具有粒状结构和（或）分层状层理。由沙粒黏结成的沙岩，以及主要由源于化学沉淀和（或）海生物遗体的碳酸钙构成的石灰石，是常见的两种沉积岩[3]。

由于沉积岩相对柔软和容易破碎，因此沉积岩通常抵抗不住河流或海洋的滚翻冲刷力，容易随着时间的推移而破裂和（或）溶解。同样，在热石按摩使用的热水和压力作用下沉积岩也容易开裂、破碎和剥落。因此，它不很耐用，在热石按摩中很少使用。

变质岩

变质岩是原有沉积岩或火成岩经过变质转化而形成的，或者是由古代变质岩受热、受压或经过化学环境变化而形成的。这些作用力可以极大地改变这种岩石的原有外观、纹理和矿物质含量。能引起变质的极高的热和压力这类的状况可见于正在或已经升高的山脉以及发生过地壳大构造板块碰撞的地方[4]。

变质岩在地理上分布广泛。它们具有美丽的色彩排列和反映其历史的叶理带（图 4-5）。漂流

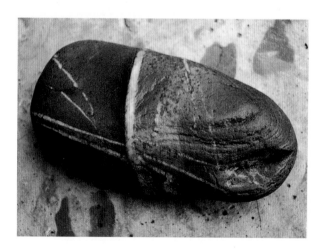

图 4-5　**变质岩上的叶理带。** 叶理带揭示了石头的历史。

来的被水打磨过的变质岩块和鹅卵石可以在世界各地的许多河流和海滩上找到。常见的变质岩有石英石、大理石、板岩和玉石。新英格兰海石是一种人们不太熟悉的变质岩。所有这些石头都很适合用于热石按摩，因为它们纹理光滑，密度大，能长时间保持热和（或冷），并且多为常用的尺寸规格。下面将对每一种变质石进行详细的讨论，使你对它们在热石按摩中的应用有更多的了解。

石英石

　　变质岩石英石是沉积沙岩在变质过程中受热和再结晶形成的[5]。石英石通常呈现光滑和略带绸缎般的光泽，常保留有原沙岩成层时留下的直线和曲线。这种石头因其固有的沉积图案和颜色多变而令人称奇。石英石的色彩范围很宽，包括棕色、橘黄色、暗黄色、红色、绿色和黑色，但并不限于此，如图 4-6 至图 4-10 所示。褐铁矿、赤铁矿或三价铁矿都呈现暗黄色、棕色和红色。海绿石颗粒或二价铁含量多的话，可呈现为绿色[6]。在西部的许多河流（如科罗拉多河）和许多海滩，都可找到冲刷到这里被水打磨过的石英岩石块和鹅卵石。

大理石

　　大理石是由石灰岩或白云岩变质性再结晶形

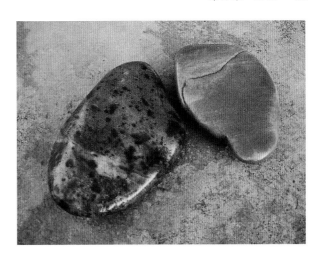

图示 4-7　**橘红色和暗黄色的石英石**。在这块橘红色石英石上可见过去成层沉积留下的混杂斑点和线条。这块暗黄色石英石上的分层线条非常模糊。

成的。石灰岩主要是由碳酸钙构成的湖海沉积岩，而白云岩是一种富含镁的碳酸盐岩，是因为镁改变了原有石灰岩而形成的。在受到热、压力或化学过程的作用时，这两种岩石都可以形成大理石。如果受到变质过程的石灰岩几乎是纯的碳酸钙，所形成的大理石就是白色的，如图 4-11 所示。如果石灰岩中还有沙或黏土层，这块大理石就会呈现出其他颜色，也会呈现出流动的条纹，使其更具魅力。

　　地质学家里卡·布瑞斯对大理石起源所作的

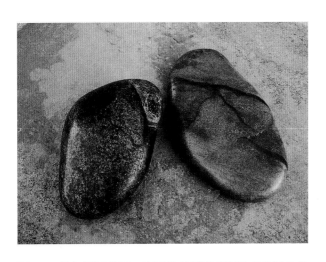

图 4-6　**棕色的石英石**。这两块变质石英石呈现出层次分明的美丽图案。

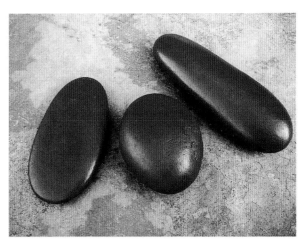

图 4-8　**红色的石英石**。这几块红色变质石英石没有明显的分层线条。

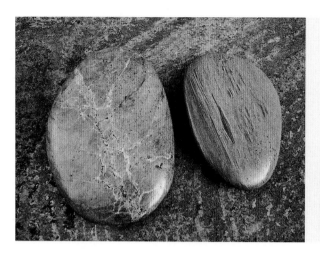

图 4-9　**绿色的石英石。**这两块绿色的变质石英石各有不同的分层线条。

简要描述可能很有意思。

　　"大理石是源于热岩浆体侵入石灰岩承载岩所产生的热量和压力而形成的,或者是源于石灰岩承载山脉由于大陆漂移以及地壳大板块的移位、碰撞和潜没发生抬升伴发的热量和压力而形成的。理论上讲,当石灰岩很纯并且仅含有碳酸钙时,大理石的形成只涉及方解石的再结晶。当石灰石不纯或者碳酸盐中含有丰富白云石时,这种变质的化学性质比较复杂,并能生成更宽泛的矿物质。"

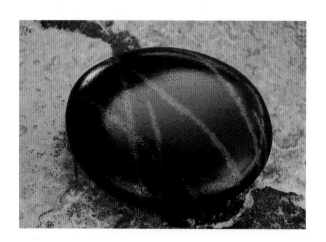

图 4-10　**黑色的石英石。**这块黑色变质石英石上的白色分层线条是由一名称作天然的艺术家蚀刻上去的。

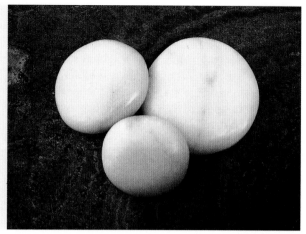

图 4-11　**抛过光的白色大理石。**一旦石灰岩这种变质岩像现在这样致密、光滑和坚固,它一定经过抛光,因为其天然状态太粗糙不能使用。这块大理石是从科罗拉多的大理石矿开采的。

　　自然界中很难找到用于按摩的圆形小块大理石。大理石必须经过开采、机械切割、成型和磨光才能用于按摩,所有这些都会增加其成本。打磨过的大理石光滑、致密,因此非常适合用于热石按摩和凉石按摩,但是你必须愿意使用经过人工抛光的石头并为其成型而付出高价。在美国,可以在科罗拉多、佛蒙特、田纳西、密苏里、佐治亚和亚拉巴马等地找到大理石。

玉石(玉)

　　玉石是用于描述那类含有各种硬质绿色矿物质的石头的通用术语,包括加利福尼亚玉、墨西哥玉和其他各类玉石。真正的玉石是一种十分坚硬、含有硬玉或软玉的细粒状变质宝石。硬玉比软玉更加稀有,因而更加珍贵。玉石是低档玉,所含的软玉多于硬玉。玉石和玉的颜色都深浅不一,从深绿色到暗白色或绿白色,但也有许多引人注目的颜色,如淡紫色。

　　软玉矿藏已在中国、新西兰、俄罗斯、危地马拉、瑞士的阿尔卑斯山和加利福尼亚等地发现。硬玉已在中国、俄罗斯和危地马拉发现,但是最好的硬玉产于缅甸[7]。玉有神秘的象征意义,据说有助于使人放松、有爱心而且更加平衡。

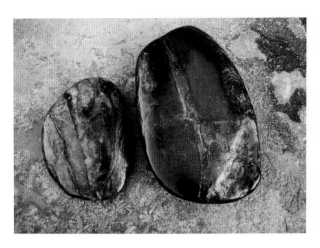

图 4-12　**未抛光的玉石**。即使这种天然的变质玉石没有经过机械抛光，仍会使皮肤有一种令人愉悦的光滑感，相当美妙。

我用的玉石来自加利福尼亚大瑟尔的玉石洞，那里的古老山脉悬崖和海岸相交汇。在那里发现的绝大多数玉石较粗糙，需要经过抛光才能用于热石按摩，但也有一些经过天然风化的玉石很光滑，不经过抛光就能用于按摩（图 4-12）。虽然我更喜欢天然打磨的石头，但我对天然玉石的美丽和治疗效果的关注远远胜过使用抛光后玉石时对其光滑度的关注（图 4-13）。因为玉石很难找到，买也相当昂贵，所以全套按摩石都用玉石并不实际，但是收集几块作为一种特殊乐趣，也美妙无比。

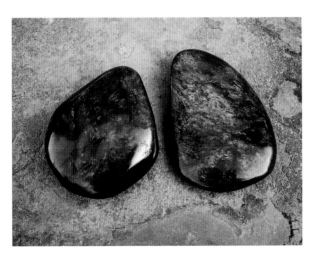

图 4-13　**抛光的玉石**。你看这些经过打磨、纹理华丽的变质岩玉石多么光滑、紧密。这种玉石美丽又有疗效，值得打磨抛光。

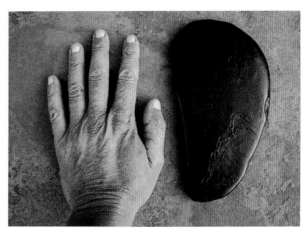

图 4-14　**板岩**。板岩比较轻，放在柔软的腹部或背部不会产生太大的压力。

板岩

变质岩的板岩是由页岩固结形成的，页岩是一种由细淤泥、黏土、火山灰或其他非常精细的岩石颗粒组成的沉积岩。板岩是一种坚硬、致密、细粒状的低等变质岩，很容易将其片成薄的平面石板，如图 4-14 和 4-15 所示。板岩通常可在山脉形成过程中受到热和压力作用的地方找到[8]。

由于板岩可能剥落，因此不是一种理想的按摩石。然而由于这种石板又大又平、表面光滑且很薄，因而在热石按摩中可作为静态放置石使用。很难找到一块适合放在腹部或背部的石头，既要足以覆盖足够大的部位又不能太厚、太重。虽然有些顾客喜欢比较重的石头，但不是所有顾客都喜欢。板岩既宽大又不太重。板岩通常可在美国大西洋沿岸各州以及东北部阿巴拉契亚山脉附近各州找到。

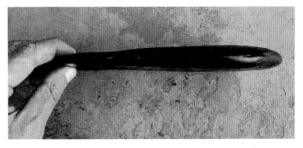

图 4-15　**板岩的侧视图**。你看这么大块的板岩多薄。

新英格兰海石

新英格兰海石是指新英格兰地区的两种石头疗法人员使用的某种特殊石头,即卡雷恩·沙特圣石治疗中心和卡罗琳·克莱顿石头按摩治疗中心所用的石头[9]。他们说可以沿新英格兰海岸线有大浪的地方找到这种石头。他们将这种石头称之为变质石,主要由矿物质(如花岗岩和长石)构成,常混杂有磁铁矿或石英石(图4-16)。这种石头通常呈深浅不同的灰色,但在浸入水和油里之后,颜色会变深。新英格兰海石非常光滑,但比玄武岩石有更多的纹路,因此在按摩中更容易抓握。然而,它们不像玄武岩那么平且容易获取,因此用于热石按摩不那么普通。

矿石、水晶石和次等宝石

矿石是一种具有特定明确化学成分以及特征性晶结形成的无机固体。我们所讨论的这些岩石是一种或多种矿物的聚合体。矿物形成的晶体是规则的多面体,各平面由内部原子重复排列而成[10]。晶体的名称反映了构成它们的矿物,例如烟灰色石英水晶、玫瑰色石英水晶或紫水晶。

宝石是指价值昂贵经过切削和抛光可用作装饰物或珠宝首饰的矿物质。宝石的价值分珍贵和半珍贵。半珍贵,即次等宝石泛指价值低于钻石、红宝石或翡翠的宝石。次等宝石的例子如碧玉、石榴石、玉石和绿宝石。

在热石按摩治疗中,水晶和次等宝石通常不用于沿身体滑动,而是被放置在身体的能涡之上,如脉轮。表4-1列出了与每个脉轮相对应的一些石头,以及它们能激发或增强的能量。图4-17至图4-19示出了每个脉轮上所用的矿石示例。

石头的种类、大小、形状和品质

在你着手收集或购买石头之前,最好先了解一下石头的不同种类以及不同用途各组石头所要求的大小、形状和品质。石头的大小和形状最好要与你的手以及要放石头的身体部位相适应。石头的纹理取决于它的种类,何种纹理最好也因个人的喜好而不同。进行热石按摩所需的石头数量,不同的按摩师也各不相同,但一般说来,一套石头起码也要有50~55块。在你刚开始学习使用石头时,你可能用30块左右就可以了,此后随着熟练程度的增加再逐步增加数量。最后你可以能把全套石头增补到75块左右,平底锅里有50块,备用石头碗里再放有25块左右。我对每一种石头的推荐数量是依据55块的总量确定的,我把石头分为三大组:按摩用石头,用作工具的石头和静止放置用石头。

按摩用石头

按摩用石头是我对顾客按摩时使用得最多的石头。它们是我收集的绝大多数石头。这些石头大多像手掌那样大,如图4-20所示。我按大小进行排列,从小石头到中等大小石头,还有几块大石头(其中一块石头见图4-21)。

按摩用石头可以是平的或稍微厚一点的,圆

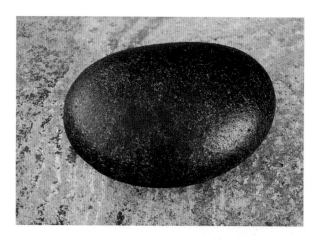

图4-16 **新英格兰海石。**新英格兰海石像黑色玄武岩一样黑,但却不如玄武岩那样光滑。

表 4-1　脉轮及与其相配的石头

脉轮点 *	颜色 *	能量焦点 *	石头
脉轮 1 基轮,根轮 位于脊柱底部	红色, 黑色	安定,打基础,体能,希望 安全感	赤铁石 黑曜石 黑电气石 红锌矿 石榴石 烟色石英石
脉轮 2 圣轮 位于肚脐下面	橙色, 蓝绿色	创造性,健康,性欲和生殖,欲望,感情,直觉	橙色方解石 钒铅矿 光玉髓 蓝绿色绿松石 蓝绿萤石
脉轮 3 腹腔神经轮 位于腹腔神经丛,胸骨下面	黄色	智力,抱负,个人能力,保护	黄水晶 黄碧玉 金色方解石
脉轮 4 心轮 位于胸部中央	粉红色, 绿色	爱,同情,普遍意识,情感平衡	玫瑰色石英 电气石 西瓜色电气石 绿砂金石 孔雀石 玉
脉轮 5 喉轮 位于颈骨上颈部	蓝色	交流中心,表达,预感引导	方钠石 蓝方解石 蓝晶石 Angelete 蓝色绿松石
脉轮 6 第三只眼轮 位于眼眉上方中央髓部	靛蓝色	精神意识,特异功能,直觉,光亮	天青石 蓝铜矿 Sugilite
脉轮 7 冠轮 位于头顶	紫罗兰色, 金白色	启蒙,宇宙意识,能量,完美无缺	紫色石英石 白方解石 白黄玉

Source：* Used with permission from www.bestcrystals.com.

形或长方形的,或者稍有变化。许多按摩师认为,非常圆或者形状很对称的石头并非最好。更重要的是,石头的大小和形状要同你的手和所按摩的身体部位的形状相匹配。把按摩石握在手上时,手指要能够握住石头的边,以便在按摩时让石头与顾客的皮肤相接触。因此,像你手那样大的石头或比手还大的石头就太大了,从而难以舒服而有效地进行按摩,不过也有例外,可以用它们在身体较大部位做长行程的宽范围按摩。

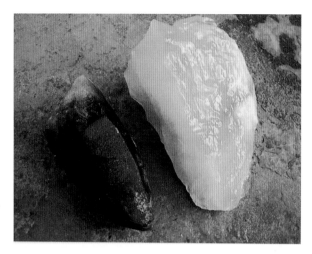

图 4-17 **烟色石英石和橙色方解石。**这些矿石通常被分别放置在脉轮 1 和 2 上。

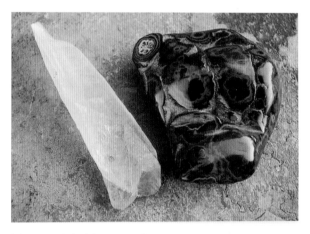

图 4-18 **金色方解石和孔雀石。**这些矿石通常分别被放置在脉轮 3 和 4 上。

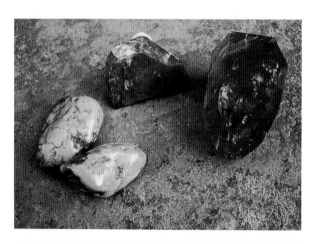

图 4-19 **绿松石、天青石和紫色石英石。**这些矿石通常被放置在脉轮 5、6 和 7 上。

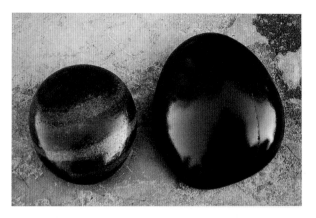

图 4-20 **小的和中等大小的圆形按摩石。**小的按摩石适于按摩面部和颈部,中等大小的圆形按摩石适于按摩胳膊、小腿肚、胸部和腹部,并可放置在脊柱两侧。

下面是一些安排按摩石的指导原则:

■ 小按摩石的宽和长为 40 ~ 60mm,用于按摩顾客的面部和颈部。建议一套石头中要有 8 块小的按摩石。

■ 中等大小的圆形按摩石的直径为 60 ~ 75mm,不要太厚。用它们来按摩顾客的胳膊、肩部、小腿肚和脚。建议一套石头中要有 14 块中等大小的圆形按摩石。

■ 中等大小的长方形按摩石长为 75 ~ 100mm,宽为 50 ~ 75mm,要薄和中等厚度的。用它们来按摩顾客的胸部、腿、后背和臀部。建议一套石头

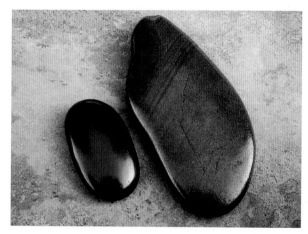

图 4-21 **中等大小的长方形按摩石和大的按摩石。**中等大小的长方形按摩石适于按摩大腿以及放在脚上。大的按摩石适于按摩后背以及放在骶骨或腹部。

中要有 12 块中等大小的长方形按摩石。

■ 大的按摩石的长度为 100～125mm，扁平状或比较厚。用它们来按摩顾客的腹部和后背。建议一套石头中只要 2 块大的按摩石。

因此按摩石的推荐数量为：8 块小的，14 块中等大小圆形的，12 块中等大小长方形的和 2 块大的，总计为 36 块石头作为你的按摩石。

用作工具的石头

用作工具的石头是一些具有特殊形状、用于完成特定按摩技法的石头。虽然这类石头也用于按摩身体，但它们的使用方式很特殊，只有这类石头才合适。用工具石进行的按摩技法将在第 9 章中详尽讨论；不过在此我先简明扼要地讲一下它们的用途、大小和形状。

用作工具的石头可以是尖头的、凹面的、弯曲的或者薄边的。

■ 尖头的石头要拿在手里会很舒服，其尖头不要太尖或太钝，如图 4-22 左边所示的那种石头。尖头的石头可用在触发点上按摩或者用于那些非常紧张需要进行深度按压的部位。

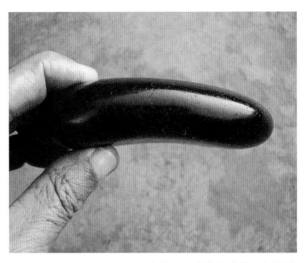

图 4-23　**弯曲的工具石**。用弯曲的石头能在脊椎两侧滑动而不触碰椎骨。它也与人体弯曲部位的形体相匹配。

■ 凹面的工具石应该一边是圆的，另一边光滑地凹进去，如图 4-22 右边所示。凹面不能凹得太深，否则会不便于在带棱角的骨头上按摩。它也应该便于用手握住。使用凹面的石头来按摩带棱角的部位，如肘部或踝部。

■ 弯曲的工具石应为中等大小，在一侧或底部呈轻微弧形（图 4-23）。就像凹形石一样，应该方便用手握住。使用弯曲的石头可以在不触碰椎体的情况下在脊柱上滑动，并能同时接触到两侧的竖脊肌。

■ 薄边的工具石应该足够大，这样你的双手可以同时抓住石头的两边，但是不要太大，以至于

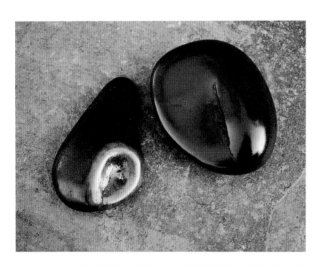

图 4-22　**尖头和凹面工具石**。尖头石头可以在触发点上进行特殊的深度穿透性按摩。凹面石头有助于在带棱角的骨头上及其周围进行按摩。

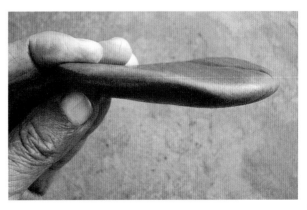

图 4-24　**薄边的工具石**。薄边的石头可以在脊柱侧凹槽做穿过肌纤维的摩擦按摩。

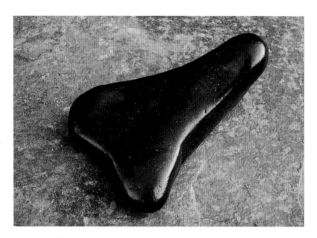

图 4-25 **多用途工具石。**这是一块多用途石头，有尖头、弧度和凹槽端，因此可以有多种用途。

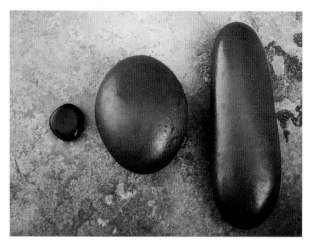

图 4-26 **各种放置石。**小的石头非常适合放在脚趾之间。中等大小的圆形厚石头可以放在手心朝下的手下方的间隙内。大的圆柱形石头非常适合放在颈弓下面。

不能在身体的较小部位使用。使用如图 4-24 所示的窄边石头，沿着脊柱的侧凹槽去做穿过肌纤维的摩擦按摩。

■ 多用途工具石（图 4-25）应该有几个不同的面。虽然这种工具石很难找到，但多用途工具石却是理想的按摩石，因为它们在石头平底锅中占的空间少，并能完成要相当多的不同石头才能完成的许多任务。

我建议准备 4 块特殊的工具石，每种形状各一块；然而，如果你幸运地发现了一块多用途工具石，则可以最大限度地减少所需工具石的数量。你的一些工具石可以是多用途的，这样，工具石的数量就加倍了。不要局限于仅把你选定的工具石作为你唯一的按摩工具。

静止放置用石头

静止放置用石头是指我放置在顾客身体上的石头。这些石头是静止不动的，直到我把它们拿下来（或者它们自己掉下来！）。我很少用它们进行按摩。所有的按摩石都可以作为放置石，当石头的热度降低时，在按摩期间可将它们一直留在身体任何部位的下方或者上方。但是尽管如此，这些石头按其大小和种类仍归于按摩石，因为那是它们的

主要用途。

那些仅用于放置的石头在尺寸上可以比按摩石大很多或小很多。放置石可以大到 30cm 见方，用于腹部和背部，也可以小到 25mm 长，6mm 厚，用于脚趾。在这两个极端值之间的石头可以放置在身体的其他部位。我把这些放置石分成四组：

■ 小放置石约为 25 ~ 38mm 长，13 ~ 19mm 宽，6mm 厚（图 4-26）。你可以把它们放置在脚趾和手指之间，也可以放在第三眼和脸颊上。我建议在一套石头中要有 10 块小的放置石。记住，小的按摩石也可以用作喉轮的放置石；但是它们不会增加放置石的数量，因为它们已经算在按摩石中了。

■ 中等厚度的放置石直径约为 75mm，又圆又厚，像一个马铃薯（图 4-26）。当顾客仰卧时，可以把它们放到顾客的手和膝部下方。我建议在全套石头中应该有 2 块中等厚度的放置石。中等大小的长方形按摩石也可以同时作为放置石，用于肩胛、脊柱沿途、腹腔神经丛和脚。

■ 大的圆柱形放置石长约 125 ~ 175mm，宽约 63 ~ 88mm，高约 50 ~ 75mm（图 4-26）。可将它们放置在顾客的颈部、枕骨嵴或上肩部下方。我建议只要有一块圆柱形放置石就可以了。大

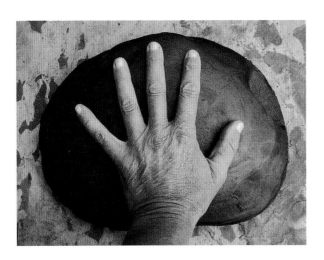

图 4-27　**超大放置石**。超大放置石比较薄,因此不会太重,把它放在腹上或背下时会感觉很舒服。

的按摩石也可以代替放置石放在心轮和圣轮上。你能找到一块三角形的放置石与你的圣轮或心轮的形状相匹配时,那就太美妙了。

- 超大放置石长或宽为 15～30cm,厚度不超过 2.5 或 5cm(图 4-27)。这些石头的形状可以是圆的、长方形的或介于两者之间的。只要石头不是太重,你就可以将其放在顾客的腹部或背上。

我建议在全套石头中要有 2 块超大放置石。

因此放置石的推荐数量是:10 块小的,2 块中等大小圆而厚的,1 块大的圆柱形的和 2 块超大型的,共计 15 块放置石。

在放置石头时,要格外仔细地进行尝试,使石头的形状和大小与其放到身体的部位相匹配。例如,要放在眼上的小石头如果有那么一点弯曲度会感觉更好。放在喉轮上的小石头要略呈圆形使其能落入喉结窝里。要绑扎在脚部的中等大小长方形石头,如果有那么一点弧度的话放置起来更适合。排放在脊柱两侧的石头,如果两边的高度相一致感觉会很舒适。如果你非常幸运找到一块心形的大平板石头,会有一种甜蜜的触感。注意这些细致的审美对你的顾客会有一定影响,也会对你的石头放置艺术产生影响。

表 4-2 列出了每种石头的大小、形状、数量以及其放置部位或用途,便于查阅。但是要记住,不要过分固执地认为某种石头只"允许"用于特定的部位。所列内容仅是建议和指导意见。最后你会找到最适合你使用的用法。

表 4-2　石头一览表

种类	大小和形状	放置部位或用途	共计 55 块
极小的石头 (放置石)	25～38mm 长 ,13～19mm 宽 ,6mm 厚	放在脚趾和手指之间以及眼、第三眼和脸颊上	10
小石头 (按摩石/放置石)	宽和长分别为 38～63mm	用于按摩面部和颈部,放在喉轮	8
中等大小的圆形 (扁平)石头(按摩石)	直径为 63～75mm,不要太厚	用来按摩胳膊、脚、小腿肚、肩部,并可流动放置	14
中等大小的圆形厚的石头 (放置石)	直径和厚度为 75mm, 像一个马铃薯	放在手下和(或)仰卧位顾客的膝后,腹股沟周围	2
中等大小的长方形石头 (按摩石/放置石)	75～100mm 长 ,50～75mm 宽 ,薄和中等厚度	用于按摩胸部、腿部两侧、后背和臀部,放在脚、腹腔神经丛、肩胛骨	12
大的圆柱形石头 (放置石)	125～175mm 长 ,63～88mm 宽和 50～75mm 厚	放在颈部、枕骨嵴或上肩部	1
大石头 (按摩石/放置石)	100～125mm 长,扁平或厚的	用来按摩腹部和后背,放在心轮和圣轮上	2
超大石头 (放置石)	150～300mm 长或宽,不要超过几厘米厚	放在腹部或后背	2
工具石(按摩石)	尖头的、凹形的、弓形的或薄边的石头	用于按摩触发点、骨性隆突周围、沟槽里	4

石头的纹理

　　平滑的纹理对按摩石和放置石都是很重要的。平滑的纹理触抚到顾客的皮肤会感觉舒服，而且能让石头在顾客的身上轻松地滑动。我喜欢那些天然成形又经海洋和河流翻滚打磨过的石头，而不喜欢那些经过切割成形、人工研磨的石头。对一块石头进行快速机器研磨或抛光就像太阳在灼伤人的皮肤。这个过程打乱了石头的基质，消弱了它的电磁场，并降低了它的治疗潜能[11]。使石头变光滑的地质过程经过了几千年；对我来说，让一块石头在几分钟之内经过机器研磨变得光滑似乎不太恭敬。此外，经过河流和海洋几个世纪打磨的石头拿在手里感觉更好。那些经过机器打磨的石头涂上油之后会特别滑，因而难以慢慢移动石头，也难以握住石头向皮肤深处按压。一块具有天然外膜的石头不仅便于抓握，而且你可以随着你和顾客的意愿慢慢地向深处按摩。

　　有时，例如使用玉石和大理石时，我也有例外的选择，使用一块经过机器打磨的石头，因为不加工就不能用，或者因为它简直太美了似乎要我这样做。重要的是，在用石头进行按摩时要全面考虑各种可能性。还有另外一个例子，一块纹理略微粗糙的石头可以作为温和的除角质溶剂，用于面部、背部或脚部，有助于给血液淤滞的部位提供更多的血液。有些顾客实际上很喜欢经过略微粗糙的石头仔细擦洗皮肤后所带来的那种令人焕发活力的感觉。随着经验的积累，你会发现对你和你的顾客最适用的石头纹理。

获取石头

　　在你实施热石按摩之前，需要获取一套合适的石头(图 4-28)。你可以自己来收集石头，或者从按摩石代理商那里购买一套。这两种方法各有利弊。

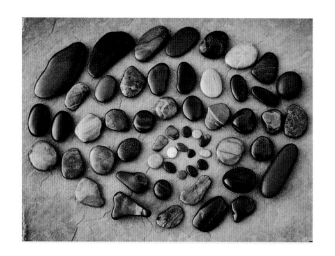

图 4-28　**整套石头**。图中示出一套适于热石按摩使用的石头样品。图中可见它们有不同的颜色、形状、类型、纹理和大小。这些石头是作者从科罗拉多河岸边和墨西哥巴哈海岸亲手选取来的。

收集石头

　　靠自己来收集一套石头，会得到很多个性化的石头，更适合你手的大小，更符合你的特定用途和审美观。许多按摩师在自己发现这样的石头时都会对它们有很强烈的亲切感(图 4-29)。

　　如果你决定自己来收集石头，需要安排足够的时间来进行收集。不要期望走到一个海滩上就能发现 50 块大小、形状和结构都很合适的石头正

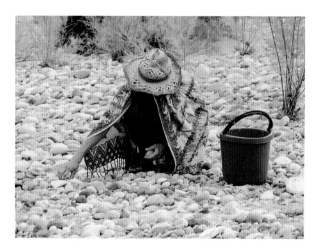

图 4-29　**收集石头**。亲自采集适合自己的石头虽然有时很费力但却是颇有满足感的经历。

好躺在那里。为了获取大约 50 块这样的一套石头，你必须筛选好多石头，没有上千块也得几百块。刚开始收集石头可能要花去几天的时间，以后可能要持续几年的时间不断收集。一定要当心啊！一旦你开始寻找石头了，这件事可能会让你完全着迷，你会发现你走过每一个地方时都会弯着腰看地上有没有合适的石头。

小窍门 !

一定要携带一个有结实把手的坚固箱子来装石头。石头会很快变得沉重，刚开始是带着几块石头在散步，很快会变成带着几十块石头远行。一定不要让石头从那个你认为足够大的小袋子里撒落出来！

在收集石头时，要寻找那些与人体关节和部位相匹配的具有特殊大小和形状的石头，以及那些特殊类型、纹理和颜色的石头。此外，还要寻找那些符合你审美观的石头。每块石头都有独特的个性和美丽，所以选中一块石头不需要什么理由，你喜欢就好。把一块石头从它的原生地搬走之前，要默默地征求它的允许再动它，耐心地等待回答。如果你的心里矛盾、不舒服或者焦躁，则要考虑能否让这块石头呆在它那庄严神圣的环境中，而选择另一块不同的石头。

小窍门 !

我靠听而不是靠看来获取我心爱的石头。有一天，我正站在一条小河里，似乎觉得正被拉向某一个地方。我开始在那里刨挖，发现了一块让我大吃一惊的石头。这块石头呈肾形，很平，金棕色，中间有条纹。丝绒般光滑，有一种在其他石头上从未有过的感觉。因为石头被埋在沙子下边，如果我仅仅依靠眼睛就会错过，我是用我的心听到的。

我还曾经几次回到我一直造访了多年的一处河床，我发现一块熟悉的石头好像知道我回来了似的，它对我说："现在我打算跟你走了！"我每次只从一个小区域里搬走几块石头，所以并不是毁灭性的掠夺。

如果你能在离家近的地方收集石头，这会使你与生活的那片土地建立起友谊。这样收集石头会更容易，而且费用也低。我的整套石头主要是我在科罗拉多河岸、墨西哥的卵石岸和大索尔海岸线附近找到的，因为这些是我居住或经常去的地方。但是外出远行寻找所需要的石头也不为过。这需要多耗费时间和金钱，但却是一个很有意义和乐趣的假期。会有很多地方供你挑选石头，而且每个地方都有质地独一无二的石头。

去河床寻找石头时最好去一处老河道，因为老河道宽阔平坦，石头都经过了长时间的风化。在科罗拉多州、犹他州、亚利桑那州乃至加利福尼亚州的科罗拉多河下游，都有机会找到好的玄武岩和变质岩石头。在夏威夷火山口周围，大的湖泊如苏必利尔湖，以及加拿大、阿拉斯加和加州大索尔海滩也容易找到相当好的玄武石和变质岩石头。

小窍门 !

去询问那些已经收集到石头的人，他们是在什么地方找到石头的。你会感到惊奇，怎么会有这么多好石头。

有些人试图一次收集到所有的石头，而另一些人是在一段时间内多次一点儿一点儿地收集石头。你开始学习热石按摩时先使用少量石头，比如 15 块或 20 块，随着经验的增多再收集齐全套的石头。无论怎么收集石头，至关重要的是，你要在学习热石按摩技法的同时，用这些石头进行实践。有些学生因为在家里不能进行练习,把他们在热石按摩课上学到的大部分东西都忘了,这种情况并不少见。因此,获取一套石头,不论多少,是你上热石按摩课之前必须要做到的第一步。

购买整套石头

如前所述,寻找石头可不是一件垂手可得的事情,通常需要远行,需要时间,需要不断地弯腰从成千上万块石头中挑拣出合适大小和形状的石头。许多按摩师选择购买石头,这样他们就能立即开始热石按摩了。购买石头显而易见的优点是你不用费力收集石头了。

在购买一整套石头时,一定要确保里面有实施热石按摩所需要的各种类型、形状和大小的石头。许多市售的整套石头都是未经过挑选的一般石头。这些石头的类型和颜色也都是一样的,不仅用处有限,而且也不引人注目。在研究市场上能买到的石头时,我也购买了几套。不幸的是,绝大多数石头的大小、形状或纹理都不适合按摩。现在,这几百块石头都成为我花园的装饰品了。

附录 B 中列出了几家卖石头的公司,他们的每块石头都经过挑选,并且十分注意石头的类型、形状、大小和颜色,使其最适合进行最佳的热石按摩。如果你确实没有时间或者生活在一个不方便自己收集石头的地方,那么我建议你从这几家公司定购一套石头,然后再自己慢慢收集石头进行增补。如果你决定从经销商那里定购一套石头,可能的话先向已经从那家公司定购过石头的人那里了解一下情况。你也可以给经销商打电话,咨询一下他们销售的石头的情况。不要仅靠一本杂志或者一个网站上的照片去考虑这些石头是否适合你。许多石头的照片是经过处理的,没法看到石头真正的样子。

> **小窍门**　⚠️
> 当你给经销商打电话询问他们的石头时,一定要问清楚石头的来源、确切的形状和大小以及一套包括多少块石头。要问清楚工具石的可用性,石头是不是天然打磨的,颜色是否有变化,以及是否事先涂过油。

养护石头

一旦获取了石头,接下来就要学会如何养护石头。只要你能正确地养护石头,这些石头你想用多长时间就能用多长时间,不用更换。

> **特别推荐**
>
> 我曾经在遥远的西印度群岛上的一处高档疗养地教授过热石按摩课。我自己拖着好几百公斤的石头到了这个岛上,因为这家疗养地的工作人员在这个岛上找不到合适的石头。疗养地经理看到我带来了所有的石头既高兴又兴奋,她用一种吃惊的眼神看着我,天真地问道:"这些石头能用多久?"
>
> 我回答之前停顿了一下,我不明白她的意思。我想弄明白,就问她:"你的意思是,这些石头的热量能持续多长时间吗?"
>
> 她摇摇头说:"我的意思是这些石头能用多久"
>
> 我惊呆了,以前我从未被问过这样的问题。我意识到这个问题十分可笑,但不想惹恼经理,就用一种假装关心的口气开玩笑地说:"噢,这些特别的石头差不多有一千年了,所以这里可能是它们最后一站了。谁知道呢?到课程结束时,我们可能发现它们都会蒸发掉了!"
>
> 此时,她终于明白了她问的多么可笑,于是笑着说:"好吧,这么说,我们不必马上定购更多的石头了,哈!"实际上,石头并不像地球上的其他东西,它将会永久存在。

保养石头

不论石头是收集的还是购买的，养护石头的第一步是把它们放到油中浸泡并加热。保养过的石头内部浸透了油，按摩时只需要在石头外面涂一薄层油就可以了。未经保养的石头摸起来很干燥，每次使用之前都要用油来浸润这些石头，这会大大减慢按摩流程。

石头只需要保养一次，那就是在第一次使用之前。只有当石头变干和（或）发粘了，才需要重新保养。如果把石头脱水放置的时间太长就会出现上述情况。

保养石头的步骤如下：

1.用温水清洗石头。

2.把石头两面晾干一晚上。

3.用大量杏仁油（有宜人的香味）充分润滑石头。

4.把石头放在 177℃ 的烤箱中（不要放在平底锅中）烘烤 15 分钟。烘烤时不要把石头放在水中，而要放在一个涂有少量油的干糕点烤盘里烘焙。

5.把石头从烤箱中取出放在毛巾上冷却一整夜。

6.第二天再次用油涂抹石头的两面，并用塑料布盖上。

7.几天后，第三次用油涂抹石头。

8.把石头放进水中储存或使用。

储存石头

石头经过保养之后，必须把它们存放在水里或密闭的塑料袋里；否则油会凝结，石头会变得发黏。"热"的石头最好存放在平底锅的水中并盖好，以便在进行热石按摩时使用。"冷"的石头最好放在盖好的塑料碗的水中。所有的石头均可长期放在水中，不会损坏，就像它们在河里一样。事实上，把石头存放在水中不仅使石头表面的油湿润光滑不会变干，而且也简化了按摩前的准备工作，因为石头已经放在平底锅里随时可以加热使用。

如果要把石头从水里拿出来带到别的地方，

超过 3~4 天的话，则要把石头封装在密闭的塑料袋里。这样就能保持石头湿润并防止其变黏。如果把保养过的石头不小心放在无水的平底锅里很长时间了，或者放在无水的平底锅里加热，则必须脱去石头表面的油膜，然后再次进行保养。脱去石头油膜将在下一节讨论。但是，最好不要把石头放在塑料袋里太长时间，这样会影响石头的震动频率，还可能引起变形。如果石头很长时间不打算用，最好去掉石头表面的油，把它们放在外面的自然环境中。

脱去石头的油膜

为了脱去石头的油膜，只要把石头放在一只大的旧锅里，加水没过石头，加点温和的清洗剂，煮沸大约半个小时，或者直到看不到油了。油膜脱去后就可以重新进行保养了。脱去石头的油膜不得在按摩用的平底锅里进行，否则会使锅里沾上一层油渍。

清洗石头

每次用过石头后以及每天按摩结束时都要清洗石头。在两次按摩之间清洗石头时只要把石头放在平底锅里煮沸 3~5 分钟即可。凉的石头也需要煮沸。在最后一次煮沸时也要包括凉石，然后把它们放回凉石碗中。

我不建议使用抗菌肥皂或消毒剂来清洗石头，没必要这样做，而且这样做会损坏石头上的油膜。在沸水中任何皮肤上携带的病菌都无法存活；但是，如果你仍觉得需要进一步消毒的话，可以在平底锅的水中加几滴消毒精油，如薰衣草油、柠檬油、冷杉油、茶树油或桉树油，和石头一起煮沸（图 4-30）。在一天中每次热石按摩间隙都要这样做。只要在每天按摩结束时换一次水就行，除非锅里聚集了一些毛发或油，这种情况下你应该在下次使用之前换水。

除非一天只进行了一次热石按摩，否则每天按摩结束时，都要更换平底锅中的水。一个加快这个程序的方法是，每天在给最后一名顾客按摩的

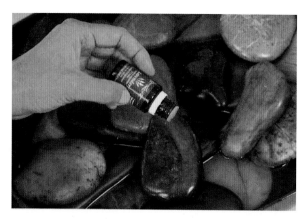

图 4-30　**为石头消毒**。在按摩结束时，往沸水中滴几滴精油，给石头进一步消毒。

最后 5 分钟把石头从平底锅中一块一块拿出来，放到顾客身体上或者身旁。

> **小窍门**　!
>
> 　　这样做之前，一定要征得顾客的同意，因为一次把一锅的石头都放在顾客身上会有点恐怖。但是在顾客同意后，这样做可以使顾客感到非常舒适，并使你能够早点结束一天漫长的按摩工作。曾经接受过这种按摩的顾客说，他们感觉非常放松。他们能承受石头的重量和热度，因为他们知道石头只放在那儿几分钟。

　　一旦你把所有的石头都放在最后一位顾客的身上或者身旁，就可以拔掉平底锅的插头，把锅端走倒掉里边的水。在顾客享受石头带来的放松时，你可以清洗平底锅，然后把干净的平底锅放回工作室。重新给平底锅里加满半锅干净的清水。将平底锅调到高档，并把石头从顾客身上一块一块地拿下来，用小毛巾擦过后放进平底锅的水中。如果石头上的污垢较多，可以用酒精单独清洗。把所有的石头都放回平底锅后，向锅中滴几滴消毒精油，让水把石头煮沸 3 ~ 5 分钟，这样当顾客穿衣服时，按摩室里就会弥散出精油的香气。当你回到按

摩室送走顾客后，你要做的事情就是关掉平底锅的开关，拔掉电源插头再离开。如果在你的按摩中不包括蚕茧式护理，那么在最后一名顾客离开后，你必须再花 10 ~ 15 分钟清洗平底锅和石头。

> **小窍门**　!
>
> 　　为了防止烧焦石头或引起火灾，每天按摩结束时，一定要关上平底锅的开关，并拔掉电源插头。

清除石头能量

　　由于石头深埋在大地中已经很长时间了，一些石头中有含铁矿石，比如磁铁矿，它们具有一些地磁场的磁性。这些石头不仅能给我们提供能量，而且能从我们身上吸收能量。石头的作用在某种程度上就像磁铁，能从顾客的身体能量场中吸收负能量。使用石头有助于排除压抑的情感、深度的悲伤和痛苦，而且还有助于分化心理不平衡，使其向顾客想要的方向转化[11]。但是在频繁使用了一段时间后，石头便开始感到"吸满了"能量，需将它们吸收的全部人体能量清除出去。

　　把石头清洗干净后，清除石头能量的简单方法是，把石头放在一个盛有新鲜凉水的大碗里，再放入一杯海盐，然后在一个满月的晚上把碗放到屋外过夜。一年到头都可以这样做，季节不会改变月亮对石头的影响。第二天早晨石头所经历的变化是令人吃惊的。如果石头经常使用，这个仪式最好每月这样做一次。不然的话，要根据石头的使用量制定出清除石头能量的计划。

　　在每月一次月亮仪式之间进行附加的能量清除时，可以把一块石英晶体放进装有石头的凉平底锅里，让它们静置一整夜。一定要在第二天打开平底锅开关之前拿出这块石英晶体。

　　即使是不用于按摩顾客的矿石，仍旧能从所放置的顾客脉轮上吸收能量。要把这些石头放进

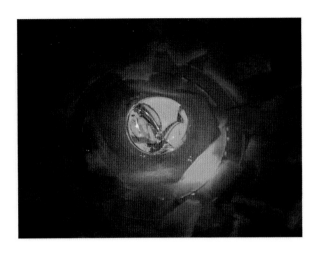

图 4–31 **清除水晶的能量。**用淋水造雾小碗来清除疲劳的水晶和宝石的能量。

它们专用的清水碗中,放盐不放盐均可,避免与按摩石的油接触。我有一个淋水造雾的小碗,盛放我的水晶和宝石,如图 4–31 所示,让水整夜环流在水晶和宝石上。

用白鼠尾草薰石头是另一种清除石头所吸收能量的方法。只要把鼠尾草点着,用一把羽毛扇或用自己的手把烟扇到石头上即可。最好石头一从水中取出就这样做。

给石头补充能量

在自然界,石头受河流的冲刷,大浪的撞击,或者静息在阳光明媚的岸上。而你挑选来辅助你按摩的石头,在某种意义上已经成了"实干家",因此它们也需要像人一样补充能量。石头在使用了一段时间之后,当你再使用它们时它们会有一种疲劳感。其性质很难加以准确描述,但是当你越来越适应石头的能量时你就能感觉到。因此,除了要清除石头的能量之外,还要给它们补充能量,这样会恢复石头的能量。

给石头补充能量最简单和最有效的方法是,把它们放在屋外阳光下的一块毯子上。一整天都放在那儿。只要天气允许,一年到头都可以这样做。晚上把它们拿回屋内,再一次把它们放入水

中。看一看下一次你使用这块补充了能量的石头时是否注意到了有什么不同。

另一个给石头补充能量的推荐方法是,在雷电交加的天气里把石头拿到室外去补充能量。这个建议听起来不错,但我怎么能有勇气在电光闪闪的暴风雨中带着石头跑到外边去呢!我喜欢阳光,但也想自由地体验一下恶劣天气,并想知道你的实验结果。

小结

石头的三大类型是火成岩、沉积岩和变质岩。火成岩是由地球表面或其内部岩浆凝固而形成的,所形成的岩石,如粗粒状的花岗岩和细粒状的玄武岩。沉积岩是由漂流的矿石和岩石粒黏合而成的,具有粒状结构和(或)分层状层理的特征性特点。两种常见的沉积岩形式是沙岩和石灰岩。变质岩是原有岩石由于受热、受压或经过化学环境变化发生变质而形成的。常见的变质岩有石英石、大理石、玉石、板岩和新英格兰海石。

玄武岩、石英石、大理石、玉石和新英格兰海石,由于其纹理光滑、热量保持性好、容易获得且外形美观,因而成为热石按摩常用石料。

一套石头应该包括大约 36 块按摩石、4 块工具石和 15 块放置石,共计 55 块石头。按摩石用于按摩顾客;工具石用于在按摩中实施特殊的技法。放置石只是放在身体上给身体加温。

最好的石头是具有天然的光滑纹理而未受到人工打磨损坏过的。但是,像大理石这样的石头必须得经过人工打磨才能具有美观的外形也更适用于按摩,而这一点远远胜过打磨引起的损害。

要获得一套用于热石按摩的石头,你必须自己去收集或者购买。如果自己去收集石头,则必须对哪种石头应留下来、哪种石头要丢掉有警觉力。每个区域只应挑选几块石头。如果你从经销商手中购买石头,一定要问清楚本书所列出的问题,以确保能得到你想要的石头。

一旦你获得了全套石头，则需花一定时间去接触和了解你的石头。如果石头未经过养护，则应按本章所述的程序进行养护。在你开始使用石头时，一定正确地对石头进行储存、清洗、清除能量以及补充能量，以使它们在你使用的任何时候始终能放射出充分的正能量。对待石头只有像对待顾客或者你所疼爱的人那样，石头才会以满意的服务回报你。

复习题

判断正误

1. 玉石和半宝石玉是一样的。
   A. 正确　　　B. 错误

2. 大理石从前是在海底形成的，不过这种岩石在山里也能找到。
   A. 正确　　　B. 错误

3. 石头的使用期限是有限的，即使对石头进行了很好的养护，用于按摩的年限也只有这么长。
   A. 正确　　　B. 错误

4. 最好从一个地区收集很多石头。
   A. 正确　　　B. 错误

5. 你用的石头大小应考虑你手的大小以及石头用于身体部位的大小。
   A. 正确　　　B. 错误

多项选择

6. 形成于地球深层并经过慢慢冷却的石头具有哪种特性？
   A. 纹理光滑的细颗粒
   B. 非常锐利的边缘
   C. 纹理粗的大颗粒
   D. 颜色深
   E. B 和 C

7. 常见的变质岩是：
   A. 玉石　　　　　　　B. 大理石

C. 石英石　　　　　　D. B 和 C
   E. 以上全部

8. 大理石的形成机制是：
   A. 火山活动　　　B. 砂岩的再结晶
   C. 石灰岩山脉的升高　D. 人为因素
   E. B、C 和 D

9. 第四个脉轮对应的是心脏，可用下述哪种矿石？
   A. 玫瑰色石英石　　　B. 西瓜电气石
   C. 石榴石　　　　　　D. A 和 B
   E. 以上全部

10. 自己收集整套石头时，下列哪一种做法是对的？
    A. 在新形成的、狭窄、湍急的河流中寻找
    B. 在过去火山活动地区寻找
    C. 在年代久远的、宽阔、平静的河流中寻找
    D. A 和 B
    E. B 和 C

填空题

11. 岩石的四个主要种类是 _____、_____、_____ 和 _____。

12. 由地球深层内岩浆冷却形成的岩石称为 _____岩。这种类型的常见岩石是 _____。

13. 由于火山爆发岩浆在地球表面冷却形成的岩石称为 _____ 岩。常见的岩石是 _____。

14. 由漂移的矿物与原有岩石颗粒黏合形成的岩石称作 _____。其中两种常见的岩石是 _____ 和 _____。

15. 经常使用的石头应存放在 _____；而当外出或在一段时间不使用时则应存放在 _____。

选择填空

A. 脱去油膜　C. 清除能量　E.补充能量
B. 保养　　　D. 清洗

16. 把按摩油煮进石头中，将它封在里边。_____

17. 在一个满月的夜晚把石头放进加盐的冷水中。_____

18. 把石头放在阳光下的一块毯子上。_____　　　_____

19. 用肥皂水煮石头去除油垢。_____

20. 在按摩间隙用加有消毒精油的水煮石头。　　复习题答案见附录 D。

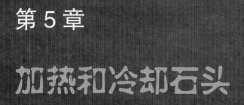

第 5 章

加热和冷却石头

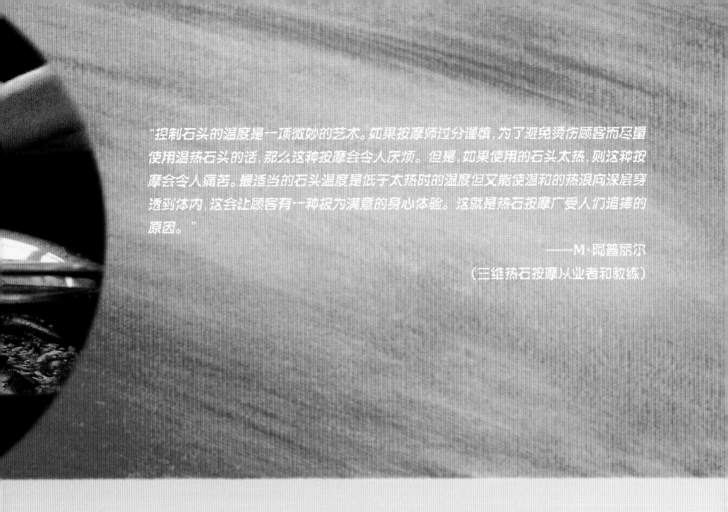

"控制石头的温度是一项微妙的艺术。如果按摩师过分谨慎，为了避免烫伤顾客而尽量使用温热石头的话，那么这种按摩会令人厌烦。但是，如果使用的石头太热，则这种按摩会令人痛苦。最适当的石头温度是低于太热时的温度但又能使温和的热浪向深层穿透到体内，这会让顾客有一种极为满意的身心体验。这就是热石按摩广受人们追捧的原因。"

——M·阿普丽尔
（三维热石按摩从业者和教练）

学习目标

通过本章的学习，你应该能够：

- 展示加热石头平底锅的安全使用方法。
- 确定加热石头所需的时间和温度。
- 展示从平底锅里取出石头的安全和有效的方法。
- 说明按摩石的合适温度。
- 说明放置石的合适温度。
- 解释如何调节石头的温度。
- 确认哪些石头最适用于热石和凉石按摩。
- 说明如何冷却石头以及如何保持冷却。
- 确定凉石与热石的理想比例。
- 详述在按摩中什么时候用凉石，什么时候避免使用。
- 确认该如何把凉石引入到按摩中。

关键词

红外测温探头（也叫光学高温计）：一种使其红外激光束瞄准物体来测量温度的工具。

散热因素：经测量得出的石头散热时间长度和速率。

不论你用石头按摩多么有技巧,如果对每位顾客使用的石头温度不合适,按摩就会是一次令人失望、厌烦或惊慌的经历。所以你要培养对正确的石头温度的敏感性。虽然这有一定难度,但这是热石按摩最重要的方面。随着使用石头实践和经验的积累,你会形成对准确温度的"第六感官",能对顾客身体每个部位用什么温度做出正确的判断。然而只有到第六感官强有力之后,你才能依靠本章所述的具体指导原则帮你掌控适合的温度。

本章将讨论加热石头的许多注意事项,包括如何使用平底锅,按摩石和放置石的适宜温度,不同身体部位对热的相对敏感性,以及石头热度的预期保持时间。本章还将讨论凉石的应用,包括如何冷却石头,按摩中什么时候要用凉石,以及什么时候避免用凉石。随着时间的推移,这些信息将成为你自身固有的,你将能感知在热石按摩中每位顾客有什么需求。

加热石头

加热石头有多种方法,有些是干加热,大多数是湿加热,其中的原因已在第3章中说明。我建议使用大的电平底锅来加热,如图3-3和3-4所示。当你形成掌控石头温度的第六感官后,下述信息将使你能够有效地运用平底锅。

用平底锅加热石头

电平底锅是一种非常简单的加热设备,不过你会发现下列指导原则对安全使用和养护平底锅很有帮助。

安全使用平底锅

平底锅的盖上有一个塑料罩,突向一侧;一定要让它朝向平底锅上插入自动调温器的那一侧。

注意事项

塑料罩必须位于自动调温器上方,以防止水溢出到平底锅的电路上,溢到电路上会引起短路甚至引发其他火灾危险。

把自动调温器安全推入到锅里也是至关重要的。如果仅推入一部分,灯会点亮,但不能给平底锅加热。这将给热石按摩造成预料不到的延误。平底锅使用时间长了,自动调温器会出毛病。如果在自动调温器设定于温热档时水煮开了,自动调温器就该更换了。

小窍门

新平底锅所带的自动调温器可能有缺陷,所以在使用前一定要进行检查。

平底锅的聚四氟乙烯衬里用于减小把石头放回空平底锅时发出的噪声。清洗时避免使用尖锐的金属勺或擦洗刷之类的器具,否则会刮掉这层涂料。然而一定要在每天结束时先彻底擦掉平底锅四周积聚的残余物,然后再换水。用一块柔软的海绵和清洁剂就能完成这项工作。

只有在加热石头的时候才把锅盖一直盖在平底锅上。石头加热之后,应拿掉锅盖并在整个按摩过程中始终不盖上。

注意事项

拿掉锅盖时一定要小心!凝结并收集在锅盖里的水非常热,会流出来烫伤你。

在按摩间隙对石头进行蒸煮和清洗时,以及每天按摩结束时要把锅盖盖在锅上。

在每天按摩结束时，一定要记住关断平底锅并拔下电源插头。否则会烧坏石头，甚至更糟糕的是引起火灾。我建议在平底锅附近或门上贴一张纸条，写上："请关断平底锅！"在我急急忙忙要离开时，这张纸条已经提醒我好多次了。

加热的时间和温度

当石头是凉的，平底锅里的水还未加热时，加热石头的最快方法是盖上平底锅，并把自动调温器调到高档。平底锅里一定要注满水，这样能浸泡尽可能多的石头，而且会加快加热过程。把完全未加热过的水和凉石加热到能用于按摩的石头温度，大约要用 15～20 分钟。在水已沸腾并且石头已灼热之后，把平底锅调到保温档。大多数平底锅的保温档大约是 71℃。这是在整个按摩过程中把石头保存在平底锅里的适宜温度。虽然这个温度高于按摩用的温度，但额外的热量可以延长把石头放在锅外直到变冷不能使用之前的时间。这对于将在第 7 章讨论的石头管理程序是至关重要的。

许多热石按摩从业者都认为，如果石头热得难以用手自如地从平底锅中拿出来，那就不能放在顾客身上了。他们建议让平底锅里的所有石头保持在大约 54℃ 的温度。除非你总是从平底锅里拿出石头直接就放到顾客皮肤上，这个温度才是适宜的。正如第 7 章中所详述的，有一些重要原因，需要把石头加热到高于取出后立即就用的温度。目前要确信，把石头加热到高于大多数从业者所建议的温度，对你和顾客都是有益的。

随着时间的推移，你需要把自动调温器稍微调低一些，以适应水的不断蒸发；或者是在添加了大量冷水以保持合适水量之后将其稍微调高一些。唯一要把平底锅调到高档的时间是在按摩间隙为清洗石头进行 3 分钟蒸煮时。清洗完石头后应立即将平底锅调到保温档以备下次按摩用；如果在下次按摩之前还有一段较长时间则应将其关断。

从平底锅里取出石头

过分关注从平底锅里取出石头的确切方法似乎有些陈腐老套，但是你取出石头的方法都会使结果大不一样。

切勿用手从平底锅里抓取石头。正如刚才所述，这个温度下的石头太烫，不能触摸。

如果水的温度允许把手伸进水里取出石头而不会疼痛，则说明水太凉了，石头取出后难以较长时间保温。

水热得伸不进手正是进行有效的热石按摩的适宜温度。

切勿让刚从平底锅里取出的热石立即接触顾客的皮肤。当热石与皮肤初始接触时，一定要特别注意。这一点将在第 7 章"石头引入方法"一节进行详细讨论。

一只稍微有点深的宽口塑料漏勺是取放石头

的最好工具，因为它便于使用，移动快捷，而且能保护你的手。勺子的漏槽能把水漏回到平底锅里，如图 3-5 所示。把勺子从平底锅移到石头桌之前一定要让勺子里的水全漏回平底锅里。让漏勺在平底锅上待 1~2 秒钟就会把水全漏净。如果你立即从平底锅里拿开漏勺，会有烫伤你手或手臂的危险，而且太多的水会聚积在石头桌上，浸透毛巾。几次按摩之后这块毛巾就湿透了，从而使放在毛巾上的石头很快变凉。此外，水还会从浸湿的毛巾上滴落到地板上。

控制热石的温度

沿身体滑动的按摩石，与静止放置在皮肤上以及塞在烤箱袋里或放在毛巾上的放置石，所需要的温度是不同的。此外，顾客身体的每个部位以及每位具体顾客对热的敏感度也有差异。这些要考虑的因素将在随后进行讨论。

放置石和按摩石的温度范围

表 5-1 按敏感度从高到低的顺序给出了身体不同部位上的放置石（皮肤上）和按摩石的温度范围。该表中未包括放在覆盖物里或其上边的放置石的温度，因为这时石头温度可以热到与多层覆盖物能耐受的相同温度。本表所列的温度是依据我对一组 20 名顾客进行的研究得出的。身体每个部位的温度范围反映了不同的人的热耐受程度的差异。我用一只红外测温探头测量了石头的温度，这是一种用激光束测温的仪器。即使你没有这种仪器去测量你的石头温度，表 5-1 给出的数据也很有用，因为这能使你直观地了解身体各部位能承受的热度。

比我的有关石头理想温度的统计数据更有用的是，你自己的手对什么温度适用于放置石，什么温度适用于按摩石的直观感觉，这种感觉需要有时间和经验的积累。一般来说，按摩石的温度要比直接放在皮肤上的放置石大约高 15 度。

表 5-1 放置石和按摩石的适宜温度℃

身体的部位	放置石	按摩石
眼睛	38~41	不适合
第三眼轮	38~43	不适合
脚	40~41	46~49
面部	42~43	49~51
喉轮	42~44	不适合
心轮	42~44	49~51
腹轮	42~44	49~51
圣轮	42~44	51~54
腹股沟轮	43~46	不适合
颈部（内侧）	43~46	51~54
胳膊（内侧）	43~46	51~54
大腿（内侧）	43~46	51~54
臀部	44~49	53~54
小腿后部	44~49	53~54
颈部（外侧）	46~49	53~54
手	46~49	53~54
大腿（外侧）	46~49	53~54
胳膊（外侧）	46~49	53~54
后背	46~49	53~54

用下述准则来估算温度。

- 如果你只能在一只手里舒服地握持石头不到 5 秒钟就得换手，那么这就是按摩石的适宜温度。
- 如果一块石头在你手里握持 5 秒钟以上还有热度，则可用作皮肤的放置石。
- 如果石头只是温热，则应把它放回平底锅里。
- 如果石头太热连 5 秒钟都握不了，则应等一段时间再用，让它冷却下来，或者先把它放到一个保护罩里（如烤箱袋），然后再放到身体上。

注意事项

如果要把放置石放在顾客身上盖的被单或毛巾上，一定要确保它是干的，否则石头会使被单或毛巾变湿。石头的热量穿透干毛巾或被单较慢，但穿透湿被单或毛巾要快得多，这就会使顾客感觉太热。

小窍门

如果你确定不了石头的温度适于用作按摩石还是放置石，自己先试一下再把它用于顾客。

但是要明白，你对热的耐受性可能与顾客不同。例如，如果你对热的耐受性高，觉得这块石头很适合你，而你的顾客可能觉得有点太热——或者也许正合适。弄清楚的唯一的办法是问一问顾客。一旦你了解了你和顾客对热的耐受性，你就能通过自己试用正确地判断出什么温度适用于你的顾客。

保持顾客舒适

要持续注意顾客在这种石头温度下的舒适程度。顺从或者忍受力强的顾客可能在他们实际上已觉得石头太热时还会说，用于按摩的石头不是太热。

小窍门

要观察顾客的躯体语言。如果顾客在接触到按摩石时就吃惊、畏惧、猛吸一口气、躲闪，或者紧握拳，不论他们说什么显然这块石头对他们来说太热了。如果出现这种情况，要把按摩石放入冷水浸泡几秒钟稍微降低一下温度，直到顾客没有这类反应才能使用。

对于静止放置石也同样如此。常有顾客反映

说，放置石的温度开始时还合适，放了几分钟后就会觉得，石头热得让人不舒服。顾客通常不会说什么，因为他们太放松了不想说话，或者因为他们想强忍着；其实顾客的某些明显迹象在暗示你：放置石太热了。例如，顾客开始轻微地扭动身体，把石头推高或推低一点，把手挪开石头，或者试着用被单把石头稍微抬离开身体。一定要观察顾客的反应而不是仅凭他们说的话来判断。只要我看到顾客有上述某种举动，我就会把石头抬高一点然后在下面再垫一层织物。

顾客通常不想苛求于人，往往要忍到最后一秒才抱怨石头太热了。他们可能认为自己会适应这个温度，所以一直等着情况好转。

注意事项

当顾客最后抱怨说放置石太热时，通常已经晚得甚至再等几秒钟把石头拿开都不行了。你只能把正在做的事停下来，立即拿开石头。如果你不确定需要拿走哪块石头，则要把所有石头迅速拿到安全的地方。

当因为顾客觉得太热而你把所有的石头都拿走时，显然你会知道哪块石头确实太热。此时应把其他石头放回到原来的部位，然后在太热的那块石头下面垫上第二层织物再把它放回原处。或者是你先把那块石头浸在冷水中冷却几秒钟然后擦干再放回原处。

特别推荐

我的一位学生埃德·路丝跟我讲了接受热石按摩的一个经历。那次经历几乎让她永久远离了热石按摩。按摩师在她的后背上放置了已经很烫的热石。即使埃德惊叫石头太热了，这位按摩师也不着急，她说马上就来，等她从平底锅里取出新石头就来。在她没来之前埃德不得不从按摩床上跳起来,抖掉了后背上的石头,结果她的后背还是被一块热石轻度烫伤了。经过一番艰难的说服,她才同意再尝试一次热石按摩,从此她便喜欢上了热石按摩,以至要成为一名三维热石按摩从业者,做一个乐于听取顾客需求并为之服务的按摩师。

调控石头的温度

调控好石头的温度并不难。如果按摩石太凉不能用于按摩,应将其放回平底锅里再加热 1~2 分钟(图 5-1)然后再进行按摩。如果按摩石温度过高,可以将其放入冷水中冷却一下,然后先用长行程快速按摩手法进行按摩,等按摩石凉下来之后再用慢手法按摩(图 5-2)。

如果放置石太热不能留置在顾客皮肤上,你可以有多种处理方法。如果石头太烫,可将其装进烤箱袋里或放在毛巾上再放到顾客身上。如果石头稍微有点儿烫,你可以先把它用作按摩石,待温度降下来之后再将其直接放在顾客皮肤上。你也可以将石头放入冷水碗里浸泡 3 秒钟左右,取出后再直接放在顾客皮肤上。

按摩师没有石头可用的时间不会太长。平底锅里的水热了之后,石头放到里面两三分钟就能加热。石头太热的话,只要几秒钟就能降下来。

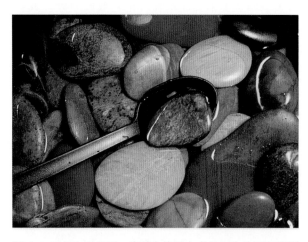

图 5-1 **重新加热石头**。将丢失热量太多的石头放回平底锅里加热 1~2 分钟马上就能重新使用。

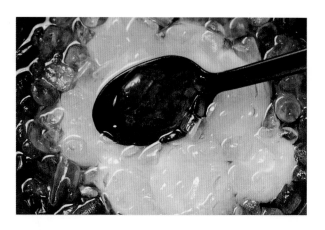

图 5-2 **冷却石头**。将烫手的石头放入冷水中 1~2 秒钟就能用作放置石或按摩石。

了解石头的散热系数

石头的散热系数的科学定义是,实际测得的石头散热的时间长度和速率。了解石头的散热系数有助于按摩师预知石头的热量能保持多长时间。

一些书籍和光盘曾对哪种类型和颜色石头的保热或保冷时间最长做出过多种肯定的结论。然而,我的经验、研究和实验使我认为,那些结论大多是依据个人的推测而不是可靠的数据做出的。例如,因为黑色玄武岩是由熔岩形成的而且是黑色的,就认为它的保热时间最长,实践证明这是不正确的。又如,人们认为白色大理石因为是白色的因而保热时间最短,这也是不对的。因此迄今为止,我并不相信有关石头散热系数的任何公开发表的经验主义数据。虽然我做的研究也可能不完美,但却为专门用于热石按摩的各种石头提供其散热系数的精确数据。

我用红外测温探头对经过广泛选择的常用于热石按摩的各种石头进行了实验检测,从而明确了哪种石头的实时保热时间最长,而且持续时间的长短都与石头的种类、组成成分、颜色或大小有关;同时记录了不同石头的加热时间和加热温度以及房间的室温和通风情况。实验持续了 2 周时间,每天都重复进行一次,然后对每种石头的所有读数求平均值。虽然这项实验的范围不太广泛,但所得到的数据有助于掌控某种石头在特定条件下的保热时间。

这项实验中所包括的石头有:黑色玄武岩、灰色玄武岩、蓝绿色玄武岩、红色石英石、绿色石英石、棕色石英石、板岩、玉石和白色大理石。每种石头的样品见第4章。关于石头的大小我选择了四种:大号、中号偏厚、中号、小号。并非各种石头都能找到这四种尺寸的样品,遇到这种情况我会注明"无数据可供"。

我进行了四种不同的实验:

1.待用石。这项实验测量的是把石头放在桌子上在没有人接触的情况下让它自然散热的保温时间。

2.放置石。这项实验测量了把热石用毛巾包裹以及放在人体上面或下面时的保温时间。

3.按摩石。这项实验测量了热石在用于人体按摩时的保温时间。

4.凉石。这项实验测量了凉石在用于人体按摩时的保凉时间。这项凉度保持时间实验仅选取了两种石头进行比较——黑色玄武岩和白色大理石。

每种实验的结果在书后的附录E"实验数据表"中作了详细讨论,现将我的结论简述如下:

作为按摩石、放置石和待用石的3种保温时间最长的石头依次是:棕色石英石(大号)、白色大理石(中号和小号)和红色石英石(中号偏厚)。作为按摩石,这些石头的保温时间均比排在最后的石头长约30秒;作为放置石,这些石头的保温时间均比排在最后的石头长约4分钟;作为待用石,这些石头的保温时间均比排在最后的石头长约9分钟(见附录E)。这表明它们会明显增加按摩中使用或放置的持续时间。上述三种石头中,白色大理石的总体排名第一,它不仅在作为待用石和按摩石时保温时间位于前列,而且作为放置石时排在首位。

除此之外,虽然上述这3种排在首位的石头的保温较长,但仍有充分的理由应用作其他石头。例如,大号黑色玄武岩,用作待用石和按摩石时排在第4位,而且比大理石更容易获得且更便宜;玉

石的排名接近玄武岩,看上去更华丽,而且认为它有特殊的保健作用;尽管白色大理石的保温时间最长,但在自然界中却难以找到表面光滑的圆形大理石。由于大理石要经过人工打磨,因此价格较贵,供应量少,而且已失去了一些在天然打磨的石头中存在的能量属性。此外尚有证据表明,石头越大越厚,通常其保温时间也越长。因此,如果在保温时间不太长的中号石头中找一些尺寸较大的石头,往往也能保温较长的时间。

可见,不同种类的石头都有其优点,了解石头的散热系数就能帮你正确地判断热石按摩该选用哪种石头以及为什么要选用它。

确定石头的使用时间

实验中收集的数据表明,包起来的静止放置石,按照其品种或大小可以保温15~30分钟;直接放在皮肤上的静止放置石,在不先用作按摩石的情况下,保温时间为10~20分钟;流动放置石(按摩石在散失掉一些热量后改作放置石)的温度通常较低,因此其保温时间通常不超过5~10分钟。应记住这些时间数据,以免将石头留置过长时间。

注意事项

冷石头让人难以忍受。

石头的温度合适时,顾客躺在上面不会觉得它很硬;然而一旦石头温度降下来变冷,顾客就会觉得石头变硬了,感到不舒服。所以,按摩师一定要记住石头放置的位置和时间,并要记得在石头变冷之前及时换上热的新石头或者撤去石头。

小窍门

在学习热石按摩的初期,最好一次不要放太多的石头,否则会造成同时要处理很多变冷的放置石的结局。

按照石头的大小、薄厚和种类，按摩石一般每次只用30~50秒。按摩石很少能用满1分钟。如果同一块石头按摩了1分钟以上时间，显然时间太长了。热度适宜的石头在按摩人体时会让人感觉柔软，但散失太多热量后石头会让人感觉坚硬不舒服，而且也对健康无益。有些学员在学习热石按摩时石头一直不离手，即使石头已经不够热了仍不想停下来。我教的每个班里都有这样的学员。一定要注意：石头的使用时间切勿过长。最好在中途稍微停一停，换上新的热石，而不要单纯为了不中断按摩流程就用温乎的石头继续操作。操作的连贯性固然重要，但保持合适温度是绝对必要的。通过不断实践你将会正确权衡操作连贯性和合适温度之间的关系。

小窍门

有些按摩师的手部皮肤非常敏感，不能握住顾客所需温度的石头进行按摩。如果你也是这样，则可以先将手放在冷水中浸一下再抓握石头。先用石头进行快速长行程按摩，等石头来回翻动得凉了能用手抓握时再减慢按摩速度。如果你做不到，可以尝试在手掌心放一小块布隔在手和热石之间来保护皮肤。时间一长，手就适应并能承受较高的温度了。

冷却石头

使用凉石是一门艺术。虽然凉石有很多治疗功效（见第2章），但如果掌握不好的话，凉石会失去其功效，对顾客起到反作用。本部分介绍如何冷却石头，凉石在热石按摩中的使用比率，以及应在什么时候如何使用凉石。

确定哪种石头用于凉石按摩

在确定哪种石头用于凉石按摩时，你要考虑每种石头的保冷时间以及顾客对凉的敏感程度。按照我的经验，白色大理石作为首选，它保持较低温度的时间是黑色玄武岩的5倍（见附录E）。

大理石有很好的保持低温能力，很适合长时间使用；但是对于那些对较低温度十分敏感的顾客可能不适合。对这些顾客，可以选用玄武岩。玄武岩是经过天然打磨的，更适合用于凉石按摩，而大理石则不然。当然最好这两种石头都备上，这样你就可以针对不同的顾客选择不同的石头进行按摩。

如何冷却石头

有些按摩师喜欢将冷石存放在冰箱里，以备随时使用。如果你也这样做，则需要准备两套冷石，一套在使用，另一套放在冰箱里冷却。经过冷冻的石头特别适用于急性损伤或炎症，而且它们保持低温的时间长于未经过冷冻的；但是用于对冷敏感的顾客要格外注意，因为这么冷的石头他们难以忍受。

如果你的工作室里没有冰箱，冷冻过的石头显然不是首选。如果你属于这种情况，或者因为其温度太低不打算使用冷冻的石头，可以考虑使用另一种更常用的保冷方法，将石头放在一只盛有冰水的塑料碗里，置于石头桌上平底锅的附近，如图3-6所示。可以通过给碗里添加冰块（在冬天可以加雪）或者填入凉水来使水保持冰凉。因为这碗水要重复浸泡已经变热的石头，在按摩结束时往往会变成温水，所以要在按摩间隙换上新的凉水和（或）加些冰块。

凉石和热石的比例

确定凉石和热石的比例有多种不同的方法，而且每次热石按摩要使用的凉石能量也不同。有的按摩师在热石按摩过程中有一半时间要使用凉石；而有的按摩师只在特殊场合才使用凉石。我在热石按摩中使用凉石的时间约占全部时间的10%。通常,我会将凉石放在顾客眼部周围以及炎症部位,通常用于活力不足的顾客以及在按摩最后阶段用于需要唤醒的顾客。对于有急性损伤、感觉"热潮红"或者常有发热喜欢凉石感觉的顾客,我会延长使用凉石的时间。

我发现,顾客喜欢热石远胜过凉石。但是由于冷有一定治疗作用,特别是用于有损伤、某些健康问题以及活力不足的顾客,因此我鼓励顾客尝试接受凉石。许多顾客体验过一次凉石后,便会喜欢上这种感觉。真实的体验胜于想象!而且我的一些顾客本身就喜欢凉石胜过喜欢热石,尤其是当外面天气非常炎热,或者我们在太阳底下进行按摩的时候。多和你的顾客共同体验你就会找到凉石和热石的应用比例。

按摩中什么时候使用凉石

了解按摩中什么时候该使用凉石直接影响着顾客是否会喜欢上凉石。在刚开始热石按摩时切勿使用凉石,除非顾客感觉特别热。最好在顾客经过一段时间的放松(约 15~30 分钟)后再放置凉石。

注意事项

当顾客处于睡眠状态或深度放松状态时,在他们清醒之前要避免使用凉石,即使使用温度也不能过低。

按摩中怎样使用凉石

与热石一样,在按摩中使用凉石时也要特别小心。

初始接触

凉石与顾客皮肤接触前,一定要提醒顾客并

用温石对放置凉石的身体部位进行预处理。将一块温石和一块凉石同时放在石头桌上,凉石靠近温石放,以免中间换石头时出现操作中断。先用温石在指定部位进行操作,然后在温石散失掉热量让顾客暖和之前引入凉石,并用凉石进行滑动按摩。要逐渐让凉石接触顾客,先用你的手指尖接触,再用凉石边缘接触,然而再让凉石的整个表面接触皮肤。这种操作方法能使顾客以一种愉悦的方式接受凉石按摩。

仅使用凉石

在与凉石正确地接触体验之后,凉石可一直使用到不感到凉快为止。但要注意的是,你觉得不再凉的石头,顾客可能仍感到凉。我有一次曾把一块不再觉得凉的石头拿走,把它与顾客身体的另一部位接触,不料却让顾客感到畏缩,说:"噢,真凉!"。因此,在使用凉石时要记住:顾客对凉石的感觉几乎总比你的感觉凉一些。

当一块凉石的温度升高之后,可以立即换上另一块凉石,不必重新用温石再预热。就这样,一块凉石用到不再凉了再换上一块新凉石,一直到按摩完该部位为止。也可以在一处经过预处理的部位同时用两块凉石进行操作(图 5–3)。在凉石按摩结束时,最好用一块温石进行快速按摩,让该部位更加柔软松弛。

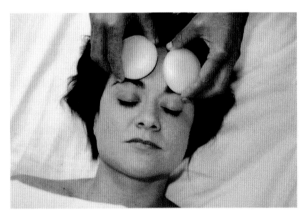

图 5–3　**用两块凉石**。在一处经过预热的部位同时使用两块凉石感觉更惬意。

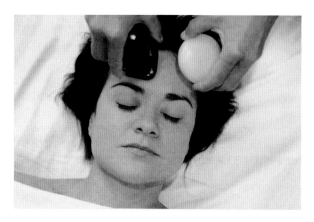

图5-4 **交替使用热石和凉石**。交替使用热石和凉石对各种病痛都有一定疗效，并使顾客有一种令人愉悦的活力感。

热石和凉石交替使用

使用凉石的另一种方法是，不断重复地在同一部位交替使用热石和凉石，如图5-4所示。正如第2章所述，如果顾客对热疗没有禁忌，这种冷热交替疗法对很多种病痛都有一定疗效。在允许进行热疗时，交替使用热石和凉石按摩可以把大量新鲜血液和氧输送到肌肉和皮肤，排出体内的毒素。冷疗与热疗交替应用时也更容易被顾客接受。冷热交替按摩会使人感到充满活力，精神振奋，且青春永驻。当我采用交替按摩方式时，我的很多顾客都大加赞赏凉石按摩。

进行凉热石交替按摩时，按摩师要一只手拿热石一只手拿凉石。先用热石按摩一下再用凉石按摩一下，反复进行，直到两块石头都失去了所要求的温度为止。由于温度的反差大，丢失速度要比通常快。当石头达不到要求的温度时，应更换两种按摩石，再以热石开始继而用凉石交替进行按摩。由于温度的反差大，最终会使顾客对冷热感变得模糊，分不清冷热。这有助于让顾客比单纯用凉石时更容易在放松状态下接受凉石按摩。交替按摩结束时一定要进行一次温石按摩。

小结

培养对石头正确温度的判断能力有一定难度，但它对进行安全有效的热石按摩至关重要。

为了安全地加热石头，一定要把平底锅上的恒温调节器盖上盖子。当你从平底锅里取出热石时，一定要让石头上的热水流回到平底锅里之后再将其放到石头桌上。每日结束工作后，一定要拔下平底锅的电源插头。

在水和石头处于室温下开始加热按摩石时，一般需要15~20分钟，而一旦水被加热之后，通常只需要1~2分钟就可以将变凉得不能再用的石头重新加热。

要把准备用作凉石的石头放在盛有冰水的碗里。只要把温度过高不能用的石头浸入冰水碗中，片刻就会冷却。

不同的顾客以及不同的身体部位，需要的适合温度有所不同。直接放在皮肤上的放置石热度，要低于在顾客皮肤上滑动的按摩石。按摩师要仔细关注石头是否过热或过凉的迹象来保持顾客的舒适度。

石头的散热系数是指通过测量得出的石头散失热量的时间长短及速度。用作按摩石、放置石和待用石保持热量时间最长的三种石头是棕色石英石（大号）、白色大理石（中号和小号）和红色石英石（中号偏厚）。白色大理石的保冷时间也最长。黑色玄武石（大号）的保热和保冷时间排在第二位。

了解石头的保热和保冷时间长短，有助于按摩师判断该用哪种石头以及能用多长时间。但是你也要依据石头的采购成本、可获得性、石头的纹理、美观程度及其能量状态进行综合考虑做出选择。

只有在石头保持所要求的温度时才能将其用于按摩。热的石头会让顾客感觉柔软而无形，而变凉的石头会让顾客感觉坚硬和不舒服。太凉的石头在最初放置后会使顾客麻木而感觉不到。但是在凉的感觉消失之后，就会让顾客有坚硬的感觉。因此，千万不要因为担心按摩流程的中断，就忽略了保持石头的正确温度。按摩的连贯性固然重要，但保持合适的温度更为重要。

凉石适用于身体有急性损伤和炎症的部位，

也可用于给顾客的身体降温。但是大部分顾客更愿意享受热石按摩，而对凉石的接受程度仅占整个按摩过程的一小部分。凉石可以单独使用或者与热石交替使用，而且引入凉石一定要轻柔，事先要用温石预热。

按摩师要花时间通过反复实践来发现热石和凉石的适宜温度，并在按摩全过程中保持这一温度，这样才能培养出"第六感觉"，凭借按摩师的手感来判断适合每位具体顾客的合适温度。

复习题

判断正误

1. 为了了解石头的正确温度，按摩师在按摩全过程中都要使用红外测温探头。
   A. 正确　　　　　B. 错误

2. 只要平底锅上的恒温调节器的指示灯亮了，就说明平底锅工作正常，能充分加热石头。
   A. 正确　　　　　B. 错误

3. 把平底锅设定在高热档加入温水和凉石，大约要 45 分钟就能将石头加热到需要的温度。
   A. 正确　　　　　B. 错误

4. 只要把石头放在手上能保持 5 秒钟以上，且石头仍保留有一定热量，就可以将其用作放置石。
   A. 正确　　　　　B. 错误

5. 只要热石仍有些热度，哪怕是微热也可以用作按摩石。
   A. 正确　　　　　B. 错误

多项选择

6. 以下哪种石头保凉时间最长？
   A. 黑色玄武岩
   B. 白色大理石
   C. 玉石
   D. 板岩
   E. 英格兰海岩

7. 总体来看，以下哪种石头保热时间最长？
   A. 大而厚的石头
   B. 大而薄的石头
   C. 中等大小的石头
   D. 小的圆形石头
   E. 小而薄的石头

8. 一旦平底锅里的水已经沸腾，而且石头已热得随时可以使用，你应该：
   A. 关断平底锅，并在临床按摩过程中拔下电源插头。
   B. 关断平底锅，加一满杯冰水使石头迅速冷却，立即开始用它们进行按摩。
   C. 在按摩过程中将平底锅调低到温 / 低热档。
   D. 在按摩过程中将平底锅调低到中温档。
   E. 把平底锅保持在高温档，并在按摩过程中不断添加沸水。

9. 包起来的静置放置石，保热时间可长达：
   A. 1 分钟
   B. 5 分钟
   C. 10 分钟
   D. 15 分钟
   E. 30 分钟

10. 以下关于凉石的表述哪一种是正确的？
    A. 凉石不能单独使用，一定要和热石交替使用。
    B. 在凉石用于叫醒按摩中熟睡的顾客。
    C. 凉石在按摩开始时特别有用。
    D. 凉石可以将放在冰箱室或盛有冰水的碗里。
    E. 按摩师对凉石的感觉始终比顾客感觉得更凉。

填空

11. 因为凉会令人惊愕，所以在首次把凉石放到皮肤上时一定要注意 _____。

12. 在使用凉石时，最好在接触顾客皮肤之前

_____。

13. 如果顾客同意用热疗，在身体的受伤或充血部位进行理疗时，采用冷热 _____ 疗法最有益。

14. 把石头放在一只盛有 _____ 的碗中最容易保凉。

15. 按摩石应比放在皮肤上的放置石的温度大约高出 _____ 度。

选择填空

A.玄武岩　　　　B.散热系数

C.10~20 分钟　　　D.大理石　　E.30~50 秒

16. 石头散失热量的时间长短和速率。

17. 这种石头的保热时间比列出的其他石头长。

18. 这种石头的保热时间比实验中的其他三种石头都短。

19. 直接放在皮肤上（先不用作按摩石）的石头的保持热量时间。

20. 按摩石通常的保持热量时间。

复习题答案见附录 D。

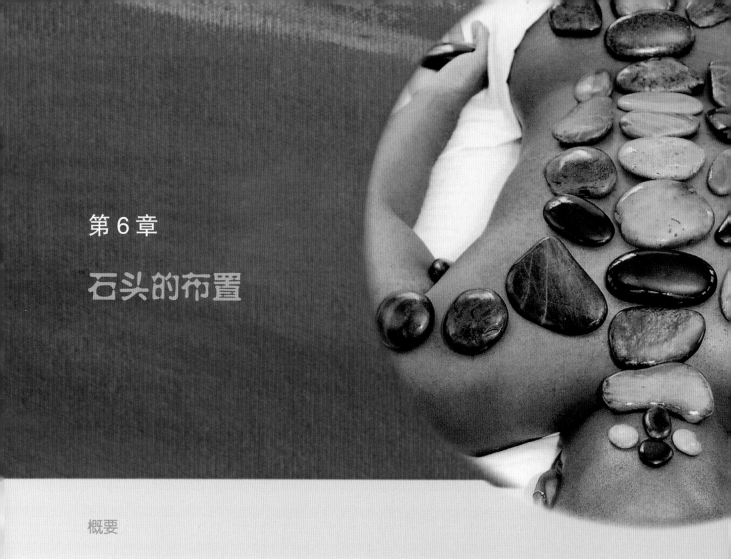

第6章

石头的布置

概要

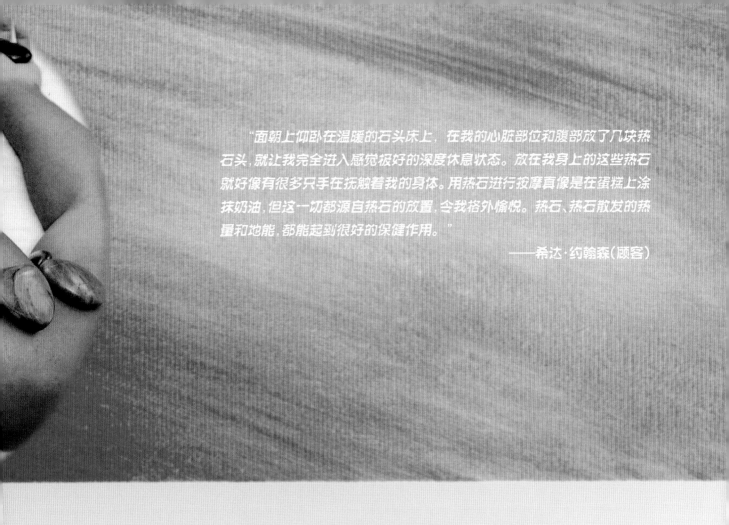

"面朝上仰卧在温暖的石头床上，在我的心脏部位和腹部放了几块热石头，就让我完全进入感觉很好的深度休息状态。放在我身上的这些热石就好像有很多只手在抚触着我的身体。用热石进行按摩真像是在蛋糕上涂抹奶油，但这一切都源自热石的放置，令我格外愉悦。热石、热石散发的热量和地能，都能起到很好的保健作用。"

——希达·约翰森（顾客）

学习目标

通过本章的学习，你应该能够：

■ 对比静态和流动放置热石的不同。

■ 将具体的放置方法与身体的不同部位联系起来。

■ 说明不同放置设施的使用方法。

■ 说明在仰卧位和俯卧位身体两侧静态放置石头的布局。

■ 说明如何在不打扰顾客的情况下移出放置石。

■ 说明按摩石和放置石之间的关系。

关键词

流动放置：在按摩流程中将温热的按摩石用作放置石。

静态放置：在按摩前或按摩中将单块或按一定布局将多块石头放置在顾客身体上方或下方。这些石头只用于放置而不用于按摩。

本章将讨论按摩石的放置方法。此外还提供了单块石头的放置以及在仰卧位和俯卧位身体前后按一定布局安排石头的放置说明。其中有些方法相当繁杂，但你不必完全照搬。这些方法只是一些建议，你可以根据自己的实践经验创造出一些新的放置方式。只要你按照第5章中所描述的合适温度，避开骨性隆突部位，你就会发现，顾客身体的几乎每个部位都乐意放置温暖的石头！

石头的放置方法

石头的放置有两种方法，静态放置和流动放置。静态放置石只用于放置而不用于按摩。要仔细选择好放置时间。通常在按摩开始或结束时放置。流动放置是动态的，是在按摩过程中进行的，用的是温度降低不适合做按摩的按摩石。

虽然在按摩过程中随时都可以进行静态放置，但这种放置通常只用几块石头，而且石头的安排也比按摩开始或结束时复杂放置布局简单。其原因有两个方面：一是，在顾客身体上做了复杂的石头布局后难以进行全面广泛的按摩；二是，布局过于复杂，要花费一定时间，会中断按摩流程。因此复杂的静态放置会成为按摩的"绊脚石"。

在用作静态放置的石头上包一层保护层，如床单、毛巾或烤箱袋，这样可以保护顾客的皮肤，并使可用于按摩的石头温度更高一些。这样的石头保热时间会更长。在石头温度降下来之后，可以将覆盖物取下来。例如，在使用两面厚度不一样的烤箱袋时，你可以先让厚的一面与顾客皮肤接触，再换到薄的一面，然后再从烤箱袋里将石头取出垫上床单放在顾客皮肤上，最后再直接放在顾客皮肤上。这样就能延长石头在身上的留置时间和保热时间。因此，静态放置初期最好给石头包上保护层。

相反，流动放置的石头始终与皮肤直接接触，因为它用的是已经变凉的按摩石。因为流动放置石不像静态放置石那样热，因此在一个部位的留置时间也不能那么长；但是这种方式更适用于整个按摩流程。因此这两种放置方式的时间和用途是不同的。

静态放置石有时需要用辅助设施来放置就位。要倾斜放在胸部的石头，可以将其放入烤箱袋里并转到合适的方向，这样就不会滑落。也可以用折起来的床单或毛巾代替烤箱袋。放在足部的石头需要用东西将其固定住。有的按摩师使用袜子，我喜欢用宽的弹力尼龙搭扣绑住石头（见图3-11），这种带子既舒适又透气，而且便于对足部进行按摩，石头变凉需要取下来更换也很容易。

在关节或不平的部位放置的石头，不容易用带子固定（如肩部、肘部、踝关节、膝盖、大腿的侧面、脖子等）。建议使用装有沙子的袋子进行热敷。还可以用长的袜子或袋子装上沙子或谷物，绕在需要热敷的部位。

身体各部位的静态放置

静态放置石在大小、形状和温度上的轻微差异可能会使其疗效产生很大的差别。这些差异将在下文针对每个身体部位加以讨论。阅读时请注意，下面所述的放置方法都可以补充到本章后边要讨论的复杂布局中。

面部放置

石头可以放置在眉心（第三只眼）、眼部和脸颊，见图6-1所示。面部放置最好选择小而平的石头，不要超过2.5~3.8cm。

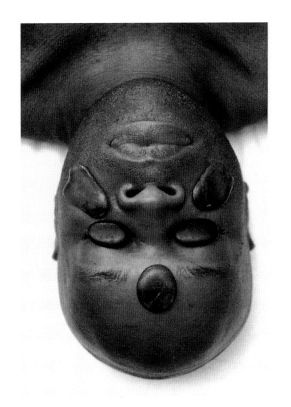

图 6-1　**面部放置。**无论是热石还是凉石，面部放置都有安抚作用。

　　一旦眼部和眉心的石头放好后，最好在上面盖上眼罩将其固定就位，并且有助于保持石头的温度。眼罩的底衬要厚一些(见图 3-12)，这样能挡住脸颊石头的上缘，并有助于稳定石头。眼罩还有助于放松眼部的肌肉，使顾客不去想放置的石头，从而会增强放松效果。

腋窝放置

　　腋窝放置热石有助于放松肩胛带各肌肉，从而使腋窝和肩部的按摩不会给顾客带来疼痛，也使你的按摩更加轻松(图 6-2)。当顾客由于热石的

　　在将热石放在顾客的眼睑上之后，马上问一问顾客温度是否合适。放在眼部或脸颊上的两块石头，一定要让其温度相同。因为面部不能耐受太热的温度，石头的温度开始时也略低些，因此，这些石头凉得比较快。尽管如此，无论是热石还是凉石都会使面部受到安抚。

　　不要把整块石头直接放在眼部，而要先让石头的边缘与顾客皮肤接触。先接触内眼角，然后缓慢轻柔地将石头放下去，不要按压石头。

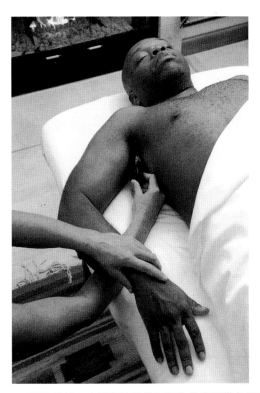

图 6-2　**腋窝放置。**在腋窝放置热石能软化肩胛带各肌肉。

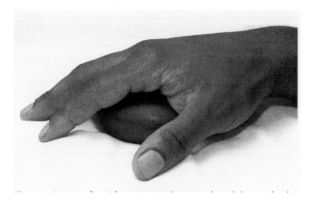

图 6-3　**手掌放置**。顾客在仰卧位时，放置在手下的石头要有一定的厚度，使手掌心接触到石头而不必将手掌按下去。

温度而感觉过热时可以在腋窝放置凉石，让其体温迅速降下来。只要把顾客的胳膊向外向上抬起，将石头放在腋窝内，然后轻轻将胳膊放回体侧，就可以夹住石头。静态放置和流动放置都可以这样做。

手掌放置

　　顾客在仰卧位时可将石头放置在手掌下，顾客在俯卧位时可将石头放置在掌面上。放置在手掌下的石头要选择比较厚的圆形石头，以便使顾客的手掌不用下压就能自然地触碰到石头（图 6-3）。因为

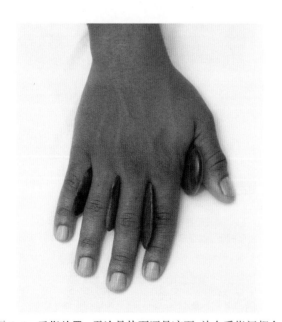

图 6-4　**手指放置**。无论是热石还是凉石，放在手指间都会使顾客感到舒服。

胳膊在仰卧位平放时腕部会稍微向上抬起，手掌也会自然上抬，如果石头不够厚，手就接触不到石头。当顾客俯卧时，可以将按摩石直接放置在手心朝上的手掌上，所以就不需要太厚的石头。

手指放置

　　在顾客仰卧时，可以在其手指间放置小而平的石头。只要把石头滑到手指间即可，如图 6-4 所示。与面部放置石一样，手指放置石散热也很快。但是手指间放置热石和凉石都会使顾客感觉舒适。放在手指间的石头最好比放在脚趾间的石头长一些。

足部放置

　　可以在足底放置石头，并用带子将其固定住，如图 6-5 所示。这常使顾客惊奇地说："我感觉好

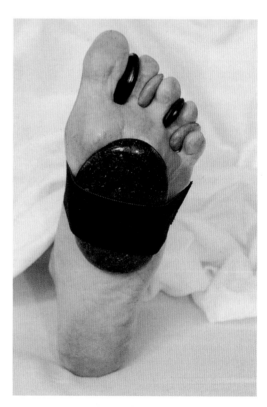

图 6-5　**足部放置**。一块椭圆形的石头用石头束带绑住固定在足底，好像给顾客穿了一只石头鞋。在各脚趾间放的小石头可以增强顾客的舒适感。

像穿了只石头鞋！"用于足部放置的石头最好选择
薄的、带有轻微弧度的长方形石头。将石头放在拇
趾球上时让石头的凹面朝向脚掌。一定要慢慢地
让石头边缘先接触脚掌，并在完全放上之后问问
顾客温度是否合适。人的足部都十分敏感，能耐受
的温度要比估计的低一些。

当石头放置好之后，要用石头束带将其固定
在脚上。用手指将石头固定就位，在手指之间把束
带绑在石头中间。用同一只手的大拇指按住束带
的端头，让尼龙搭扣带毛的一侧沿足背朝上。这样
可以确保尼龙搭扣粗糙的一面不会划到皮肤。用
另一只手轻轻拉紧束带的松散端，把尼龙搭扣沿
脚背扣住。把这一套动作反复在自己身上练习，直
到能确保尼龙搭扣粗糙的一面不会划到顾客皮肤
为止。石头束带可以让你在移出石头时换上新的
石头，如图 6-6 所示。

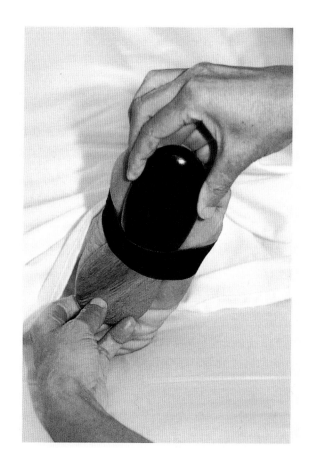

图 6-6　**更换足部石头。** 使用石头束带可以在移出石头的
同时换上下一块石头。

注意事项

在绑上束带一分钟之内，一定要和顾客重
新确定一下石头的温度是否合适。有时顾客认
为石头的温度尚可，但过一会儿就觉得受不了
了。此时按摩师要立即将石头取下来。

可以将与面部放置石大小类似的小石头放在
脚趾之间。脚趾放置石一定要扁平，厚的石头会让
脚趾过度张开，从而使顾客感觉不舒服。同眼睑一
样，脚趾间的皮肤也很纤细，不能耐受太高的温度。

小窍门

按摩师在放置前可以先在自己的眼部
或脚趾上试一试脚趾放置石的温度。

注意事项

脚趾放置石要逐步放入脚趾之间，而不要
一下全放上，同时要问问顾客温度是否合适。

在足底绑上石头的同时又在脚趾间放上石
头，有一种极好的感觉。脚趾间石头的保温时间不
会超过 5 分钟，但可以把它们留在那里稍久一些，
因为凉石的感觉依旧很好，而且可以伸展脚趾。但
是放置时间最好不要超过 15 分钟，否则脚趾会感
觉疼痛或过度伸展。

静态放置石的布局

石头的布局比单块放置复杂，需要多花点时间
而且事先考虑好。进行石头放置布局的最有效方法
是，在顾客躺在按摩床上之前，先在其身下布置好

石头，以免在放置石头时再让顾客坐起来。当顾客适应了身体下面布置的石头温度后，再进行身体上方的石头布置。在顾客体验身体上下石头带来的温暖和放松感时，你可以开始对头部、颈部、肩部、足部或手部进行按摩。当你准备进行更具动态的三维按摩时，所布置的石头已散失了大部分热量，可以将其移走了(取走石头的方法可参见本章后面)。取走最初布置的石头之后，在按摩过程中放置的其余石头就是通常所说的流动放置石，因为在石头布局复杂的情况下难以进行三维按摩。在按摩即将结束时可以再做一次复杂的静态放置石布局。

特别推荐

有时我会以静态放置石布局结束按摩，尤其是当顾客处于深度放松状态想在按摩结束后休息一会儿时。我只有在顾客交替的间隙才会这样做，这也是我向大家推荐的做法。我会告诉顾客，不要担心放在身上的石头，当你们醒来时它们落在哪儿就让它们留在那儿。但当我回来时几乎总会发现，石头在按摩床上摆出一个漂亮的图案，以表示对我按摩的感谢。

我的学员有时会问，热石按摩开始时让顾客取仰卧位还是俯卧位较好。我个人倾向于仰卧位，因为我的按摩手法大多是三维的，要按摩到顾客身体底下，需要移动身体，而当顾客面朝上时这些操作要容易进行。从仰卧位开始也使顾客的背部有足够时间被放在下面的热石暖和得更加柔软。再者，从仰卧开始使我能先对头部、面部和颈部进行按摩。这样做有助于让顾客在按摩中尽快平静下来，使他们愿意接受对其身体其他部位的按摩。但是顾客的初始体位由你本人决定，而且从哪种体位开始都可以。

下面介绍仰卧位和俯卧位静态放置石的布局方案。这只是一些范例，你可以在实践中应用，但千万不要死记或生搬硬套。布局上没有什么对与错，只要顾客感觉舒适就好。

仰卧位布局

如果选择从仰卧位开始按摩，应在顾客到来之前将按摩床上的石头布置好。按照你选择的石头布局的复杂程度，这项工作需要用5~15分钟。在布置好石头之后，应在上面盖上毛巾(或枕套)保温等待顾客的到来。然后在盖着的石头上面铺上床单。如果顾客准时到来，枕套应留在石头上，然后让顾客躺在盖着的石头上，并把床单盖在其身上。如前所述，把布置好的石头盖上可以最大限度地延长石头的散热时间。此后，待石头的温度降低后，应取掉枕套。此时顾客直接躺在石头上，让石头散发出剩余的热量。如果顾客来的晚了些，则要取下枕套再让顾客躺在石头上。

在顾客到来之后，需告诉顾客如何平躺在石头上，并允许顾客移走那些感觉不舒适的石头。然后，按摩师离开按摩室，让顾客把衣服脱掉并躺下。

按摩师一回到按摩室，就要问顾客对石头的温度感觉如何。如果顾客说一点儿也感觉不到石头的热度，应将枕套拿掉。如果顾客觉得只是稍微有点热，则要等一会再看看石头的热量是否穿透枕套释放了出来。这时可以徒手进行按摩操作。几分钟后如果顾客仍感觉不到石头的热度，便可将枕套去掉。相反，如果顾客说石头太热，应在石头上再盖一层毛巾。如果顾客觉得温度正合适，应把石头上的覆盖物仍留在上面。在顾客确认对石头的温度感觉舒适之后，你可以着手进行正面的石头布局，此后便可以恢复按摩工作。

大约10~15分钟(或者与顾客核实)后，可以将枕套取下来，让顾客的背部直接接触石头。依据石头的保温程度，大约在取走枕套后5~10分钟应将石头去掉。

仰卧位身体下方的石头布局

下面的照片示出了在顾客即将到来之前按摩床上石头的布局。(如上所述,石头上通常要盖上枕套,再在上面盖上床单。)如果你对顾客的体形大小有所了解,应做出相应的石头布置。

> **小窍门** !
>
> 在顾客到来之前,你可以躺在布置好的石头上试一试,以便对石头的温度进行调整,而且可以根据比对自己记住的顾客身高对石头的位置进行调整。这些石头也会使你得到放松,为即将进行的按摩工作做好准备。

凹面布局

"凹面布局"是一种非常简单的石头布局,它可以适应人体后背的所有凹入部位,大约需 5~10 分钟就能布置好。用于这种布局的石头要用圆面的,不要用平的,以便填满凹入的空间接触到身体。石头要放置在颈部、后背、手掌下面,放在膝盖下,并绑在足底。

脊柱双排石阵

这种布局比凹面布局稍微复杂一点,是我最常用的一种布局,因为它使顾客感到特别舒适,而且能有效地缓解沿脊柱两侧的肌肉紧张(图 6-7)。大约用 10~15 分钟就能布置好。放在脊柱两侧位置上的石头,其大小、高度、形状和温度要大致相同;否则顾客会有高低不平的感觉。石头要放置在竖脊肌下面,不要摆在肋骨下面,否则会让顾客感到不舒服。两排石头的间距不要太宽,因为脊柱比你想象的要窄。不要让顾客躺下时觉得脊柱下面只有一排石头,因为让椎骨棘突压在石头上会感到疼痛。当顾客面朝下俯卧时,可以在脊柱上放置单排石头,此时身体并不压在石头上。

值得注意的是,颈部的石头为长方形且较厚,肩胛处的石头较宽且长,脊椎两侧的石头为小的

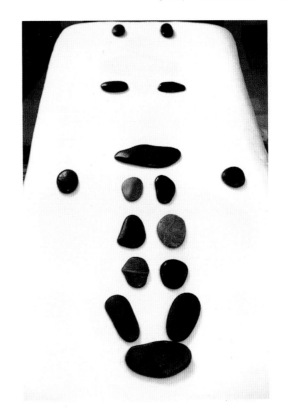

图 6-7 **脊柱双排石阵**。石头放置在脊柱的两侧、颈部、骶骨、手部、膝盖和脚部下面都放有石头。顾客面朝上躺在石头上。

椭圆形,腰部石头要和腰区的形状相像。手部的石头要厚一些,膝下的石头为椭圆形稍厚,而足部的石头则为平的椭圆形。在顾客躺在布置好的石头上之后,再把足部石头绑在脚上。

仰卧位身体上方的石头布局

在顾客觉得放在身下的石头温度正合适之后,便可以在其身体上方布置石头。如果按摩时间短,或者顾客不乐意在身体上方有过多的石头,则应采用少量的石头布局。如果顾客喜欢放置全套石头,时间也允许的话,则可以采用较多的石头。

单纯愉悦

"单纯愉悦"是一种简捷的石头放置方式,可以让顾客在很短的时间内得到放松。这种方式仅用 5 块石头:一块小石头放在眉心,一块中号偏大的石头放在心脏部位,大号石头放在腹部(同时可用于暖手),两块石头放在足部。

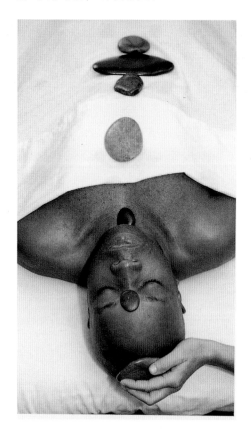

图 6-8　**脉轮之舞**。这种布局要在各脉轮上各放一块石头（冠轮除外）。

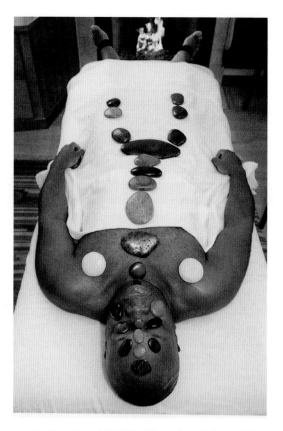

图 6-9　**体前之所**。这种布局要把石头放在身上所能摆放的任何位置。

脉轮之舞

　　"脉轮之舞"布局也是一种简洁的放置方式（图 6-8）。把石头摆放在各个脉轮上，从眉心轮开始，然后依次是喉轮、心轮、腹腔神经轮、腹轮和圣轮（骶骨）。冠轮例外，因为石头在头顶待不住。但是你可以用手握住石头让其在冠轮上待几分钟。这是一种非常均衡的布局，有助于打开并重新调整这些能量涡。

体前之所

　　"体前之所"这种布局要在身体前面的几乎每个部位（只要石头不容易滑落的部位）都放上一块石头（图 6-9）。这种放置方式适合你在开始对头部和颈部进行按摩时使用。在你轻柔地按摩颈部时，可以让石头留置在面部。当你要按摩面部时，再将石头移开。如果身体下方采用脊柱双排面阵布局，上方采用此布局，则要注意按摩室

内的通风换气，以免使顾客过热。当石头温度降低时，或者准备对身体某部位进行按摩时，即可将石头取下。

俯卧位布局

　　如果你打算让顾客在俯卧位时开始按摩，按摩床上的石头布局相对比较省事，因为只需要在体前下方放置几块石头。当顾客面朝下躺在事先放好的这几块石头上之后，你就可以在顾客后背上进行热石放置，可以在后背上垫一层床单也可以直接放在皮肤上，视石头的温度而定。

俯卧位身体下方的石头布局

　　因为担心顾客俯卧时是否舒适，因此在体前下方不要放太多的热石。

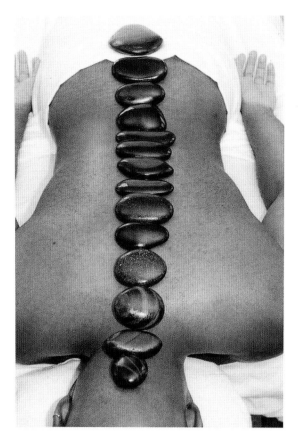

图 6-10　**脊柱单排温热石阵**。将一排温热石放在脊椎上。

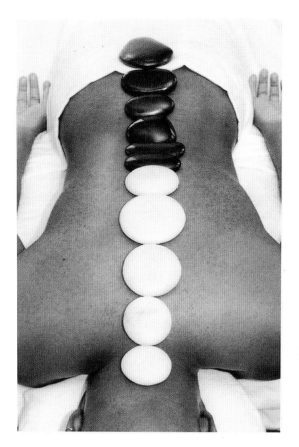

图 6-11　**脊柱单排凉/热石阵**。在脊柱上先放凉石再放热石。

髂－腹－胸布局

这是一种使大多数顾客都感觉舒服的最简单的放置方式。一块大号石头放在腹部，两块小石头放在髂肌部位，两块圆形石头放在胸肌部位。这种布局只需要一分钟就能完成。但放在身体背部的石头会增强其功效。

俯卧位身体上方的石头布局

下面介绍三种俯卧位时后背的布局方式。但要记住，这些方式仅仅是建议。在后背上做任何数量的布置都可以。放心进行实践吧。

肢端布局

这种方式很简单，只在双手掌心和双足底各放一块石头即可。它能对顾客起到安神和净化的作用，它能激活身体上每一条阻滞通路的能量。如果时间不充裕，或者要对全身做长时间的连续按摩，就适合采用这种方式。以这种方式结束按摩也

很不错，因为它能使顾客舒适和平静，而不会使"回头客"过分陶醉。

脊柱单排石阵

这种方式是直接在顾客的脊椎上放置一长排热石（图 6-10）。因为这种布局不施加压力，也不让身体重量直接加在石头上，因此不会伤害脊柱。它会将热量向深层直接传递给脊椎，从而会增加脊椎的柔韧性。在你按摩顾客的腿部时，在后背采用这种布局最好。可以全用热石来缓解棘突及其之间的肌肉，也可以一端放凉石另一端放热石，如图 6-11所示。你还可以尝试凉石和热石交替放置，来强壮顾客的后背和脊柱。可以在脊柱按摩即将结束时来进行脊柱单排石阵布局，把用过的按摩石一次一块地放到脊柱上。或者在按摩腿部时把新的热石放在脊柱上，先预热背部肌肉再对后背进行按摩。

背部安抚

这种布局方式覆盖了顾客后背的大多数部位

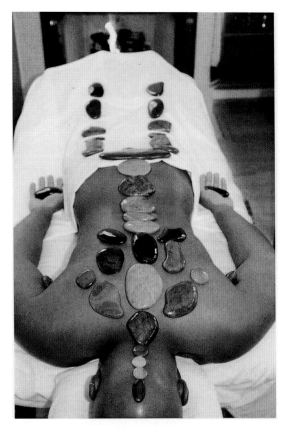

图 6-12　**背部安抚。**这种布局覆盖了大部分背部,是结束按摩的极好方法。

(包括腋窝),在按摩结束时使用能够起到很好的安抚作用(图6-12)。让顾客独自在按摩床上尽情享受这种布局带来的舒适。在按摩即将结束接受背部安抚的顾客都知道,再等几分钟就可以开车回家了。

特别推荐

　　我经常发现,接受"背部安抚"的顾客在按摩结束之后还久久躺在我溪边的吊床上!

创造新的布局

　　你可以对推荐的这几种布局大胆地进行改进。用石头摆弄着玩,创造出适合特定时间使用的适用于特定顾客的布局方式。大胆实践吧!顾客一定会发现你的发明令人耳目一新。

放置石的移走

　　如何将石头从顾客身上移走与如何放置同样重要。如果你漫不经心地迅速把石头从顾客身上拿开,顾客会觉得你草率而慌乱。如果你为了取走顾客后背下方的石头而要求顾客坐起来,必然会分散顾客在深度放松体验中的注意力,从而影响放松效果。这种做法不好,顾客也会不满。采用下述操作方法既可以避免中断顾客的放松体验,又能实现无缝流畅的按摩。

从顾客身体上方移走石头

　　要慢慢地取走每一块石头,其内心感觉就像你新接触一块石头一样。但它绝不是一个故意拖延的漫长过程。只要顾客意识清醒,意识到在取走石头,就不会觉得石头(及其能量)是从他们身上剩下来的。这种方法也可以减少石头跌落在顾客身上、地板上或你自己脚上的可能性。不要一下把整块石头都拿起来,而要先将石头的一侧抬起,翻转过来再从顾客身上拿走。这会产生一种逐渐离开的感觉,使顾客觉得你操作稳重而不仓促。如果取下的石头比较大,提起时可以先将石头转一圈再将石头从顾客身上移开。这会产生一种轻微的能量自旋,会让顾客感到愉悦。

从顾客身体下方移走石头

　　当需要将顾客身体下方移走石头时,一定不要让顾客坐起来。三维按摩使你能轻松流畅地取走身体下方的石头,不需要请顾客帮忙。采用这种方法时,你要学会把取走石头纳入按摩流程中。不必让顾客知道你在取走石头。

　　从顾客后背下方取走石头的这些技巧也适用于移开事先放在石头上的床单等物品。如前所述,

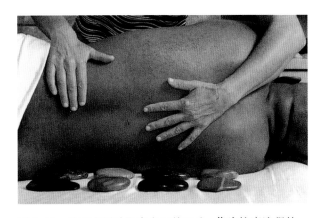

图 6-13 **让顾客侧卧取走身下的石头。** 作为按摩流程的一部分，让顾客翻转成侧卧，而不要让顾客坐起来。

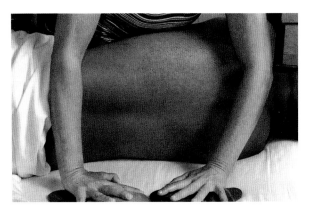

图 6-14 **推开石头。** 在把石头推到按摩床靠近平底锅的一侧时要保持和顾客的躯体接触。

根据石头的温度和顾客来的早晚，石头上可能没盖床单之类的物品，如果有的话，这种移开过程在按摩期间需要进行两次：先要移开床单，然后再移开石头。为了避免操作烦锁，每一步移开时你要站在顾客的不同侧面。移开床单时，一定要站在按摩床靠近平底锅的一侧；移开石头时则要站在按摩床远离平底锅的一侧。

当你依据是否取下床单或石头站在顾客身体相应的一侧之后，将顾客对侧肩部向上提起，使其高于肘部，轻柔地展开肩胛带以免产生会扭伤肩关节的不当应力。提起之后，用一只手把该肩部向你这面拉，同时用另一只手够到其下方往你这面推，让顾客的身体转向面对你的一侧，如图 6-13 所示。由于顾客的身体抬起来了，露出了下面的石头，你便可以按照此刻的需要将床单或石头移开。

在从顾客身下取走床单时，你就明白了为什么要用窄的床单。如果床单太宽，顾客的一侧身体将会翻转到床单上边，很难拽出床单，甚至会撕裂。窄的床单在顾客翻转身体时不会压在其上面。移开床单后，让顾客背朝下躺在石头上，这会让顾客感觉更温暖。操作要慢，以免顾客在直接接触新放的热石时受到惊吓。

当你准备移开石头时，要在顾客的另一侧进行同样的操作。但在此之前要在顾客身体靠近平底锅的一侧放两块热石。然后走到其远离平底锅

的体侧。抬起其肩部，将顾客身体向你这面翻转，使其背部朝向平底锅。但在移开石头之前要对顾客背部进行短时间按摩。这有助于打消顾客意识到要取走石头的想法。

在你准备移出石头。正在把石头从后背处推开推到按摩床靠近平底锅的一侧时，你的前臂要保持与顾客的背部接触，使其仍感到这是与按摩有关的，如图 6-14 所示。这样做便于把石头放回平底锅里，免得你绕着按摩床来回取放石头。推开石头后，抓起事先放在顾客脊柱旁边的两块新热石按摩顾客的背部。用这两块新热石按摩后背散失热量到能作为放置石之后，将其放在顾客腰部下方，让顾客慢慢地把后背落在上面。在你把凉的石头放回平底锅时，顾客正享受着新热石的温暖。

在按摩师身上静止放置石头

热石并非全为顾客准备的！在按摩顾客时按摩师也可以自己携带一些热石。例如，在你坐着为顾客进行头部和颈部按摩时，可以将热石垫在臀部下面或脚底，使自己保持镇静和精力集中。在站着按摩时，如果穿一件带弹力宽肩带的紧身短背心，可以在肩上放置中号热石，固定在肩带

下方。如果穿一条能耐热的裤子进行按摩，可以在腹部或腰部掖几块大号偏平热石。来自石头的热量有助于肩部的放松，也使腹部和骶骨位感到轻松。

在一整天工作结束时，按摩师可以把热石放在按摩床上，然后躺在上面，再在胸部和腹部放几块热石。这样可以温暖和放松自己劳累的肌肉，也是对自己辛苦工作的奖赏。

按摩石的流动放置

每一块按摩石都能成为放置石。随着按摩石热量的散失，它就成为一块温度正好合适、能直接放在皮肤上的放置石。把还有一定热度的石头放回平底锅是一种浪费，除非你有足够多的备用石头用不着这些石头了。在第 5 章已经讲过，如果按摩石凉得不能用作放置石了，则说明你用于按摩的时间太长了以至顾客都感到厌烦了。一定要在按摩石散失掉热度之前将其转换为放置石。

与静态放置不同，流动放置比较随意，不需要过多的预先考虑。但要记住，按摩石散热很快，因此一定要注意不要冲昏了头脑忘了替换石头，否则到最后你一次要替换很多石头。

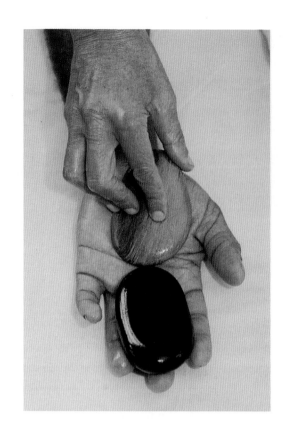

图 6-15　**替换石头。**一块放置石冷了以后，把一块已经散失热量不能再用于按摩的按摩石作为热放置石放在手上替换下已经变凉的石头。每一块按摩石都可以用作放置石。

在准备将按摩石转换成放置石时，只要将其滑到选定部位放到那儿即可，如果那里已经有一块已经变凉的放置石，只需用新石头将其推开即可（图 6-15）。瞬间你就完成了一次流动放置。如果能在不中断按摩过程的情况下把原来的放置石放回平底锅里加热，那就马上做吧。如果不可能的话，那就把它们整齐地放在一堆，以免与热石相混。在按摩过程自然中断时再将这些变冷的石头放回平底锅里加热。流动放置是有效利用石头全部热量的明智方法，也会给顾客带来意外的愉悦。

小结

可以按静止方式或流动方式来放置热石。静止放置的热石是否用于放置而不用于按摩的热石。可以单块放置在身体各部位,也可以按复杂的布局来放置。复杂的静态放置适用于按摩开始时和结束时,一般不用于三维动态按摩过程中。身体前后部位的热石布局有许多种,不要拘泥于其中某种方式。鼓励创新。按摩师也可以在自己身体上进行静态放置,用衣服将热石挟在肩部和后背等部位。

流动放置是在按摩流程中进行的单块石头放置。当按摩石温度降低到不能用于按摩时,其下降后的温度适合用于静置而不能用于移动状态,可将其放置在顾客身体的上方或下方。每一块按摩石都可以变成放置石,但是一定不要进行太多的流动放置,因为它们很快就会冷却,当他们冷的不能再用要把它们全拿走时,工作量很大。

把放置石从顾客身体上移开如同放置时一样,也需要相当认真和小心。一次迅速地移走很多石头会让顾客感觉忙乱。移走石头要慢,要滑动着旋转移出,并要尊重顾客。

热石的放置会使顾客有舒适放松感,使他们觉得好像有很多双手在进行按摩一样。它是用于按摩人体的热石的一种极好的附加功效。

复习题

判断正误

1. 必须严格遵循静态放置布局进行,不得有任何改动。
   A. 正确　　　　B. 错误
2. 流动放置是在按摩过程中进行的,是散失热量的按摩石的后期应用。
   A. 正确　　　　B. 错误
3. 腋窝是令人不舒适的热石放置部位。
   A. 正确　　　　B. 错误
4. 在仰卧位将热石放在手的下方时,应该选择厚一些的放置石。
   A. 正确　　　　B. 错误
5. 顾客在俯卧位时,身体下方不要放热石。

A. 正确　　　　B. 错误

多项选择

6. 用于固定石头的附件包括:
   A. 石头束带
   B. 烤箱袋
   C. 沙包
   D. A 和 C
   E. A,B 和 C
7. 适于面部放置的石头包括:
   A. 热石
   B. 凉石
   C. 热石或凉石,或者二者同时用
   D. 大号石头
   E. 黑色石头
8. 静态放置石可用于:
   A. 替代热石按摩
   B. 整个按摩过程
   C. 辅助热石按摩
   D. 以上都不对
9. 仰卧布局仅适用于:
   A. 体重比较重的顾客
   B. 体重比较轻的顾客
   C. 无损伤的顾客
   D. 顾客面朝下躺着时
   E. 以上都不是
10. 在仰卧位顾客的后背进行热石布局时,要在上面先铺上:
    A. 一块窄的厚毛巾
    B. 一块窄条薄布或枕套
    C. 一块宽的薄毛巾
    D. 一块宽的厚毛巾
    E. 一条床单

填空

11. 复杂的静态放置石布局最好在按摩的
    ＿＿＿＿＿ 和 ＿＿＿＿＿ 进行。

12. 每块 _____ 石都可以成为 _____ 石。

13. 如果顾客觉得石头太热则应 _____ 将其拿走，而当准备将其放回平底锅时则应 _____ 将其移走。

14. 流动放置比静态放置更 _____，但是流动放置石 _____ 更快。

15. 在按摩过程中，按摩师也可以将热石放在 身上。

连线

16. 凹面布局　　　A. 仅用于俯卧位

17. 脊柱双排石阵　　B. 几乎覆盖身体前方的每个部位

18. 脉轮之舞　　　C. 最常应用于仰卧位

19. 体前之所　　　D. 填充身体后部下方的凹入部位

20. 脊柱单排石阵　　E. 将石头放在除一个脉轮之外的所有脉轮上

复习题答案见附录 D。

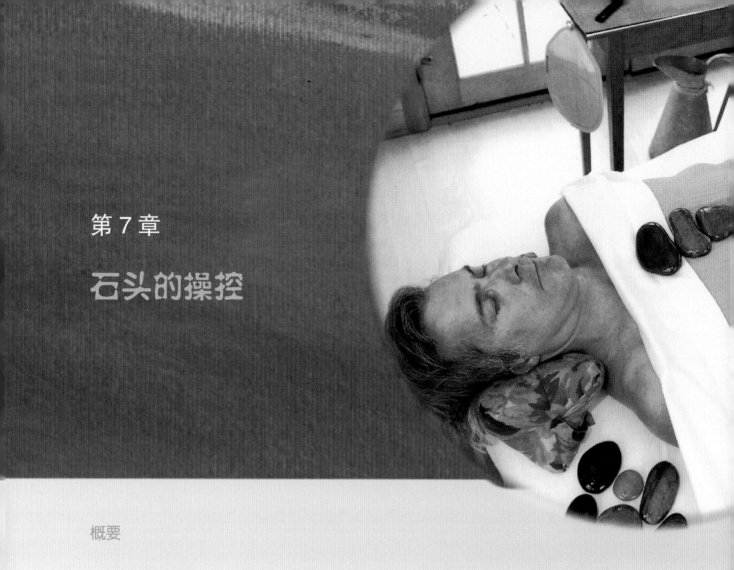

第 7 章

石头的操控

概要

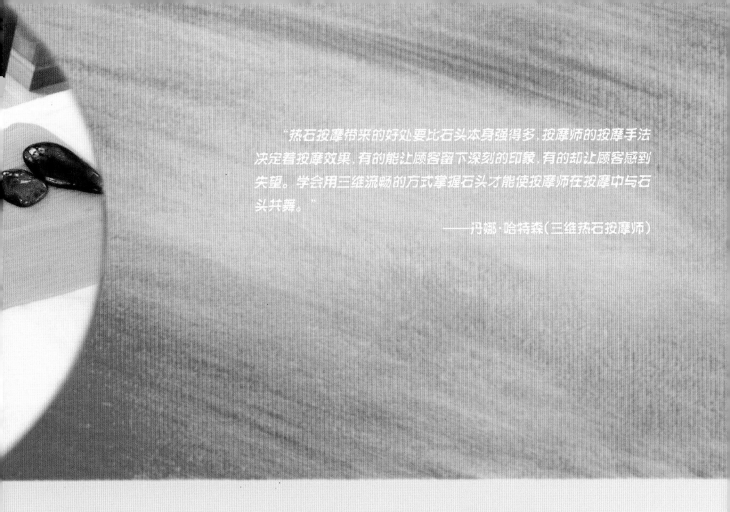

"热石按摩带来的好处要比石头本身强得多,按摩师的按摩手法决定着按摩效果,有的能让顾客留下深刻的印象,有的却让顾客感到失望。学会用三维流畅的方式掌握石头才能使按摩师在按摩中与石头共舞。"

——丹娜·哈特森(三维热石按摩师)

学习目标

通过本章的学习,你应该能够:

- 详细说明系统化管理石头的目的和好处。
- 描述四套石头管理系统。
- 说明在热石按摩中用按摩油相对按摩膏的好处。
- 说明按摩中引入石头的时间和数量。
- 说明让石头有效接触人体的方法、时间、温度、石头大小、速度以及压力。
- 解释防止顾客和按摩师受伤的安全指南。

关键词

四套石头系统:这是作者发明的一种石头管理方法,旨在减少热石按摩期间的中断次数。

引入石头:将石头引入按摩中,首次与皮肤接触的方法。

翻动石头:应用很热的石头按摩时,为防止灼伤顾客和按摩师或使其不舒服的一种按摩手法。

石头本身，即使十分美观，有大地能量，而且能保热和保冷，也只是实现完美热石按摩重要因素的一部分。而按摩师运用石头的手法与石头本身同样重要。我曾听很多人讲过他们接受热石按摩的扫兴经历。我也曾作为热石按摩顾客失望过。正是这些不愉快的体验使我认识到必须创造一种全新的方法。本章所讲的方法正是我此后实验和创新的总结。因此它是本书最重要的章节之一。

本章所讲的许多管理方法，虽然似乎有些繁琐无关紧要，但都是让热石按摩令顾客满意的关键。

> **小窍门** ❗
>
> 使你的按摩与众不同的往往不是一些表面的东西，而是对每个操作细节的关注。

如果热石按摩过程经常中断，如果你仓促地而不是逐步地把热石放到顾客身体上；如果你仅用手指而非用整只手握住按摩石，如果你进行热石按摩过快、过慢、过轻或过重，或者如果你使用的石头太多而没有用手进行充分的按摩，顾客都不会有完美的按摩体验。遵照本章的指导将会使顾客体验到完全与众不同的热石按摩。

最佳石头流程系统

在第一次尝试做热石按摩时，许多学员都说，在整个按摩过程中多次取回和替换按摩石对他们来说好难啊。判断该用哪块石头，哪块石头不热了，哪块石头太热了等等，要花去他们大量的时间和精力。不幸的是，大多数热石按摩培训班和影像资料都没有讲到如何管理按摩石。而只是简单教会按摩师从平底锅里取出一两块石头，待石头变凉时再胡乱地放回平底锅。这种方法有三点不足：一是，为了从平底锅里选择相应热度的石头，按摩师不得不每几分钟就离开一次顾客，因而经常要

中断按摩过程；二是，按摩师要围绕平底锅寻找加热到合适温度的石头，这要占用很长的按摩时间；三是，每次要使用石头时都得事先告知顾客很繁琐。考虑到这些不足之处，我发明了四套石头管理系统。

四套石头系统

开始时你可能觉得四套石头系统很麻烦不方便。一旦你熟练掌握之后就会发现，花费在管理石头上的时间大大减少了。当这套方法成为习惯时，顾客就几乎觉察不到按摩中的几次短暂中断。此外，因为你每次需要用石头时不必离开顾客，取回石头时顾客也不知道。这种隐形的石头流动使顾客觉得石头好像不知不觉就到了身上。

这种方法使按摩师能用3套石头进行大约10分钟的按摩、用更多的石头时再从放在平底锅里的第4层中去取。这意味着，90分钟的按摩你只需离开顾客9~10次去取石头！

四套石头

每套石头的推荐数量，要与按摩师使用此系统的经验相适应。

> **小窍门** ❗
>
> 刚开初的时候，每套只使用几块石头，此外还要在平底锅里备一套。最后，当这个系统逐渐成为你的习惯用法时，可以适当增加每套石头的数量，直到你能掌管好下面推荐的数量为止。

1.第一套石头放在按摩床上，一般由各套石头中温度最低的6~8块石头组成（图7-1）。其温度只适合于即刻使用（在5分钟之内使用）。这套石头的大小和形状应根据要按摩的身体部位来选

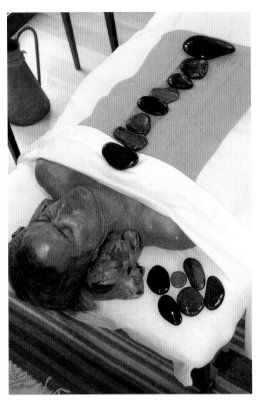

图 7-1　**第一套和第二套石头。**第一套石头放在按摩床上，第二套石头放在顾客身上盖的床单上，也可能是一窄条布单上。

择。将这些石头放在按摩床上靠近要按摩的部位，但不要太靠近顾客，以免接触到顾客的皮肤。

注意事项

应告诉顾客石头的放置位置，以免他们不小心挪动身体碰到石头。你也可以在顾客身体和石头之间放一个枕套，以防顾客的皮肤意外接触到石头。

2. 第二套石头直接放在顾客身上盖的床单或窄条布单上，由 6~8 块石头组成，如图 7-1 所示。这是你将在按摩中使用的第二套石头，所以其温度比第一套石头高一点。它们的大小和形状也要与待按摩的身体部位相适应。

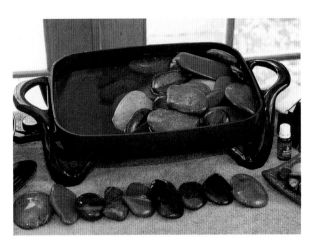

图 7-2　**第三套和第四套石头。**第三套石头放在按摩桌上，第四套石头在加热器中，集中堆放在靠右边的位置。

3. 第三套石头(也叫"时刻准备用的石头")放在石头桌的毛巾上，在平底锅的正前方由 12~16 块石头组成，如图 7-2 所示。由于大约过 10 分钟就要使用这套石头，因此其温度要高于第二套。这套石头将用于替换第一套和第二套石头，因此需要更多的石头。

4. 第四套石头是指加热完前 3 套石头留在平底锅里的所有石头。要把这些石头推到平底锅的右侧，如图 7-2 所示。这 16~20 块石头的温度在四套石头中是最高的，因为它们一直留在平底锅里，温度保持在约 71℃。最后你将用它们来替换第三套石头。

组成成套石头

当第一次组成这 4 套石头时，你需要确定出每套石头的温度差异。在顾客到来之前，在按摩床上放置好石头之后(见第 6 章)，从平底锅里取出 24~32 块石头(取决于每套石头的规模)，将它们放在石头桌上平底锅的前方。将其中大约一半浸在凉水中，按如下所述准备将它们用作第一和第二套石头：将用于第一套的石头浸入冷水中 5~10 秒钟，将用于第二套的石头浸泡大约 3 秒钟。然后从左向右按照温度由低到高将它们依次放在石头桌上。温度低的热石放在最左侧，然后是温度高的热石，最热的（未浸入凉水的）石头放在最右侧。

顾客躺在按摩床上后，准备开始按摩前，将这四套石头放到指定的位置上。石头桌上最左边的石头将用作第一套石头。将其放在按摩床上，靠近要按摩的顾客身体的部位。石头桌上温度较高的石头将用作第二套石头。将其放在顾客身体上盖的布单上，靠近要按摩的身体部位。将留在石头桌上的石头推到左侧，用作第三套石头。如果房间里有凉风，最好给第三套石头盖上枕套，以便在待时保温。将第四套石头推到平底锅的右侧，腾出左边的空间以便放置变凉的石头继续加热，以免停止按摩为放这些石头找地方，现在就可以开始按摩了。

石头操作流程顺序

在整个按摩过程中，按摩石要反复加热和再使用。随着你有条不紊地从一套石头转换到下一套石头，各套石头会自动保持其温度差异。转换之间用的时间就可以使各套石头的温度凉到或热到其相应的温带。只要你遵照推荐的流程和这种石头的使用时间，就不会出现石头温度不适应的问题。但是，如果某套石头长时间延续使用，就会出现因石头的温度太低或太高不能使用的问题。如果发生这种情况，只要将凉的石头放回平底锅里加热或者将过热的石头放在冷水中浸泡冷却，即可重新开始。即便出现这种短暂的中断，四套石头管理系统也比不断取回石头的另一种方法更有效。

最有效管理石头的理想顺序为如下所述。

1. 先使用第一套石头，然后将其放回到平底锅的左边（或者将其移到按摩床的旁边，直到有地方时再放回平底锅）。

2. 接着使用第二套石头，然后将其放回平底锅的左边。

3. 用第三套石头替换第一套和第二套。先将第二套石头放在顾客桌上热敷，再将其作为第一套处理。如果第三套石头太热不能使用，应将其在

凉水里浸一会。

4. 将第四套石头从平底锅里取出来，用它替换石头桌上的第三套石头。

5. 此时平底锅里腾出了空间，可以把平底锅左边的石头推到右边，成为第四套石头。

6. 重新开始按摩。

要记住：左边的偏凉，右边的偏热。一定要把最凉的石头放在左边，最热的石头放在右边，不管是平底锅里还是石头桌上都如此。

掌握好上述顺序之后，按照四套石头操作法将使你花在为顾客按摩上的时间远远长于石头上的时间。因此，不仅要遵照四套石头方法进行操作，更重要的是要满足顾客的具体需求。

> **小窍门** ❗
>
> 如果顾客需要你加以关注，从而要求你改变一下四套石头系统的使用顺序，你就应该这样做。在你满足了顾客的需求之后，再接着进行该系统的流程。

石头的上油

虽然热石按摩过程中使用按摩油的好处和方法似乎不太重要，但在按摩过程中上百次润滑石头所产生的累积效果都对热石按摩的整个流程、安全性和放松效果有着重要影响，因此是值得探讨的。下面将讨论：用按摩油与用按摩膏或其他润滑剂相比的好处，应在什么时候给石头上油，以及给按摩师手上涂油的最有效方法。

用按摩油与用按摩膏相比的好处

为了使用安全，热石的各个方面都要进行充分润滑。因此，在把热石这一要素纳入按摩时需要使用按摩油而非其他润滑剂。虽然也可以使用膏

剂、搽剂或乳胶,但要花较长时间才能涂匀,因而会破坏按摩的连续性, 也增加了石头刺伤和灼伤顾客的可能性。按摩油在石头上散开得快且均匀,因此石头很快就能使用。虽然涂油比按摩膏所用的时间差别不大,但是到按摩结束时多次涂抹累加起来的时间差别就大了。

优量杏仁油的黏度最适于热石按摩——不太稀也不太稠。最好使用有精油香味的按摩油,因为石头的热度会使按摩油散发出宜人的香味。但是有些顾客对某些香味过敏,因此手边必须准备一种无香味的杏仁油。

注意事项

如果你准备使用有香味的按摩油,事先要询问顾客是否对香味过敏。如果过敏的话,就应使用无香味的按摩油。

石头快速浸油的方法

为了按理想的流程进行热石按摩,用油快捷方便十分重要。每次给自己手上和石头上涂油都得取来油瓶再从瓶子里挤出油,这会明显减慢按摩流程。一种解决办法是在你腰带上挂一个皮套,把带有按压泵的油瓶子装在里面,但更为快捷有效的方法是:把你的手浸到盛油的小碗里(图7-3)。

小窍门

甚至可以在盛油的小碗里放一小块热石来加热按摩油。

你可以在按摩床周围的桌子或架子上放几只盛油的小碗,以方便取用。碗里放的油够本次按摩

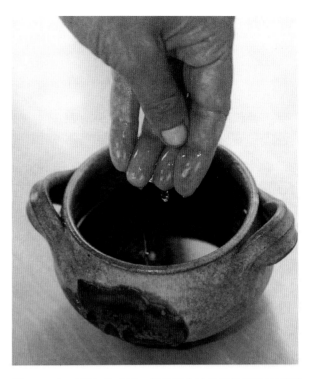

图7-3 **把手浸入油碗里。** 把手浸入油碗里是把油涂到石头上非常快捷有效的方法。

使用即可,这样为下一位顾客按摩就不再使用前面顾客用过的油。

上油顺序

虽然我建议你先用手而不是先用石头进行按摩(见下文),但是在接触顾客身体之前要用浸过油的手,在石头表面上抹一抹,如图7-4所示。如

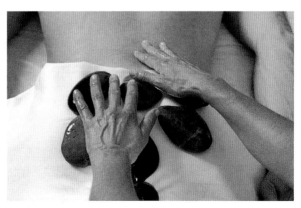

图7-4 **石头的上油顺序。** 将浸过油的手在石头表面上抹一抹,再去按摩顾客的皮肤。

果你持续这样做，就能在按摩中连贯地引入热石，不必在每次用石头时都停下来给石头上油。应用如下顺序：

1. 给你的手浸油。
2. 给按摩石上油。
3. 给顾客皮肤上油。

给石头上油时，只要在给身体按摩之前用涂了油的手在第一套和第二套石头表面上抹一抹即可。这样就能即刻使用这些石头。这个简单却重要的步骤有助于保证按摩流程的连贯。当你要用石头时就不用停下来先给它上油了，你只需拿起石头在手里翻转一下就能给石头的另一面涂上油，开始用它进行按摩了。

热石按摩

如何处理石头，在什么时间点用热石进行按摩，用热石按摩与徒手按摩的比例，如何让每块热石与顾客皮肤进行初次接触，如何按你的手型选择热石的大小，热石按摩的速度，以及让石头接触顾客身体使用的力度大小，这些都会影响到你所提供的热石按摩质量。

热石的使用顺序及比率

一定要先用你的手（不拿热石）开始进行热石按摩。这样可以让你与顾客建立起联系。石头不能替代你的双手，它们只是辅助使用的工具。虽然石头的热度能以惊人的速度和能量使肌肉软化，但你感觉不到按摩部位正在发生的变化，而手却能感知到。

小窍门 ❗

要用你的双手进行触诊和检查，以了解肌肉的紧张度、致密度、温度和形态。

在用手按摩顾客 3~5 分钟后，再使用按摩石进行按摩。由于用手按摩已预先在皮肤上抹了按摩油，因此在用热石按摩时，就不用涂太多的油。一定要平衡好用手按摩和用热石按摩之间的关系。一般来说，如果使用的石头太多而没有进行充分的徒手按摩，顾客会缺少你的抚触。而如果用手按摩太长，用石头按摩不充分，顾客会全身贯注于下一块石头什么时候出现。要想找到二者的正确平衡，需要花时间反复实践，并且要与顾客进行交流。每一位顾客的特定需求都将使这种平衡稍加改变。

与顾客身体达到最佳接触的合适的石头大小

你所用的石头的大小以及你握持石头的方法，都会对接触质量产生极大的影响。合适的石头大小能使石头和手同时达到最佳接触。因此，所选择的按摩石要正好适合你的手掌，只露出一部分即可，如图 7-5 所示。你的手指要握住石头外表面的三分之一。如果石头占满了整个手掌面（图7-6），手指就不能充分握住石头；如果石头过小，露出的手太多，热石的效果和热能就会散失。掌握好石头与手的比例才能达到最佳接触，并为提供最佳的热石按摩打下基础。

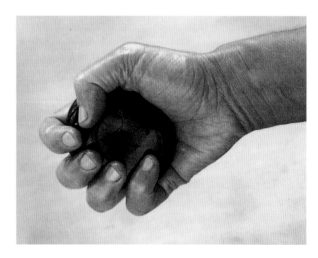

图 7-5　**大小合适的按摩石**。按摩石与手的最佳比例是，手指能握住按摩石的外表面三分之一。

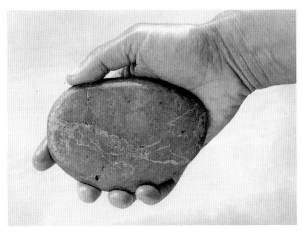

图 7-6 **大小不合适的按摩石。**这块按摩石太大了,手指握不住其外表面的三分之一。

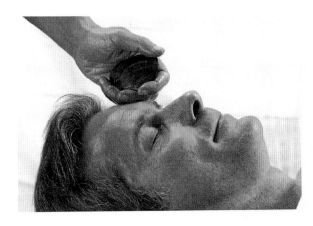

图 7-7 **引入石头的第一步。**握住按摩石让手指先接触顾客的皮肤。

引入石头

把又硬又热的石头引入按摩需要一定技巧,而且要小心谨慎。有效的引入顾客几乎没有察觉,从而使顾客进入深度放松状态。此时,顾客会深叹一口气或发出呻吟声,常会增进顾客与热石关系。相反,如果引入方法不当,生硬且草率,可能会让顾客跳起来,喘着气惊叫:"噢!"这很可能使曾在别处享受过愉悦按摩体验的顾客离你而去。唐突引入甚至会使顾客以后再也不来进行热石按摩了。

恰当的引入石头有三个要素:方法,时间和温度。三个要素的关键都是要循序渐进。

方法

热石要渐渐接触皮肤。换句话说,切勿把整个热石一下放到皮肤上。先把手指放到石头边上,只让你的手指接触到皮肤,如图 7-7 所示。接着将手指挪开,让按摩石的边缘接触顾客的皮肤,如图7-8 所示。最后按照先边缘再中心然后整个长度的顺序,让整块热石完全接触皮肤,如图 7-9 所示。整个过程几毫秒就能完成,快而渐进地把热石放在皮肤上是其最大的与众不同之处。它让顾客在不知不觉中把热石引入到按摩中。

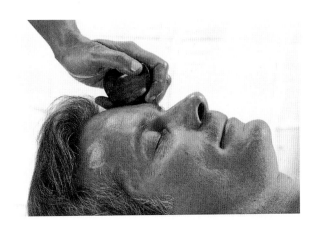

图 7-8 **引入石头的第二步。**移开手指,使按摩石边缘接触顾客的皮肤。

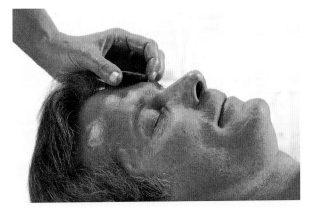

图 7-9 **引入石头的第三步。**使按摩石的整个表面接触顾客的皮肤。

一开始就让整块按摩石直接接触到顾客皮肤，是一种常见的不恰当方法。它会让顾客震惊，不能放松，失去安全感，从而不相信热石不会灼伤的承诺。采用这种引用方法，顾客在按摩中会把精力都花在等待下一块热石的降临上。另一方面，当热石是在不知不觉中逐渐引入时，顾客就能毫无杂念地全身心享受按摩效果。

时间

如果将热石放到按摩桌上之后立即使用的话，顾客就开始把你每次中断按摩去取热石和热石触及皮肤相关联，于是这就成了可预料的过程。这种可预料性不仅使顾客感受不到不知热石何时到来的神奇体验，而且对热石产生一种潜意识的不满，将其视为按摩的中断而非按摩的扩展。为了纳入热石的动力，最好的热石按摩中途也得停顿几次，但是让这点中断与引入热石越不相干，其对顾客享受热石按摩的影响就越小。

下面讲的这种把热石引入按摩的方法富有创意且操作连贯。在重组成套的石头之前，首先要在加热成套按摩石的同时把一些新的温热放置石放在顾客身上或身下进行热敷。重组好成套石头后就可以重新开始用手进行按摩。这样顾客就不会将按摩中断与热石的引入联系在一起了。在用手按摩几分钟后，每只手在中途各拿起一块石头。继续进行按摩，但此时是用前臂而不是手，如图7-10所示。顾客并不知道你的每只手中已握有按摩石。然后在时机合适时，再让你握有石头的手与顾客皮肤接触。因为热石是渐进接触皮肤的，顾客不知道它来自哪里因此不会受到惊吓。

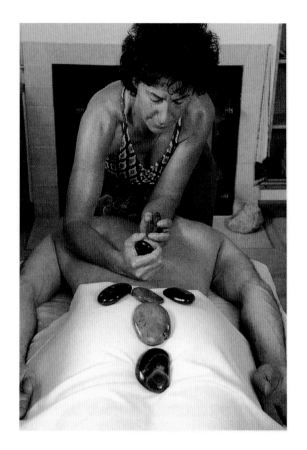

图7-10 **引入热石的时间。** 在用前臂按摩时把热石抓在手中，这样在开始用热石进行按摩时顾客就不知道热石来自何处。

> 说句玩笑话，我们都在逐渐了解这种引入石头方法的神奇特征。

温度

最初与顾客皮肤接触的几块热石的温度，在很大程度上决定了顾客在此后按摩过程中能耐受的温度。刚开始按摩时，顾客的身体对热还不习惯。如果一开始就用烫的石头，往往会引起过敏反应，从而降低顾客在整个按摩过程中能耐受的热度。这样，即使热石的引入方法正确，温度也合适，顾客也会不断地说石头太热了。这种反应很大程度来自于心理作用，只要让顾客有足够的时间去适应逐渐升高的温度即可避免。

> ### 特别推荐
>
> 不久前一位顾客曾在接受按摩时说："好象觉得你是从半空中抓来按摩石的。"
>
> "从某种意义上说是这样。"我说。

当顾客连最低的热度都抗拒时，应试着逐渐地重新引入热石，从相当于体温的热石开始。然后逐渐提高热石的温度。随后你会发现，最初顾客感觉太热而温度完全相同的热石此时正合适。

令人舒适的热石引入应从温热的石头开始按摩。先用温热的石头按摩几秒钟，然后再换成稍热一些的石头。用第二块石头按摩大约 5 秒钟后，引入第三块比它更热一些的石头。热石温度的逐渐增高使顾客渐渐适应了热石，这样你才能最终采用合适温度的热石来达到最佳的抚慰和治疗的效果。在按摩开始阶段一旦确定了顾客期望的热石温度，你就可以在此后的按摩过程中一直采用这个温度，而不必在每次用热石时再重新逐渐升高温度。但是，当你在一套石头中有两三次石头可供选择时，最好先用其中温度最低的那块。这样，不仅遵守了温度渐进的引入原则，而且也延长了该套石头的保温时间。

由于在整个按摩过程中经常要引入热石，因此它对顾客能完整地体验按摩至关重要。只要你掌握好热石的引入方法、时间和温度，你就能让顾客感受到这种热石按摩的放松程度是他们在别处无法体验到的。

让手和石头同时与顾客身体接触

在用按摩石按摩时，一定要让顾客感觉到你的手和石头都在触抚其皮肤（图 7-11）。如果握持热石时仅让石头与顾客的皮肤接触，顾客就会有与按摩师隔离的感觉（图 7-12）。他们说，手连同热石抚摸人体的感觉比单用热石更能安抚顾客。此外，按摩师手的触觉也会让顾客觉得他们时刻与按摩师保持着联系。按摩的部分功效也源自于这种联系。热石是一种有效的按摩工具，而热石与手

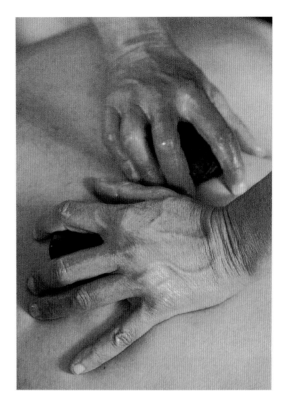

图 7-11　正确的按摩石接触。 正确接触时，手和按摩石都要接触到顾客的皮肤。

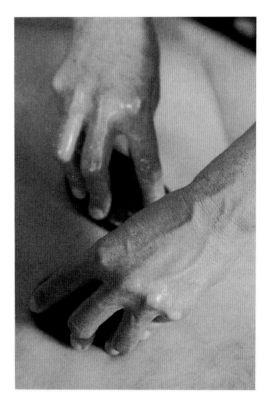

图 7-12　不正确的按摩石接触。 不正确的接触时，只用按摩石接触顾客的皮肤，手却没有接触。

的抚触相结合是一种更加完美的组合。如果你在让你的手接触顾客皮肤的同时还能把热石调整到其肌肉上，让顾客同时感觉到手和热石，则说明你掌握了正确的热石按摩方法。

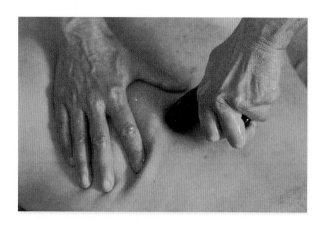

图 7-13　**工具石的正确接触。**使用工具石时最好只让石头接触顾客的皮肤。

上所述，在按摩开始时以及按摩过程中，为了准确诊断和治疗肌肉的病痛以及为了提供必要的温情抚触，你应该进行徒手按摩。但是在大部分按摩时间内，手要与热石密切配合共同进行按摩，使其效果最佳。这种让手和热石共同接触人体的方法既确保了热石按摩的效果，又能使顾客感到愉悦。

小窍门

有一种方法能让你知道，是否做到了手与热石的完美平衡：如果顾客说"我分不清是你的手还是热石在按摩"或者"好家伙，你的手感觉好温暖"，则表明顾客已经感觉出热石的效果而不是热石本身，你也会觉得对正确使用热石更有信心。

特别推荐

有一位顾客曾经告诉我她所经历的一次令人不快的热石按摩体验，这让她再也不想做第二次了，直到她体验了三维按摩之后才改变了想法。那是在一家美容中心，热石按摩师走进房间时手上戴着一副橡胶手套。放好按摩石后准备带着手套进行按摩。我的顾客说，她希望她摘掉手套，但她依旧戴着手套开始用热石按摩。最后，顾客问按摩师是否想过脱下手套按摩，令她吃惊和恐惧的是，按摩师却说，她在热石按摩过程中始终要戴着手套，以防烫伤自己的手，而她的担心是毫无理由的，因为她的手从来不接触顾客的皮肤，只有热石在接触。她还热情地解释说，仅用热石来按摩比用手或二者结合来按摩效果更好。不用说，这是一次对顾客毫无效果的体验，使她失去了对热石按摩的兴趣——完全可以理解。

特别推荐

当顾客告诉我他们不喜欢热石按摩时，我就问他们为什么呢。他们通常会告诉我："我喜欢用手按摩，而不是石头。"当我向他们解释说我的独特热石按摩方法能让手和热石都进行按摩后，他们一般都愿意试一试，而且此后他们几乎都成了常客。

移动石头的速度

按摩师沿顾客体表移动热石的速度取决于石头的温度、按摩部位的特性和大小以及按摩目的和意图。移动速度过快或过慢都可能会打扰甚至损伤顾客。下面介绍一些以最有效的速度移动石头的指导原则。

特殊情况下有时也只用热石进行按摩，例如用石头作工具来按摩触发点或者进行某种特殊的按摩，如图 7-13 所示（详细说明见第 8 章）。如

依据温度

当按摩石过热时，你要沿顾客体表快速移动石头来散发热量。当你沿某块肌肉快速移动热石时，它与每个部位接触的时间不超过一秒，因此热量分布得广不会集中在某一个点上。如果你移动热石太慢，大量的热量就会穿透这一部位，灼热感将很快让顾客耐受不了。

当按摩石开始变凉时，你要减慢移动速度，使顾客们能感受到石头的热度。慢速移动时，热量存留在每一部位的时间较长，因此顾客所感受的石头温度要比快速移动时高。如果热石已散失了大量热量而你移动的速度又太快，顾客就觉得石头不温暖。因此，让石头的移动速度与其温度相匹配是非常重要的。

在逐渐引入温度渐高的热石之后，应使用你的手和顾客都能耐受的最热的石头，快速大幅度移动石头，使其热量散发。此后，当热石开始变凉时，应减慢按摩速度，甚至最后你几乎将石头停在某一部位。这种方法可以使不间断应用热石按摩的时间长于一开始就用温度较低的石头的持续时间。

依据按摩部位特性和大小

总的来讲，身体比较紧的部位，按摩速度要慢。在按摩紧张的肌肉时，要减慢热石的移动速度，让该处组织慢慢软化。如果按摩部位比较松软，则可以加快热石按摩速度。

按摩部位的大小也对按摩速度有所影响。在按摩身体较大的部位时，如后背、胳膊和腿部，可以加快热石的移动速度。在按摩较小的部位时，如面部、颈部和足部，则要放慢速度。可以这样理解：范围小的部位，要放慢速度。这也意味着，能快速移动石头的大面积部位，可以用偏热的按摩石；移动速度受限的小面积部位，可以用温度偏低的按摩石。

例如，如果较大的身体部位有多处紧张，我就首先大幅度快速移动热石进行按摩。在热石凉下来以后，我就用它在该部位的几处小的紧张点进

行慢速按摩。这种方法考虑了决定热石移动速度的各个重要因素——按摩部位的大小、热石的温度和肌肉的紧张程度。

依据按摩目的和意图

你对某一具体部位进行按摩的目的，也影响着热石移动的速度。如果你采用某种手法的目的是为了拉伸肌肉、强壮肌肉、舒缓硬结或者疏通血脉，则可以加快速度进行短辐或长幅按摩。如果是为了软化组织、舒展肌肉、放松身体或者是为了让顾客敏感的情绪不受到刺激，则要放慢速度。适当地改变速度才能达到令人满意的按摩效果，按摩师要根据顾客的身心需求调整按摩节奏。

翻动按摩石

按摩师都希望知道每块热石该热到什么程度，要用多长时间，以及什么时候该退出使用，但这只是期望，比较实用有效的做法是，使用尽可能热的按摩石（你曾用过的较高温度），而不要消极等它降温以后再用。如果石头太热在手里连几秒钟也拿不了，但也不至于热得拿不起来，你就可以用翻动按摩石的方法开始用它进行按摩。

学习这种方法之前，了解一下它的基本原理会有所帮助。当你在顾客身体上滑动按摩石时，顾客的身体从石头的后方吸收热量。这样就使石头下方比其朝向手的一侧凉得快，温度比上方低。你可以翻转石头利用其这一优点。先用热石在顾客身上进行长距离快速滑动。几秒钟内，你就觉得石头太热拿不住了。此时把石头转一个面，让稍凉的一面对着你的手，稍热的一面对着顾客身体。再用这一面沿体表快速滑动，稍微凉了些再把它翻转一次。根据需要进行多次翻动，直到你能舒适地握住石头进行按摩为止。

要记住，随着石头逐渐冷却，你需要逐渐放慢速度，让顾客感受到石头的热量正传送到肌肉中。但是在石头开始降温时你依旧可以翻动石头。遵循的原则是，始终让石头热的那一面接触顾客

的身体，翻动石头可以延长顾客感受石头热度的时间。

用石头施压

我从对热石按摩有负面感受的顾客中听到的主要抱怨是，他们没有体验到深度的热疗效果。这可能是，他们的按摩师害怕热石伤着顾客，在按摩中不敢特别用力。虽然许多按摩师似乎觉得因为石头坚硬而不能用力下压是对的，但却完全错了。

石头的热度合适时，其硬度是察觉不到的。实际上，石头的热量能让你将其深压到肌肉组织而不会使顾客疼痛。如果你在使用热石时不施压，顾客对热石按摩的感受将是肤浅而乏味的。

小窍门

在用热石按摩时，要把热石想象成你的手的延伸，所以所用的压力、按摩深度和细节特征都要与用单手按摩时一样。但是在按摩之前一定要确认石头热度合适，冷却后的石头感觉坚硬，所以要避免用这种石头深压顾客。

注意事项

对于用手按摩不能深压的部位，切勿用热石深压按摩。

注意事项

热石不会让顾客觉到坚硬，而凉石头则会有坚硬感。在用石头施压时，所施的力度一定要视石头的温度而异。同时要记住，即

使热石不会让顾客感觉坚硬，实际上也比手硬得多，所以使用时要小心，尤其是在骨性隆突部位。热石按摩的深度固然重要，但同样重要的是要避免施压过大而伤到顾客。

安全指南

引入热石效果好不好取决于引入的时间对不对，此外还要避免一些易犯的错误。其中有些错误是不可避免的，有些是在学习热石按摩的过程中会发生的。但是经过一段时间后，这些潜在的问题大多数是可以避免的。有一些经验法则是事先必须要遵循的：当按摩师抓取太热的石头或石头掉落到脚上而伤着自己时，你一定不要喊出"嗷！"之类的声响。我知道不该发出这种喊声，但无法想像让正在接受热石按摩的顾客知道了他们的按摩师此时伤着自己了！在喊过"嗷，我伤着自己了"之后，我的顾客说："您知道，我认为我此后一定要接受一次正规的按摩。"此时我意识到这项工作的艰难。我不责怪她，而且此后我一直在抑制自己不再惊叫，到最后当我操作相当熟练之后就再也不会发生了。下面讲一讲要避免的常见错误。

灼伤自己或顾客

在职业性热石按摩中几乎不会出现灼伤自己和顾客的事件，但它确实可能发生，尤其在初学阶段。要避免发生灼伤则必须要采取一些预防措施。当按摩师了解了石头吸热和散热的原理，积累了大量的操作经验之后，这种情况就几乎不会发生了。

在学习如何进行热石按摩时，以下一些情况会发生灼伤。使用的热石太烫会灼伤顾客皮肤和按摩师的手。热石上或按摩部位抹的按摩油太少，因而热石滑动不顺畅，将会增加发生灼伤的可能性。事先没告诉顾客石头很热就放在顾客身上离

开了，只顾着说话忘了移动热石，或者放在按摩床上热石离顾客裸露的皮肤太近，这些都会引起灼伤。用手而不是用漏勺伸到热水里取石头会灼伤按摩师的手。把石头扔进平底锅里溅出热水也会灼伤顾客和按摩师。

为了避免这些问题，按摩师必须了解热石的合适温度并管理好热石。虽然了解灼伤知识并不难，但灼伤事件对顾客的印象和影响是深刻的。只有在进行了充分的练习之后才能开始热石的职业性应用，这是减少灼伤的最好办法。

有许多简便易行的方法可以避免灼伤。按摩师一定要非常了解使用按摩石和放置石的正确温度（参见第 6 章）。如果石头太热，按摩师在手里连 3 秒钟也拿不了，则必须反复翻动石头才能用于按摩。用不同温度的热石在耐热程度不同的人体上反复练习，将有助于按摩师了解把热石用于普通人身上什么温度太热了。逐渐用较高温度的热石进行按摩，而不是一开始就用最热的石头按摩，并在每次升高温度时都要问问顾客是否能耐受，也会将灼伤顾客的可能性降到最低。

按摩师一定不要用手从平底锅里取出热石，热石取出后也不要立即使用。按摩师必须在热石上抹上充分的油使其滑动自如，在顾客说石头太热时要立即关注顾客的需求，在他们同顾客说话时一定不要忘了手里拿的热石，把热石放在按摩床上时要远离顾客皮肤，并且要轻轻地把石头放回平底锅里，以免溅出热水。只要注意好这些细节，就不会发生灼伤事件。

损伤自己或顾客

按摩师弄掉石头时，可能会伤到顾客或自己。为了避免这种事件的发生，按摩师的操作一定要慢，每只手一次只拿一块石头，将石头放回平底锅里时要绕过顾客走过去，而且一定不要在顾客面部上方取放热石。即使如此，按摩石仍会随时掉到地上，因此按摩师必须做好应对这种事件的准备，

并要学会如何避免被掉下的石头砸着。石头掉在地上和石头砸到顾客面部，其后果可是完全不同的！石头很坚硬，取放都得小心，千万不要掉到顾客或自己身上。

由于石头是热的，在用其进行按摩时，其硬度让人感觉不明显。石头变凉后再用它按摩，顾客就会感觉不舒服，而且还会在按摩师不经意间擦伤顾客的皮肤。避免此类事件的最好办法是，当按摩石温度明显降低时立即停止用它进行按摩。换一块新热石进行按摩要比用不热的石头继续按摩效果好得多。热石在凉了以后会变得坚硬、令人讨厌，就失去了其抚慰放松效果。如果继续用变凉的按摩石进行按摩，就不再是"热石按摩"，而是"硬石按摩"了。按摩师必须记住，石头是坚硬的，不得将其按压到人体深部或撞及到骨性隆突处。

惊吓顾客

仓促引入热石会让顾客受到惊吓。避免的方法是，按摩师要以渐进的方式引入热石，先让石头边缘再让整个石头表面接触顾客。按摩师的手一定要与热石同时接触顾客皮肤。开始用的石头温度不宜太高，然后逐渐引入温度渐高的石头，让顾客身体慢慢适应。按摩师一定不要先用凉石再用热石，凉石一定要排在热石的后面，而且在用凉石时要提醒顾客。用的石头太热、太凉或者引入太突然都会惊吓着顾客，影响其按摩体验，甚至会影响顾客的健康状况。

让顾客过热

由于石头是热的，因此按摩室的温度往往比较高或者空气不新鲜。放置石和按摩石散发出的热量会随着时间不断累积，因此需要给顾客和房间降降温。有时顾客会突然感到潮热脸红，就应意识到石头太热了。有的女性可能有热潮红，突然就不能耐受石头的热度了。一旦这样的情况发生，按

摩师要立即拿去放置石，打开电扇或窗户进行室内通风。如果要进一步降温，应把盖在顾客胸部和下腹部的床单换成小毛巾。如果还需要降温措施，还可以用一些凉石来给顾客降温。在按摩过程中要定期问一问顾客是否舒适，并要使室内保持适当通风，以便将其消灭在发生之前。

引起晕眩

顾客在热石按摩之后，从按摩床上起来时可能会出现头晕或身体发飘的感觉，尤其是低血压的顾客。在这种情况下，要等到按摩师确信顾客能走路或开车之后才能放他们走。如果顾客出现头晕目眩，按摩师可以把凉石放在顾客面部帮他们缓解。让顾客深呼吸并用凉水杯抚触顾客的眼部有助于缓解症状。如果必须让顾客推迟离开，按摩师要毫不犹豫坚持下去。

小结

掌控好石头会使普通的热石按摩变得无与伦比。四套石头系统能实现最佳的热石操作流程，并使按摩师把更多的时间用于顾客，而不是用在取放石头上。第一套石头放在按摩床上，靠近要进行按摩的身体部位；第二套石头放在顾客身体上方；第三套石头放在石头桌上平底锅的前方；第四套石头留在平底锅里靠右的位置。这四套石头的温度是依次递增的，所以在你用到最后一套石头时，它们仍然是热的。一定要把留在平底锅里的石头推到右侧，把凉了的石头放回到平底锅左侧，这样你就能知道最热和最凉的石头放在何处。这种热石管理系统使你不必每隔几分钟就要离开顾客去平底锅里拿取新的热石。

与按摩膏或其他润滑剂相比，热石按摩更适合使用按摩油。因为按摩油在热石上扩散快且均匀，而且不会干扰连贯的按摩流程。在按摩室四周放几只盛有按摩油的小碗，以方便你浸入手指

给手上抹油。手上抹好按摩油之后，在第一套和第二套热石上抹一抹，即可随时备用。这是一种方便快捷的方法，不仅不会中断按摩流程，还会使其更流畅。

在引入按摩石之前，先用手按摩几分钟，这样可以与顾客进行交流并可了解其肌肉的状况。应根据不同的顾客，选择热石与徒手按摩的比例。在引入热石时，要采用渐进方式，先用手指尖与顾客皮肤接触，然后让热石边缘接触，最后再让整个石头表面与皮肤接触。先以温热的石头开始，然后逐渐提高温度，直至找到顾客能接受的合适温度。在更新每套热石时，再次用手而不是热石进行按摩，这样就可以在顾客觉察不到的状态下更新了热石。

按摩石的大小要与按摩师的手掌大小相匹配，手指弯曲后可以握住按摩石的边缘，当按摩石接触顾客皮肤的时候，手指也能触碰到顾客的皮肤。当按摩石温度过高的时候，可以快速转动，以达到迅速降温的效果；相反，如果按摩石温度不太高，或者被按摩的部位面积比较小，以及有的部位比较敏感，可以降低按摩的速度。不要因为石头硬，就不敢用力，要尽量象正常的用手按摩一样，去做一些深度的按摩操作。

在按摩中，当按摩师将石头放入加热器中的时候，要注意不要伤到自己；注意不要因为不恰当的石头导入方法而让顾客受惊；在导入按摩石的时候，不要忘记提示顾客；在给顾客进行热敷的时候，温度不能过高，而且要注意通风；在按摩快结束时，注意不要让顾客因低血压而产生头晕等症状。

复习题

判断正误

1. 热石的管理方法不用太多实践就能很容易的掌握。

   A. 正确　　　　　B. 错误

2. 热石的管理系统是包括三套石头的管理系统。

A. 正确　　　　　B. 错误

3. 第二套石头是放在按摩床上的。

A. 正确　　　　　B. 错误

4. 第一套石头的温度是四套石头中最热的。

A. 正确　　　　　B. 错误

5. 第三套石头,又被称为"等待中的石头",热度在四套石头中排第三位。

A. 正确　　　　　B. 错误

6. 第四套石头一般放在加热器的靠左边的位置。

A. 正确　　　　　B. 错误

7. 在放第一套石头之前,先要将第二套石头放在顾客的身体上。

A. 正确　　　　　B. 错误

8. 在第一套按摩石使用完毕,按摩师要立即从加热器中取出更多的石头备用。

A. 正确　　　　　B. 错误

9. 第一套石头用完后,按摩师应该用第二套石头。

A. 正确　　　　　B. 错误

10. 放置按摩石的时候,一般的方法是将热石放左边,凉石放右边。

A. 正确　　　　　B. 错误

多项选择

11. 使用按摩油的顺序是:

A. 手部 / 按摩石 / 顾客身体

B. 手部 / 顾客身体 / 按摩石

C. 顾客身体 / 手部 / 按摩石

D. 以上都不对

12. 有效的导入按摩石的操作方法是:

A. 使用整个石头的表面

B. 用手部做为缓冲

C. 用石头的边缘先接触顾客皮肤

D. B 和 C

E. 以上都不是

13. 最先使用的按摩石温度应该是:

A. 和其他的石头温度一样

B. 比其他的石头要热

C. 凉的

D. 微温的

E. 以上都不是

14. 按摩师应该小心操作,千万不要:

A. 如果被烫到的话,大叫"哎呦"

B. 将热水溅到顾客或自己身上

C. 用勺子在加热器中移动石头

D. A 和 B

E. 以上都是

15. 如果在按摩过程中或按摩结束后,顾客感到头晕,按摩师应该:

A. 在顾客整个身体上使用凉石按摩

B. 停止按摩

C. 使用温度低的少量的石头进行按摩

D. 在顾客离开前,要确认顾客已经恢复好,并能够开车回家

E. C 和 D

填空

16. 如果按摩师掌握了四套石头管理系统的方法, 每套按摩石的数量分别为:第一套 _____ 块; 第二套 _____ 块;第三套 _____ 块;第四套 _____ 块。

17. 需要再进行加热的按摩石应该放在加热器中的靠 _____ 边。

18. 在组好石头堆之后进行按摩之前,按摩师要做的最后一件事是 _____。

19. 如果一个顾客有可能干扰整个热石按摩的流畅性,按摩师应该 _____。

20. 按摩师在使用按摩石进行按摩之前,需要使用 _____ 进行按摩。

复习题答案见附录 D。

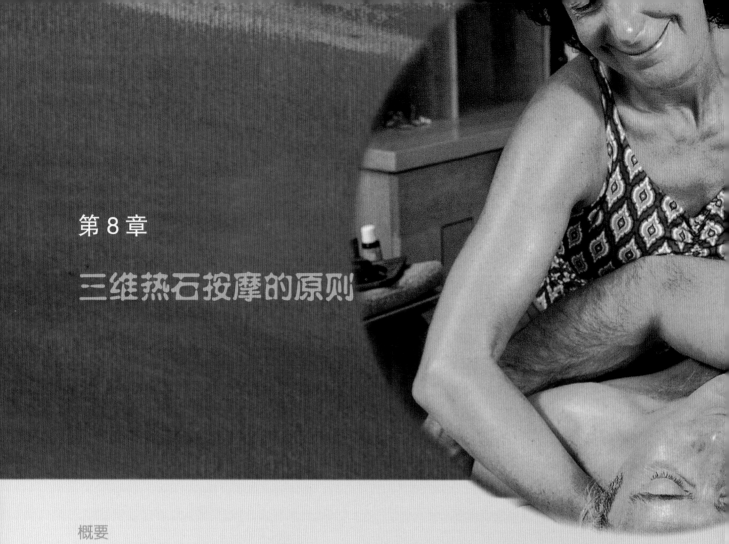

第 8 章

三维热石按摩的原则

概要

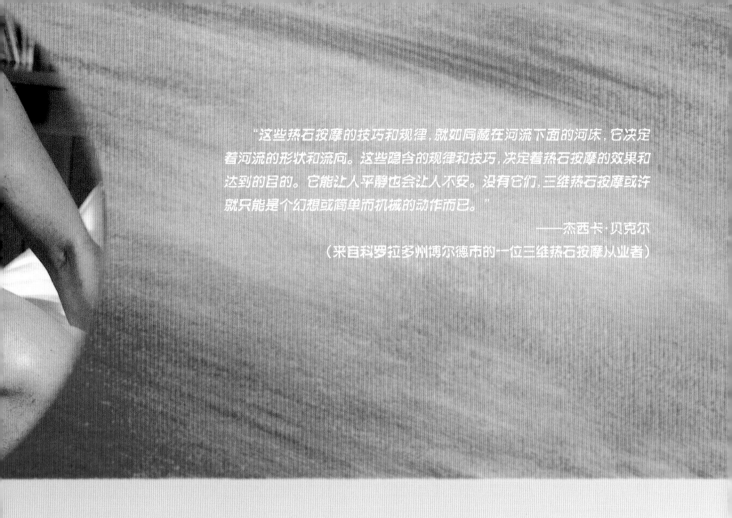

"这些热石按摩的技巧和规律,就如同藏在河流下面的河床,它决定着河流的形状和流向。这些隐含的规律和技巧,决定着热石按摩的效果和达到的目的。它能让人平静也会让人不安。没有它们,三维热石按摩或许就只能是个幻想或简单而机械的动作而已。"

——杰西卡·贝克尔

(来自科罗拉多州博尔德市的一位三维热石按摩从业者)

学习目标

通过本章的学习,你应该能够:

■ 在热石按摩中全身心投入的重要性。

■ 讨论几种能够帮助皮肤组织放松的方法。

■ 将主动和被动省力的方法进行对比分析。

■ 讲解三种立体按摩的方法:拥抱、在空中转动身体、有起伏的动作。

■ 展示在热石按摩中健康而有效的身体机能。

■ 讲解如何在不伤害顾客和按摩师的基础上加力按摩的方法和技巧。

关键词

腕关节综合征:是一种周围神经嵌压症,多发于韧带和手掌根部的腕骨间形成的一条狭长通道,是受附近的肌腱和周围的腱鞘的炎症压迫形成的。这种炎症主要是由慢性重复性的肌肉紧张造成,比如工作时手腕长久保持一个习惯性姿势。

环抱式按摩:同时环绕顾客身体两侧的一种按摩技术。

支点:在该支点上杠杆的力转移到重物上。

杠杆:一个刚性的物体,比如金属棒或木棍,把它固定在一个静止的支点上,用来举起重物。

"父亲-母亲"按摩法:一种用于缩短肌肉组织的按摩手法。这种按摩手法就是,"父亲"的手用手指或石头按住肌肉,而"母亲"的手向着"父亲"手指方向推动。它始创于科罗拉多州克里斯多市的一位名叫格朗特·弗里曼的按摩师。

(待续)

关键词（续）

逆向法：从肌肉的下侧向上推的按摩方法，使肌肉组织得以放松。

非凡触式按摩法：这是作者按照三维立体按摩的规律自创的按摩物理疗法。

阻力法：当逆向按摩肌肉时，由于肌肉绷紧产生阻力，从而达到放松肌肉的一种逆向法。

波动法：让顾客的身体像波浪式抖动的按摩方法。

本章讲解的是热石按摩中的一些基本原理。如果不掌握这些基本原理，按摩师是无法创造出良好的按摩效果，这些方法包括：

- 全身心投入
- 设计流畅的按摩过程
- 以独特的按摩手法使顾客的肌肉组织放松
- 三维按摩操作
- 利用有效的身体机能

如果不掌握这些规律，在学习第 9 章的时候，按摩师就不知道那些按摩方法的原理，只能是机械地记忆和操作。相反，如果你掌握了这些原理，并且反复进行操作检验，就能掌握一套有效的按摩方法和技巧，就能够进行创造性的工作。

全身心投入

这是按摩原理的基本前提，如果按摩师做不到全身心投入地工作的话，其他的原理也都将失灵。如果按摩师不能全身心投入工作，他就不能很好地了解顾客的需求，不能运用合适的手法进行操作。

全身心投入的含义是，清除掉头脑中一切的杂乱思想，将精力和意识完全集中在顾客身上。

要做到全身心投入，需要进行一系列的准备工作。在顾客到来之前，按摩师要清除大脑中的一切杂念，让心情保持平静。在顾客到来后，就要集中精力在顾客身上。观察顾客这次与上次来有什么不同之处。如果是新来的顾客，要试图了解他或她有什么样的期望，以及没有用语言表达出来的潜在的需要。认真观察顾客身体以及行动的方式。

在整个按摩过程中都要保持上述这样的观察。如果走神了，要立即调整回来。观察顾客的呼吸频率，观察顾客身体的肌肉组织需要的按摩方向和力度，让自己的身体能够尽量配合顾客的按摩需要进行位置的调整。观察自己说话后顾客的反应，如果按摩师说话时，顾客的身体会发紧，要变换话题或用词。要特别注意观察顾客的肢体语言，如果顾客口头说还好，但是他的身体是紧张的，这就说明有问题，因为通常身体是不会撒谎的。

认真倾听和观察，善于发现顾客没有说出来的需要和愿望。如果顾客希望在某个部位反复按摩时间长些，或者在某个部位加大力度，虽然这有可能会耽误或打乱下面的操作，但按摩师也要进行适当的调整，以满足顾客的要求。全身心投入，是按摩师充满爱心的体现，就能够真正满足顾客的需求。

设计流畅的按摩过程

不仅是热石按摩操作，即使是在完全用手进

行按摩的过程中，设计流畅的无缝衔接的按摩过程都是十分必要的。手动收缩的导入方法同用热石导入的原理一样，也是需要循序渐进的。不要一次把手掌整个放上去，而是先用手掌侧面或者手指接触顾客的皮肤，然后过渡到手掌以及身体的其他部位。这种逐渐导入的方法的好处是，顾客没有被打扰的感觉。

在不同的部位按摩过程中，双手交替使用，可以创造一种无缝衔接的流程，使顾客感觉按摩过程好像跳舞一样具有艺术性。

小窍门

设计流畅的按摩过程，并不是说按摩师的手一定要一直保持与顾客皮肤的接触。正如前一章讲过的，你需要对热石进行更换，必然要离开顾客。这里需要强调的是，除必须离开顾客的时间以外，按摩师在按摩过程中要双手交替使用，以创造一种流畅、连续无缝衔接的按摩流程。

双手和热石交替使用

在按摩中，按摩师的一只手即将从顾客身体

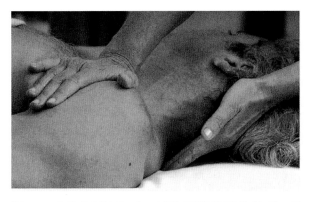

图 8-1　**交替使用双手**。在一只手离开顾客身体前，另一只手滑动按摩，使按摩过程能够连续。

移开之前，导入另一只手或者热石进行按摩，形成"手与手"或者"热石和手"交替按摩的效果（如图 8-1），换言之，就是在即将结束一个按摩阶段，进入下一个阶段时，有一个自然的过渡。这种热石和手交替按摩的方法，能够延长顾客对于按摩阶段的感受效果，并使按摩过程保持连续，避免产生按摩中断感，持续地与皮肤进行接触，能够让顾客保持平静并且进入深度放松的状态。

在不同部位的转换按摩中无缝衔接

在按摩的不同阶段进行转换过程中，如何保持流畅衔接。例如，从按摩头部和颈部，转换到按摩手臂，可行的方法是，先将手从头部滑动到颈部，身体移动到顾客手臂一侧，然后手从颈部滑动到肩膀、胳膊，再开始进行下一阶段的按摩。又如，从腿部向腹部按摩的转换方法是，在一只手离开大腿根部前，另一只手放在腹部开始按摩（如图 8-2），然后将大腿位置的手放开，移到腹部同时进行按摩操作。

在转换身体按摩部位的时候，按摩也不会停止。无论是按部就班的转换部位时，还是你随机的检验身体还有哪些部位需要额外按摩，身体任何两个部位之间的按摩都可以做到无缝衔接。这种无缝衔接的方法能够产生一种持续性和融合性，让顾客不去关心按摩师究竟在按摩到哪个阶段。而且，通常顾客会说："我感觉好像你一直在按摩全身的每个部位。"这一原则确实能起到镇定和使整个按摩融为一体的效果。

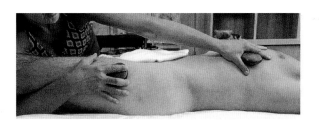

图 8-2　**不同部位之间的无缝衔接**。在第一只手离开顾客身体前，另一只手移动到需要按摩的身体的下一部分。

以独特的按摩手法
使顾客的肌肉组织放松

在按摩过程中，按摩师的手与顾客皮肤的接触，往往比仅仅用石头按摩产生更好的效果。合宜的触碰方法能够使顾客得到放松并且希望按摩继续进行下去。按照下面的规律和方法操作，能够使顾客深度解压，而不会对按摩产生反感。下面介绍一些使顾客的肌肉组织能够得到深度放松的按摩方法和原理。

按摩收缩的肌肉

收缩肌肉的放松比拉长肌肉的放松方法更为容易。收缩的肌肉组织能够让按摩师有更多的空间进行按摩。从解剖学角度分析，对于收缩的肌肉放松按摩过程中，顾客不会感觉到疼痛或者抵触的感觉。

解剖学上的收缩

按摩师可以通过按摩，将紧张部位的关节肌肉恢复到放松状态，使拉长变僵硬的肌肉变短，变柔软。例如，顾客以侧卧的姿势躺着的时候，按摩师可以将顾客的小腿弯曲起来，尽力向其臀部靠近，放松腿部肌肉。当顾客仰卧的时候，按摩师可以将顾客的手拉向肩膀，放松二头肌。

颈部的按摩要特别注意，常常有人会误操作。虽然一般人的颈部比较柔软，按摩起来并不费力，但是如果操作不当，仍会让顾客肌肉绷紧而使按摩难以深入。适合于这个部位的按摩石，通常是宽的，扁平的石头。在按摩的时候，如果用力太大，也会让顾客感觉到疼。这时，可以将顾客的头轻轻抬起来，使其颈部与按摩床之间留出一些空间距离，在颈部下面继续按摩操作，如图8-3所示，保持这种姿势，按摩的深度可以增加。尝试练习应用这种

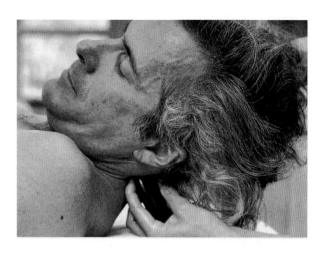

图8-3　**解剖学上的收缩**。将颈部肌肉收缩的方法是，将顾客头部抬起，按摩师靠近按摩操作一侧的顾客的肩膀，这样使顾客颈部肌肉收缩。热石的热量更容易渗透进皮肤，顾客没有疼痛的感觉。

手法，你会发现顾客会很喜欢这样的按摩，即使有一点儿疼的感觉，他们也会乐于承受。事实上，如果稍稍有些微疼的按摩效果会更好。

> **小窍门** ❗
>
> 按摩师可以先在自己身上实验，先尝试错误的做法。把脖子尽力向右转，然后用左手的手指或大拇指在其上确定一个紧绷的点（在脖子左侧）。现在，保持这种紧绷状态，开始尽可能深层按摩这个部位。你会发现整个过程很疼，紧绷的肌肉也使你不容易进行按摩。现在换一种新的方式。在脖子左侧选择一个点，让脖子沿着手慢慢向左倾斜。再次试着按摩脖子的这个区域。此时就有很大空间可以深层按摩颈部肌肉，并且疼痛感也会大大减少。身体任何一个部位的按摩都是这样。

手动收缩

有些部位，例如肩膀、上臂、臀部，以及后背等

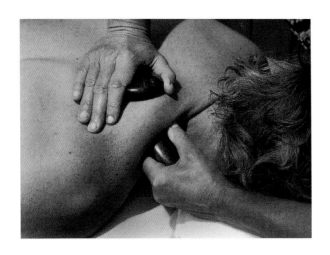

图 8-4　**手动收缩**。"父亲 - 母亲"按摩法能够使肌肉收缩，而且顾客不会感觉到疼痛。

地方，按照解剖学上的收缩进行肌肉放松的方法不能奏效时，可以采用手工按摩，这种方法称做**"父亲 - 母亲按摩法"**。一只手，被称为"父亲的手"，用力顶住肌肉一侧，另一只手，称为"母亲的手"，将肌肉向父亲手的方向推压，使肌肉进行收缩，然后将已经被拉伸的肌肉进行复原和放松。

要掌握这种技巧，双手之间的距离大约7.6cm。在没有热石参与的时候，将"父亲的手"张开，作为支撑，拇指的关节夹住热石，同时拇指尖用力按摩顾客身体的相应穴位。要掌握这个方法需要注意的技巧包括："父亲的手"握住热石的同时，"母亲的手"要平放在顾客的身体上，手掌摊开，手指伸展，掌心悬空呈杯状，与"父亲的手"有几英寸的距离，同时，"母亲的手"的手掌要用力下压。当"母亲的手"的手掌向下按压后，使用手掌的根部从后向前向着"父亲的手"的方向搓出去，如图 8-4 所示。要注意，不要仅仅是在皮肤表面滑动，而是一开始要垂直用力按下去，然后再向水平的方向弹出去。

综上所述，这种方法的基本原理包括：

■ 将"父亲的手"放在肌肉按摩点呈 45 度角的位置上。

■ 用"母亲的手"向"父亲的手"方向移动。

■ 在顾客呼气时，将两只手移动到大约距离2.5cm 的地方。

■ 在顾客吸气时，将两只手减少用力，慢慢移动拉开距离，但要保持与顾客皮肤的接触。

注意事项

在两只手靠近的时候，要注意不要挤伤顾客的皮肤或肌肉。确保"母亲的手"先将按摩部位抬起，再落到"父亲的手"手指上，不要直接戳进。

在顾客吸气的时候，手轻轻滑动到新的按摩点上，大约移动 0.6cm 左右，可以根据按摩的需要调整距离。

小窍门

在被按摩的部位是水平的时候，父亲 - 母亲按摩法中的两只手可以变换位置，将"母亲的手"放在"父亲的手"上面。这些石头也会使你得到放松，为即将进行的按摩工作做好准备。

有时顾客被按摩部位的肌肉状况，不能承受"父亲 - 母亲"按摩法中所使用的穿透按摩技巧、按摩深度和力度。这时就不能使用其穿透技巧。这种技巧是针对解剖学上的收缩肌肉不能奏效的那些部位，它不仅能够缓解肌肉的拉伸紧张，而且能够让顾客在不知不觉中大脑进入放松的状态。

小窍门

按摩师可以在自己身体上尝试"父亲 - 母亲"按摩法。在大腿或小腿上找一个位置，将手指直接深深按入紧张的区域。在同样的区域，把"母亲的手"也加进去。将周围的肌肉都向插入位置推进，制造出一种"风吹积雪"的效果。体会并记下多大力度会开始觉得疼痛或不舒服。现在，"父亲的手"仍使用同样力度停留在刚才的按入点，"母亲的手"移开，体会一下如果没有这只手，按入的动作会产生多大的痛感。

针对不同的部位设定不同的"速度标准"

由于不同身体部位的肌肉受力情况不同，按摩师需要对不同的部位设定不同的按摩速度标准。如果在一个肌肉比较紧张的部位按摩速度过快，这部分肌肉可能会抽搐、痉挛，或者从你按摩的手中滑脱出去，造成手不能控制的情况。这时候，按摩师不要一味地坚持使用同样的速度或者力度继续进行按摩，也不要不管它，立即换到别的部位去按摩，而是需要放慢速度，因为紧张的肌肉组织需要慢速的深度按摩，才能渐渐放松。如果按摩师放慢按摩速度后，这部分肌肉仍然保持紧张和抗拒的状态，就需要按摩师用语言等方式适当地调节一下气氛，使顾客的精神放松下来，肌肉就不会有明显的抗拒感了。

特别推荐

在教学过程中，我经常发现，有的人在被按摩时，总是感觉按摩师的手过重，然而过一段时间后，按摩师的手法并没有改变，但是被按摩的人感觉力度非常合适了。也曾经发现，有的顾客口头说力度合适，但是他的身体是紧绷的。当发现这种情况时，不管顾客口头上是怎样说的，按摩师都需要放慢速度。

按摩师要学会观察顾客身体的细微变化。当你按摩速度太快，顾客的身体会缩起来；如果按摩速度过慢，顾客身体会希望你加快速度。在肌肉组织

部位的按摩，需要掌握好方向、力度和深度，在通过语言与顾客交流来获得相关信息的同时，还要注意观察通过手来感觉顾客身体所反馈的信息。

逆向法和阻力法的运用

另外推荐的一种方法是，合理利用肌肉组织的逆向法和阻力法，使之得以放松。按摩师可以在这方面发挥创造力，尝试多种不同的方法来达到理想的效果。

逆向法

逆向法是通过拉伸肌肉的方法，使肌肉得到放松。按摩师可以巧妙运用这种方法，例如可以将其用在肩肘和胳膊关节部位的按摩。按摩师可以将自己的身体设计为一个杠杆儿，双脚站立，身体重心向后倾斜，双手拉伸被按摩的部位，从而产生更强的按摩效应（如图8-5）。还可以抬起顾客的身体摇摆晃动，在重力的作用下拉伸肌肉组织。逆向法是一种使肌肉打开并且恢复其自然状态的按摩方法，它能够使各环节之间无缝衔接，不会给顾客很突然的差异感，按摩过程更流畅自然。

阻力法

按摩师可以在按摩中有意识地利用肌肉的反作

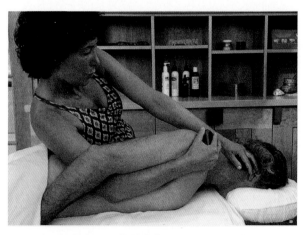

图8-5　**逆向按摩**。按摩师身体向后倾斜，手部使用热石将顾客颈部的肌肉进行拉伸的按摩操作。

用力来实现组织的软化效果。具体来说，就是有意施加压力，使肌肉产生反作用力，从而达到按摩效果。这种方法可以是顾客参与和非顾客参与两种方式。

顾客参与的方法，当你在按摩某个关节部位时，通常会感觉到有与你按摩方向相反的作用力。有时顾客会有局部的痉挛或者肌肉紧绷的状态，这说明其身体内部的肌肉处于一种主动的活动状态，为了使其能够放松下来，使用顾客参与的方式，共同来完成按摩的过程比较好。

主动参与方式能够用在有关节的身体部位，例如，为了放松僵硬的臀部，可以按摩顾客大腿侧面的肌肉，使其不那么紧张；有时顾客的脚尖会向上翘起，说明其小腿以下是紧张的，为了放松小腿的肌肉，可以将脚趾向下压；为了使手腕放松，可以用反方向的按摩方法；为了放松颈部肌肉，可以将头拉向一侧，而顾客可以会产生向另一侧的作用力；为了放松胸部，可以下压顾客身体，使之吐气，而顾客会吸气产生逆向作用，等等。按摩师可以自己在实际操作中尝试各种可能性，有很多方法还没有被开发出来。

非顾客参与的按摩方法有一定的局限性，没有顾客的参与，完全靠按摩师自行按摩的方法。例如，你可以用一只手将顾客的前臂抬起，用另一只手按摩二头肌；你也可以用一只手抬起顾客手腕并向下压，这时，顾客的上臂会在反作用力下抬起来，按摩师可以用另一只手进行前臂的按摩（如图8-6）。总之，你可以利用反作用力创造出一些新的方法，从而创造出良好的放松按摩效果。

三维按摩操作

广义上讲，三维按摩操作是将本章中介绍的方法综合使用。而本节所涉及的内容，是指首先对顾客的身体进行仰卧和俯卧的二维平面按摩，然后再将顾客的身体作为一个整体，进行三维立体的按摩操作。当然，本书中的三维立体按摩是专门使用热石进行按摩的方式，它是三维热石按摩体系的一个组成部分。当然，有些首次尝试三维立体按摩的顾客，在一开始的时候不太适应这种方式，需要按摩师进行必要的指导和说明，例如，你可以边操作边告诉顾客说："来，让你的头向下垂，落到我的双手上。""好的，把身体的重心向我倾斜。"这样的话语会让顾客按照你的引导去尝试参与到三维按摩过程中。

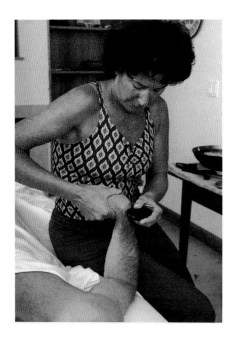

图 8-6　**阻力法按摩**。按摩师一只手向下压顾客手腕，另一只手滑动按摩。

特别推荐

一位来自斯坎迪达威亚的 76 岁的顾客在第一次接受三维按摩的时候竟然哭了出来。她说："这就是我梦想中按摩的感觉，但是之前从没有人做到过，所以我一直觉得自己那种想法很疯狂。但现在我终于找到这个我等了一辈子的按摩了。太感谢你了。"遗憾的是，这种反应意识很普遍。很多人都想要接受三维的按摩，但在很多按摩中这种技术一直都被遗失了。遵循以下的操作原则，三维按摩法将再也不会在你那里流失。

这一部分表述了进行三维按摩操作所需要的四项技术：环抱，悬空移动身体，波动法和随波逐流法。

环抱

环抱是指同时按摩顾客身体两侧。这在身体任何一个部位都可操作，并且会让人感觉像是同时在进行两项按摩。当你从两侧同时进行按摩的时候，你的抚摸会产生一种一体和连贯的感觉。若只在身体一侧按摩，该区域的肌肉紧张感就会传递到身体另一侧。例如，当单独按摩腹部的时候，产生的紧张感一般会向后延伸，到达手未触及到的身体后侧。而单独按摩身体后侧时，紧张感又会向前传到腹部的腰大肌或腹直肌。但若同时按摩腹部和身体后侧，如图8-7所示，紧张感就无处可传，自然就被化解了。

若只按摩身体的一部分，顾客就会特别关注那个部位肌肉的紧张感，有时反而会使肌肉更紧张，

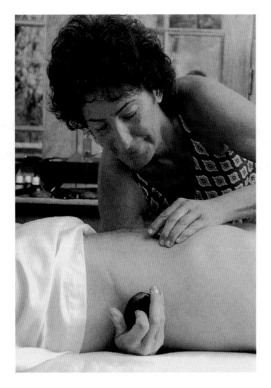

图 8-7 环抱。按摩师环抱顾客，同时在其身体的腹部和下背部进行按摩。

影响按摩。而同时按摩身体两侧将帮助顾客放松，因为他们很难同时关注身体上两个部位的感觉。这样他们的关注点就会由外转内，肌肉的紧张感自然就消失了。即便有时某些区域又十分严重紧张，两侧同时按摩也能使顾客的身体觉得彻底放松。

环抱法可以通过将双手放在身体两侧实现，但又不仅仅局限于双手。你还可以用前臂甚至是腿来实现这种效果。或者也可以一次性用手和前臂共同环住身体。无论你在身体哪一部位实行这种操作，都要确保你所使用的两套按摩是相互联系而非孤立的——不要一手挤压一手放松，或一手向前或抬起一手向后。同时按摩的两个身体部位必须相互协调，否则将产生混乱的感觉。

悬空移动身体

当你将顾客身体抬起并悬空移动的时候，按摩产生的能量和治愈效果就更大了。虽然环抱式也是三维按摩，但它只是平躺着的。相反，在环抱的时候把身体抬起来，就能彻底放松身体组织，并确保不会再平躺着。

把顾客的身体抬离按摩床并悬空移动，这能让他们感觉充满了自在和活力。有些顾客厌倦了一直在按摩床上躺 60~90 分钟。一些客人在平躺着按摩的过程中会开始计划他们的一天，开始担心，计算缴税金额，写信或试着工作。但当他们的身体被悬空移动的时候，他们就会全身心地投入到当下的状态。因为他们不需要有任何动作只需顺着重力自然下坠，就像布娃娃一样，他们就会觉得完全放松。

悬空移动顾客有很多种方式。动作可以很小很简单，比如把脖子抬起来。动作也可以比较大，比如抬起整个上身，如图 8-8 所示。无论你选择哪种方式，你的顾客都会很喜欢的，只要你"倾听"他们身体的需求。

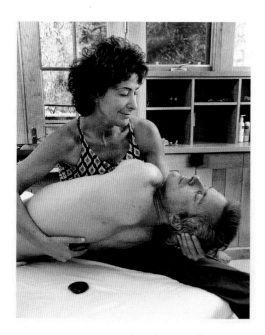

图 8-8　**悬空移动身体**。按摩师将顾客身体抬起并悬空移动,这给按摩加入了新的维度:自由感。

波动法

在使用环抱和抬起动作的同时加入此方法操作,是很适合的。让顾客的身体在一个可控的范围内在重力的作用下自然落下，制造有节奏和韵律的运动,好像跳舞一样。图8-9和图8-10展示了抬起和放下两种波动式的操作方法,按摩师可以按顾客要求和顾客身体语言的反馈信号,调整相应的力度和节奏。

随波逐流法

这是一种形象的叫法。按摩师身体摇动的同时带动顾客的身体一起晃动,好像一种随着起伏的波浪一起运动样的感觉。由于这种方法不容易被照相机拍摄清楚,因此,需要按摩师根据文字的描述来进行适当的想象,并且在实践中加以丰富

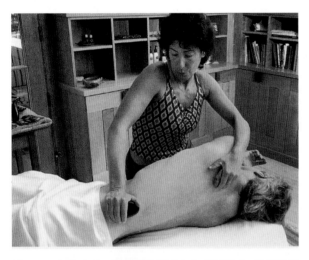

图8-9　**向前波动**。按摩师将顾客上身前后转动,使脊柱得以运动而放松。

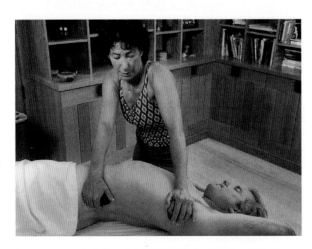

图8-10　**向后波动**。上图显示的是向后的波动操作法。

和完善。

你可以想象为大海的海面上,海草随着波浪的起伏而漂泊的画面。海浪上升,海草也随之上升,海浪下降,海草也随之下沉。顾客好比是海草,按摩师就是海浪。让顾客的身体随着按摩师身体的运动进行运动,顾客的运动是按摩师身体运动的结果。这种由按摩师触发的方式,不仅不会让你感觉到特别累,而且能让顾客有流畅和放松的感觉。具体操作如下:

在顾客仰卧姿势的情况下:

■ 按摩师用手握住顾客的头,通过身体的摆动带动顾客头部的运动。

■ 按摩师将一只手放在顾客身体后背下面,另一只手放在腹部上面,然后移动身体到脚部,再回到头部,用身体带动手进行按摩;另外,还可以通过身体的带动在顾客后背和腹部画圈。

■ 将一只手放在顾客膝盖下方,另一只手放在膝盖上或者足底,然后弯下身子,通过站起来的过程,将顾客的腿抬起来,而不是仅仅用手部的力量。

■ 按摩师站在靠近顾客头部的位置,用双手将顾客的身体环抱住,通过自己身体的前后、左右、上下的运动,带动顾客身体的运动。

在顾客俯卧姿势的情况下:

■ 站在按摩床边,靠近顾客一侧的肩膀,将双手伸在顾客对面的肩膀下,将自己的身体向后倾斜,用双手搬起顾客的肩部,使之随着按摩师身体一起运动。

■ 按摩师站在靠近顾客足部的位置,弯下膝盖将身体向前运动,同时一只手放在顾客大腿上部,一只手在大腿下部,随着身体的运动,手向前滑动进行按摩。

动。比较两次按摩的感觉，你就会体会到用身体带动的按摩过程好像跳舞一样有韵律，而仅仅用手操作的按摩好像例行公事一样。

利用身体的有效机能

无论哪种方式的按摩，按摩师都可能有受伤的情况出现。这会使按摩师不能充分地调动身体的机能来工作。为此，保持良好的体能状态十分重要，这不仅使按摩师能够很好地保护自己，也能使按摩过程更为顺畅。然而，在三维热石按摩中，环抱、抬起、波动等方法都需要按摩师有一个良好的站姿，保持身体的重心，并借助身体的重力等技巧，从而使按摩师在操作中不是单单凭双手的力气来工作，因为仅靠手臂的力气来按摩的话，非常容易使按摩师出现肌肉拉伤等问题。因此，在三维立体按摩中，按摩师需要有意识地注意身体的姿势，以达到理想的按摩效果。以下介绍一些有关的按摩技巧。

采用跨步式的站姿

双腿的良好站姿能够让按摩师在运动中有足够的支撑和自由度。这种姿势（如图 8-11）中按摩师的一条腿呈膝盖弯曲状，将重心前移，而且能够在身体的前后运动中保持重心平衡。这种像骑马式的姿势中，按摩师需要弯曲上半身，但是重心不要太靠前，以避免向前摔倒。这种姿势能够提供有限度的支撑，同时会让后腰收紧，保持身体的平衡和舒适度。

保持手脚方向一致的站姿

在使用跨步式站姿的时候，要尽量保持手和脚的协调。也就是说，如果按摩师左手在前，则左

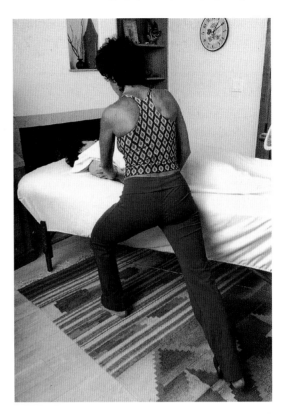

图 8-11 **采用跨步式站姿。**两腿分开，一条腿在前，一条腿在后，好像骑马的姿势，保持身体前后运动的有效支撑。

腿也相应在右腿前方，如图 8-12，反之亦然。这种姿势使按摩师的身体能够有较大的活动空间。相反，如果手和脚的位置如图 8-13 所示，按摩师的脊椎是扭转的，这样的姿势就限制了按摩师活动的空间，同时，也会把这种限制的感觉传递给顾客。

以按摩床为支撑

当按摩师选择跨步式站姿时，你可以面向按摩床，让前面弯曲的腿正对按摩床，做一个有效支撑（见图 8-14），确保你倾斜身体的时候有床做支撑，而不仅依靠你自身的力量。

当你前面的大腿抵着按摩床的时候，你另一边的手肘可以抵在后腿根部弯曲处以帮助你向前推。你可以借助臀部的力量向前推，而不单靠手或胳膊。这样不仅你自己省了很多力，顾客也会感觉

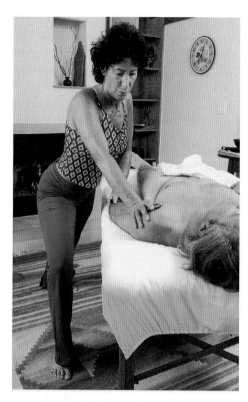

图8-12　**保持手脚方向一致的站姿**。当左手在前的时候,左腿也相应放在前面。这时,按摩师的上身可以保持比较直。

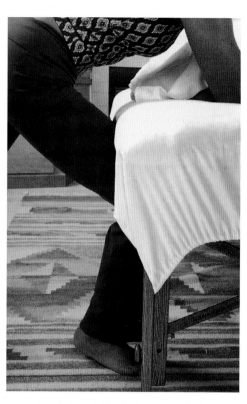

图8-14　**以按摩床为支撑**。弯曲前腿,顶住按摩床,以起到支撑的作用。

动作更流畅。

借助重力作用

　　这种方法会让按摩师承受一定的风险,要避免侵犯或者伤害到顾客和按摩师自己。操作方式是,将顾客身体的某部分抬起来,然后使之在重力的作用下慢慢落在按摩师手臂上,如图8-15。例如,将顾客的头抬起来,然后慢慢放下,同时用手托住顾客的脖子下面,在托住顾客脖子的同时,可以让头部继续随重力下落。这种方法,给颈部肌肉放松的效果要好于单纯用手进行的按摩。

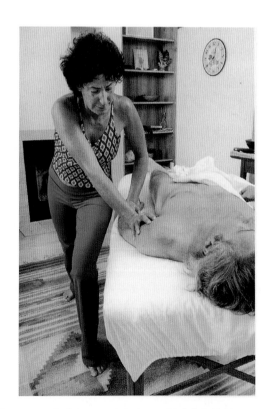

图8-13　**手脚方向不一致的站姿**。图片中按摩师的手和腿不能很好协调的时候,按摩师的身体是扭转的。

小窍门　　　　　　　　　　　　　　**!**

　　按摩师可以在自己身上尝试,将右手从脖子后绕过来,伸向左边,握住脖子左侧,然后轻轻将颈部向右侧拉动，同时将头低向左侧肩膀，体会这种感觉。然后，将脖子挺直，再用手将头搬向右侧，也体会这种感觉。区别在于，有重力作用支撑的操作会非常省力，没有重力支撑的操作需要加力，节奏也会比较慢。所以，在重力的作用下，按摩师的操作会减轻工作量，同时还能使顾客产生良好的的按摩体验效果。

抬起关节部位

当需要将顾客身体某个部位抬起来时，要尽量选择关节部位，而不是抬肌肉部位，这种方法用在抬起四肢等部位时非常有效。例如，当需要弯曲顾客的膝盖的时候，按摩师可以用一只手握在脚部，另一只手从顾客的膝盖关节下面抬起小腿，这

种方法比单独抬起小腿要轻松得多（见图 8-16）。而且，这种借助关节部位，抬起顾客肢体的方法，不但简单易行，而且能够使顾客有一种身体漂浮起来的感觉，而不是简单地被抬起来的突兀感。运用这种操作方法的好处是，能够避免顾客主动有意识地去协助按摩师抬起某个部位，而是很自如地躺在那里而任凭按摩师的摆布。

巧妙地以身体作为杠杆和支点

如果让你用身体的力量举起一块巨石的话，几乎是不可能的事情。但是，如果给你一个很结实的木杆，垫在石头下面，你就可以很轻松地撬动巨石，这个木杆就是杠杆，垫在下面的部位就叫支点。

如果按摩师凭自身的力气抬起顾客的身体，就好像搬动一块巨石一样，可能会有很大的困难。若能够掌握和运用好杠杆和支点的原理，在抬起顾客身体的时候不单单靠自己的力量来操作，就会变得比较轻松。如图 8-17 所示，按摩师用一只手以顾客的颈后部位作为支点，用前臂作为杠杆，将顾客的肩部轻松抬起来。当然，你也可以在其他部位，如后背、腹部、臀部、小腿、大腿等地方使用同样的方式，来创造轻松的效果。

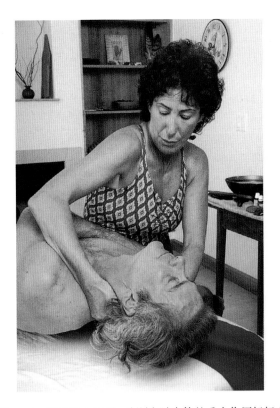

图 8-15 **借助重力作用**。让顾客随身体的重力作用轻轻向后躺下，可以帮助顾客放松肌肉。图片中可见顾客的头部轻轻下垂的效果。

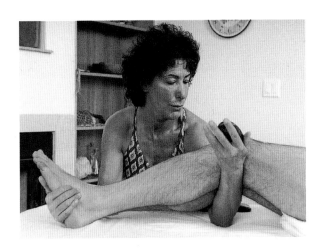

图 8-16 **抬起关节部位**。从膝盖和脚踝的关节部位将小腿抬起，这种操作使按摩师比较轻松也不容易受伤。

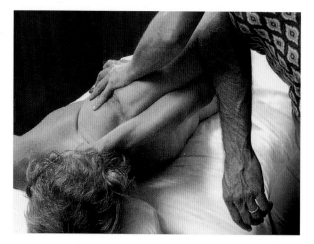

图 8-17 **以身体作为杠杆和支点。**按摩师将一只手放在顾客的肩膀下面，用手按住颈后部，作为一个支点，用前臂作为杠杆，将顾客的肩部轻松抬起。

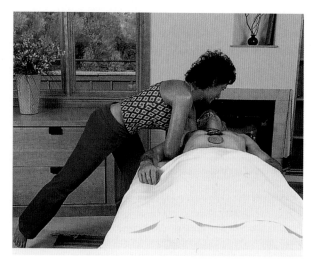

图 8-18 **调整身体的动作姿态。**在按摩过程中，按摩师要适当移动身体，以保持动作中新的平衡。

调整身体的动作姿态

你的身体重心有必要配合你的每一个动作。因而你必须时刻移动身体重心，确保在按摩全程中随时转换身体位置。例如，若你抬起顾客的手臂，自己的重心却还在后部，那你的动作一定会加不进力度。因为，你仅仅是手放在了那里而已，但是你身体的其他部分没有及时到位去配合操作。为了将身体的重心适当移动去辅助按摩操作，按摩师需要将身体适当向前倾斜，或者需要抬起后腿，以帮助身体向前倾。当按摩师抬起顾客的手臂时，按摩师的一只胳膊放到顾客的脖子下面，身体也要向前倾，将重心向前移动，如图 8-18。

为了很好地完成一套移动按摩动作，你还需要站好位置从而能从最好的角度接近顾客。比如你要按摩诸如上斜方肌这种垂直的部位，就需要把你的身体重心降到顾客的上臂略微靠下的位置，重心尽量下移。但若你要按摩的部位是水平面的，比如后背，你就需要踮起脚尖把重心上移。否则你的顾客就只能感觉到你的手的力量，而感觉不到按摩师身体施加的力度。尽量让身体配合你

的每一个动作，会把顾客带入更深层的享受，也可以为你自己省些力气。

使用身体的冲力

在按摩中，有效借助身体的冲力，这也是一个让按摩工作更为轻松和有效的方法。例如，按摩师在按摩床的一侧，略微靠后站立，将身体向下倾斜，降低重心，使用冲力将手滑入顾客身体下面，如图 8-19 所示，这种身体的冲力帮助按摩师很轻松地将手伸到顾客的身体下面，而不是简单地使用手臂的力量，这样会让按摩动作更为快速和精准，不至于显得很笨拙，对于按摩师和顾客来说，这都是非常享受的有趣味的过程。

注意事项

在使用身体冲力作用的时候，按摩师要注意不要伤害到顾客的皮肤。事先在手臂上涂好按摩油，以使动作更为润滑，这是个不错的方法。

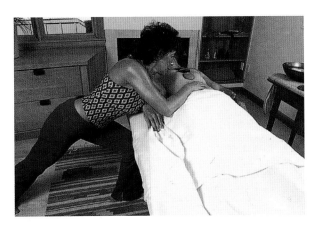

图 8-19 **使用身体的冲力。**使用身体的冲力,能够让按摩师的手臂很轻松地伸到顾客的身体下面。

有效利用按压方法

除了收缩肌肉,还有其他方式能在不弄疼顾客的情况下对其进行深层的按压。下面这些操作原则将使你能进行有力的按压,以满足顾客需求,同时使你和顾客两个人都感觉舒服。

巧妙利用身体的重量

加大按摩的深度,往往不能单纯依靠按摩师手部的力量,需要身体的重量一并发生作用。因为,仅仅靠手部力量通常会使按摩过程比较机械,按摩师也会感到非常疲惫,但如果增加了身体的重量的作用则会好很多。

在按摩的时候,按摩师可以抬起脚尖儿,俯下身子,将自己身体的重量加在顾客身上,以前臂作为一个支撑,如图 8-20 所示,按摩师在使用手指按摩后,将身体的重力作用于前臂,可以增加按摩的深度,还不会太费力气。

有效借助身体重量作用的手法还有:按摩师的身体向后倾斜,将顾客的颈部进行拉伸,使顾客的头部和颈部自然伸展。当按摩到胳膊,同时握紧胳膊两侧,将重心移到后脚上。当轻抚法快要结束的时候,利用身体重力向后坠,同时用手滑过顾客的背部,如图 8-21 所示。这种手法会让顾客十分满意,感觉就像柔软的太妃糖被缓慢地拉扯一般。

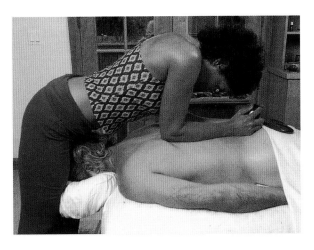

图 8-20 **使用身体的重量,增加按摩深度。**按摩师使用身体的重量,增加按摩的力度和深度,使按摩工作更轻松简单,同时,顾客的感觉会更好。

可能的话,随时都要使用你全身的重量去按压。要判断你是否用了整个身体力量,可以假设在移去顾客的情况下,你的身体位置几乎就成水平的。而若你没有用全力,在移去顾客时你就不会失去平衡或摔倒。你和你的顾客都会享受这种全力的按摩。

使用垂直的作用力

当按摩师为顾客按摩身体时,为了达到一种有深度的按摩效果,常借助身体的垂直作用力,如

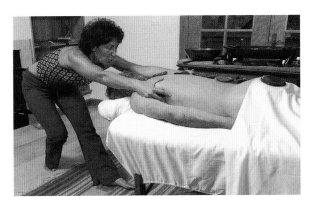

图 8-21 **借助按摩师自身的重量进行拉伸按摩。**按摩师身体向后倾斜,通过身体重量的作用将手从顾客的背部滑过来,进行肌肉拉伸,这种动作对顾客来说就像拉太妃糖的感觉。

在使用上述手法的时候，要根据顾客的承受能力，注意把握垂直的力度和按摩的深度。如果力度过大，顾客的身体会发紧，或者移向旁边，按摩师就无法进行下面的动作了。因此，要先进行垂直的动作，等到顾客的身体感觉合适后，再进行平行的滑动动作。

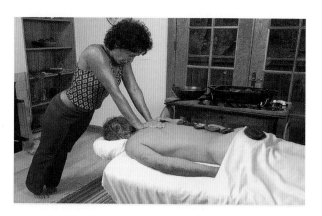

图 8-22 **借助按摩师自身的垂直作用力。** 特别注意按摩师脚部的动作，可以增加垂直作用的力度。

图 8-22 所示。当你感觉按摩的深度达到要求后，可以将手在顾客背部的肌肉上平行滑过，要注意，这时还要适度保持垂直的力度。

如何判断顾客的身体感觉力度合适呢？通常的方法是，通过眼睛观察并结合手部的感觉来判断。如果顾客的身体出现肌肉缩紧、后退、关节收缩，或者呼吸停顿等状况，就说明力度偏大了。如果顾客的身体没有明显变化，但是眨眼频繁，或不停地说话，以及有些抽搐，你要注意不要太用力。如果顾客感觉力度合适，他的身体会放松，肌肉组织比较柔软，身体是开放状态的，不会不停地说话，呼吸也不会太急促。

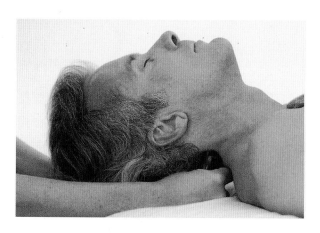

图 8-23 **借助顾客自身的重量增加按摩深度。** 使用按摩石对顾客头部进行按摩，让按摩师操作更轻松。

如果你还是不十分清楚什么状态对于顾客是合适的，可以找同事一起来练习。尝试不同的力度操作，观察被按摩的同事的反应状态，并且让他告诉你不同情况下的感觉，通过反复练习，逐渐掌握怎样达到合适的力度。

将一只手垫在顾客身体下面，另一只手在上面，借助于顾客身体的重量来加大按摩的深度，如图 8-24 所示。

有效利用顾客的身体重量

当按摩师的手放在顾客身体下面进行按摩操作时，可以借助顾客身体的重量来提高按摩的深度效果。按摩师还可以将按摩石放在手上，进行顾客身体下面的按摩操作，通过身体的重量作用，进一步增加按摩的深度，如图 8-23 所示。或者，

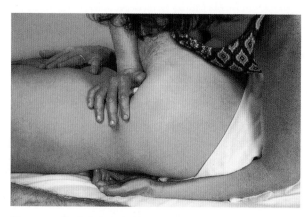

图 8-24 **借助顾客自身的重量作用。** 通过手的帮助，在顾客身体重力作用下，增加按摩深度效果。

注意事项

　　单凭手部力量进行按摩,可能不会让顾客感觉特别舒适,还容易伤到按摩师的手或手腕,因此,可以通过上述的操作技巧尽量避免这样的情况发生。

小窍门

　　在对顾客身体下面部位进行按摩操作时,通常选择有一定空间或弧度的部位,如颈部、肩膀、腰部、膝盖下方等,不要在没有空间的部位按摩,因为如果没有一定的空间,顾客需要抬起身子配合按摩师,而且躺着也不舒服。

　　有时,按摩师要将手伸到顾客身体下面的时候,顾客也会主动配合按摩师的操作。这时我会开玩笑说:"不要动,否则另收费。"这种方式能够打破尴尬的气氛,让顾客更放松。有时,我也会说:"好的,让我感觉到你身体的重量"或者"我可以的,你不用动,只要躺在我手上就行。"

　　有时候,顾客需要听到你这样肯定的语气,或者允许他将身体的重力完全释放出来。这样,按摩过程才能配合得更好。

保护好自己的关节

　　当按摩师借助自己身体的重量进行按摩操作时,需要注意不要损伤自己的关节部位(如手指、手腕等)。当按摩比较大面积的关节部位时,可以借助解剖学的原理,让手尽量在关节的凹处操作。如图 8-25 所示,图中右手的拇指放置的方式比较好,而左手则欠佳。

　　同时,要注意保护好手腕。在双手垂直按摩时,手腕要保持自然状态,不要过于向上翘,否则

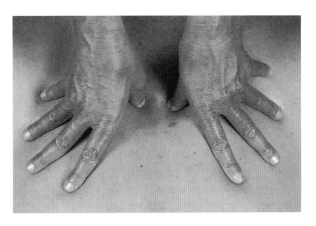

图 8-25 　**保护你的拇指**。右手拇指放置的方式能够起到保护作用,而且按摩师不会感觉到疼痛。左手放置的方式则不然,不符合解剖学上的收缩,会损伤拇指关节。

时间长了会导致腕关节综合征,甚至还会让你的整个胳膊以及肩膀产生疼痛感。如图 8-26,请注意,图中右手的腕部是自然的,而左手则向上翘,让人感觉不舒服。

　　另外,按摩师也要学会保护自己的手指骨头。当使用手指前端进行按摩时,可能需要使用手指尖进行操作。这时,你要尽量正确使用手指尖的方法,如图 8-27 中右手所演示的方式,因为这样手指前端部位稍稍向外弯曲,依靠手指关节的肌肉作用,能够接触的皮肤面积更大一些,避免给顾客带来戳一般的感觉。如果你仅仅用手指尖儿,如图 8-27 中左手的方法,你的手很快就会感觉到累,顾

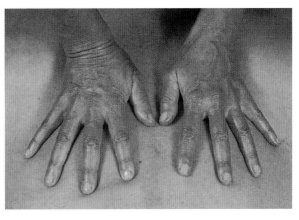

图 8-26 　**保护手腕的方法**。使手腕保持适当的角度,如图中右手的位置。不要像左手所示的那样过于向上弯曲,这样可以避免腕关节综合征。

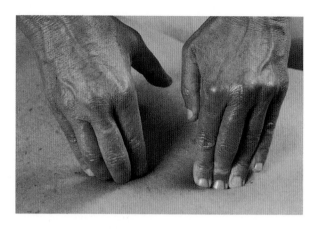

图 8–27　**保护你的手指关节。** 图中右手用手指腹进行按摩比左手用手指尖儿按摩，会让顾客更舒服。

客的感觉也好像用手指在戳皮肤，而不是在揉的感觉。相反，右手的方法能够让顾客和按摩师都感觉非常舒服。

如果在按摩过程中，你感觉到关节有疼痛感，要看看是什么原因造成的，而且要立即采取调整措施：调整按摩操作的手关节的位置，或者干脆停下操作。要保护好自己的这些关节部位，否则，按摩师就无法进行正常的按摩工作。

小结

本章讲述的内容提供了一些重要的方法，运用好这些方法能够使整个热石按摩过程变成一种难忘的体验。

为了创造一个流畅而不间断的按摩过程，按摩师需要将双手与热石交替使用，使身体各个部位的按摩过程能够达到无缝衔接。为了使身体的肌肉组织更加放松，要根据不同部位的特点控制按摩速度的快慢程度，还可以根据情况使用逆向法，以使肌肉组织柔软放松。

要掌握立体按摩的技巧，在移动顾客身体的时候，不要只用自己手臂的力量，而是要用自己的身体代用顾客的身体移动。

三维立体按摩需要按摩师合理利用顾客身体的机能，从而有效避免自己或顾客受伤。可以使用

跨步式姿势，手和腿要相互协调一致，身体倾斜时要找准支点。同时，不要单一地使用自己的力量来移动顾客的身体，可以借助杠杆的原理来辅助工作。要在按摩过程中随时调整自己身体的重心，以保持好身体的平衡。

在进行按压按摩的时候，要掌握有效简便的方法，可以借助于按摩师身体的重量或者借助顾客自身身体的重力，将垂直的作用力作用在按摩师手指或热石上，以达到更好的效果。另外，要注意保护好自己的手指、手腕等部位的关节，防止扭伤。在按摩时最好使用手指肚，而不要用手指尖进行操作。

当然，首要的是按摩师要善于倾听顾客的需要，善于观察顾客身体和情绪的反应，来做出准确而适合的判断。

以上这些方法和原理是学习第 9 章和第 10 章的基础，要认真学习和领会。

复习题

判断正误

1. 按摩的操作原理不如操作技巧和操作实践重要。
　　A. 正确　　　B. 错误
2. 如果顾客发出大叫的声音，按摩师需要轻轻地去检查这个部位的问题所在。
　　A. 正确　　　B. 错误
3. 在一个阶段按摩完成后，按摩师要把手完全从顾客身体上移开，然后开始下一个阶段的按摩。
　　A. 正确　　　B. 错误
4. 当肌肉处于拉伸的状态，最适合进行深度的肌肉按摩。
　　A. 正确　　　B. 错误
5 所有的肌肉组织都可以自动缩回原状。
　　A. 正确　　　B. 错误
6. "父亲 – 母亲"按摩手法可以用在全身按摩过程中。

A. 正确　　B. 错误

7. "风吹积雪"效应,是通过"母亲"按摩手法产生的。

A. 正确　　B. 错误

8. 身体重量作用增加了按摩师的工作量。

A. 正确　　B. 错误

9. 在借助重量作用时,按摩师需要在有阻力法的部位使用一些逆向法来感觉其效果。

A. 正确　　B. 错误

10. 为了保持持续的效果, 按摩师需要在对所有的肌肉部位进行按摩时保持一个速度。

A. 正确　　B. 错误

多项选择

11. 如果被按摩的部位不是水平的, 按摩师使用"母亲"手法的时候要放在:

A. 父亲手的左边

B. 父亲手的右边

C. 比父亲手要高

D. 比父亲手要低

E. 放在哪里都可以

12. 按摩的时候, 如果顾客的被按摩部位的肌肉将你的手弹出来,你需要:

A. 离开这个部位

B. 放慢按摩的速度

C. 动作变轻

D. 按摩得更深

E. 像正常工作一样

13. 当询问顾客的需求时, 按摩师完全可以凭顾客的语言来做出判断,这是基于:

A. 你非常了解顾客

B. 顾客是头一次来

C. 你没有深入倾听

D. 顾客非常健谈

E. 顾客不善言辞

14. 使用逆向法,会达到怎样的最终效果?

A. 收紧

B. 发炎

C. 放松

D. 变红

E. 过敏

15. 可以通过哪种方式在顾客肌肉中进行阻力法按摩?

A. 主动作用于顾客

B. 被动作用于顾客

C. 刺激肌肉

D. 深深按进肌肉中

E. 选择 A 和 B

填空

16. "调整身体的动作姿态"的意思是 _____。

17. 将你的身体用做杠杆和支点作用时, 你的手将被用做 _____, 你的胳膊肘关节或前臂将被用做 _____。

18. 借助于 _____ 的帮助, 按摩师的手可以很容易进入到顾客身体下面, 而且可以起到保护作用,不会让自己受伤。

19. 在 _____ 的部位伸入身体之下,这会让你的进入过程更简单流畅。

20. 当你在顾客上方进行按摩时, 若要进行深度按摩,你需要降低你自己 _____,并在移动 _____ 之前先动 _____。

复习题答案见附录 D。

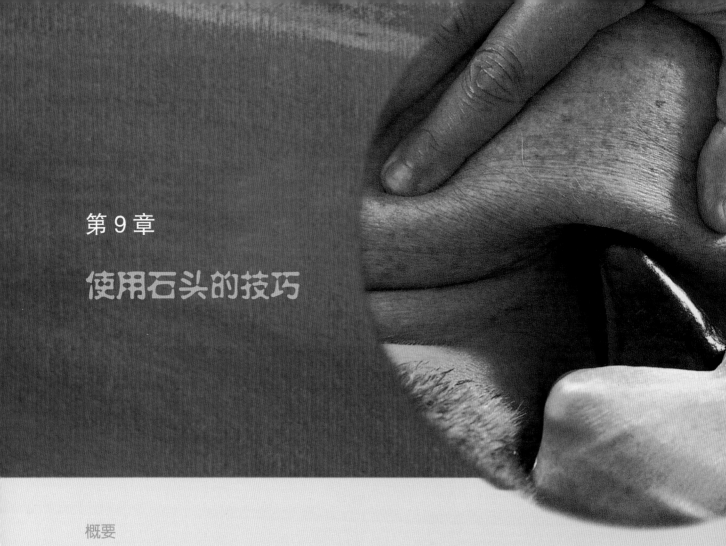

第 9 章

使用石头的技巧

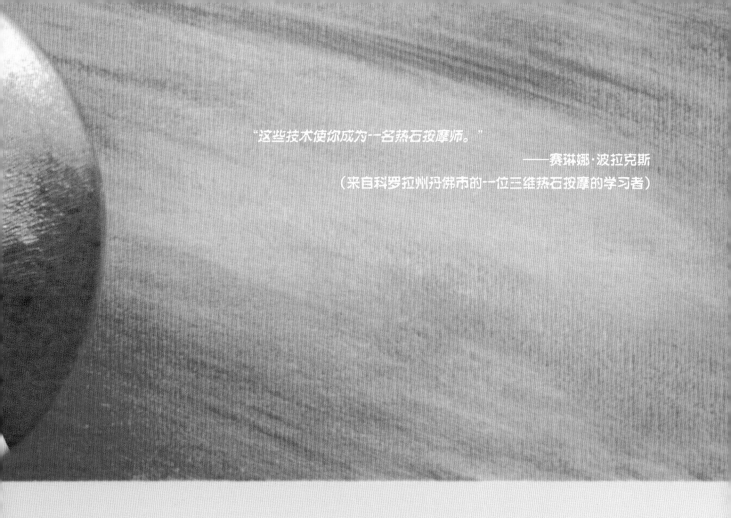

"这些技术使你成为一名热石按摩师。"

——赛琳娜·波拉克斯
（来自科罗拉州丹佛市的一位三维热石按摩的学习者）

学习目标

通过本章的学习，你应该能够：

- 使用尖形、凹形和弯曲形状的热石作为按摩工具的不同要领。
- 使用热石通过感应的方式将热量传递给顾客。
- 演示在顾客身体上面使用热石按摩的几种技巧。
- 演示在顾客身体下面使用热石按摩的几种技巧。

关键词

双手交替法：一种在身体任何部位下方双手换石的技巧。

旋转按摩法：一种将全身重量垂直集中于手掌根部，用石头画圈的技巧。

碰撞法：一种用石头边缘敲打另一个石头边缘的技术。

压力叠加法：一种放松手法，在已有的石头之上再放置石头或沙袋。这个压迫力还可以通过施加双手的力量来实现。

凹形按摩石：一种表面呈凹形的热石，用于骨骼突出部位的按摩。

十字交叉法：一种像是划十字的按摩技巧。

有弧度按摩石：一种按摩石，边缘或顶部的形状是弯曲的，适合用于多种身体部位的按摩操作。

悬垂法：一种使顾客的体重全部落到石头上的按摩技巧。

（待续）

141

关键词（续）

边缘按摩法：使用按摩石的边缘进行按摩，是肌肉松弛的方法。

大象踏步法：双手交替，上下移动来进行按摩，动作要缓慢，犹如大象在走动的姿势。

能量传导感应：通过敲打等按摩手法，使热石的能量导入身体的方法。

清洁：手持扁平石头，用轻轻横扫的方式来舒缓和"清洁"刚刚进行完深度按摩的区域。

揉搓法：在顾客皮肤上用热石来回揉搓的按摩方法。

滑动按摩法：将热石涂上按摩油，在肌肉组织上进行滑动按摩的手法。

手掌根部按压法：用手掌根部来加强手在滑动过程中的深度和集中力度。

抬升法：在身下抬起一块石头，这样移动时石头就能拉过而不仅是滑过身体了。

狗刨法：使用热石将肌肉松弛的方法，类似狗用前爪刨沙子的动作。

按压与旋转法：将石头尖部按压在肌肉中间，将石头其余部分沿中心旋转。

尖状按摩石：一种顶部呈尖状的按摩石，用于特殊部位的按摩。

滚动按摩法：将热石在身体表面来回滚动进行按摩的手法。

摩擦法：使用两块按摩石进行相互摩擦的按摩方法。

三明治法：使用两块石头将身体夹在中间的按摩手法。

蛇形按摩脊椎法：使用带尖儿的石头，在脊椎的S形区域施行按摩。

下部运作法：用流畅轻盈的手法在身体下面移动石头。

挤压、扭动与滑行法：从身下向上挤压石头，同时迅速地顺着进行扭动和滑行。

叩击法：通过敲击按摩石将感应传递到身体部位的按摩手法。

摇动法：悬垂在身体某个特定部位的技巧。

本章主要介绍如何巧妙而专业地使用热石进行按摩的方法。在学习的时候要注意边学边实践，但是千万不要受限于这些技术的标准，相反，按摩师如果能够将这些技巧加以融合，便可以创造出使顾客深度放松和解压的有效方法。本章主要从三方面介绍，分别是：将热石当按摩工具来使用，在身体上方使用热石的方法，在身体下方使用热石的方法。

将热石当按摩工具来使用

用作按摩工具的热石，需要精心挑选，大小、形状都有特殊的要求。一般用于诸如受伤的部位、肌肉痉挛、按动穴位，或者骨骼凸出的部位等。按摩师还可以将它们用于热能感应（见后面章节中的描述）。

当用热石作为工具进行按摩时，石头将是唯一与顾客皮肤接触的物体，也就是说，通常只将热石与顾客的皮肤进行接触，按摩师的手不要接触到顾客的皮肤。特别是使用摆放的热石进行热敷的时候，就可以仅仅使用石头操作即可。在其他的时候一般是需要手和热石同时接触顾客的皮肤。

用作工具的热石，其温度要稍微高一些，原因有两方面：首先，用作工具的热石与皮肤接触的面积一般较小,即使整块石头很热,它也只有小部分接触到皮肤,感觉也不会太热;而且,如果工具石用来做深度按摩的话,热石本身的热度会使按摩深度增加时所产生的不适感得到减轻。为了保证在整个按摩过程中热石的合适温度,按摩师需要经常更换新的工具石,以达到良好的按摩效果。

注意事项

按摩师要注意,冷的石头是非常坚硬的,按摩时力度过大,有可能会让顾客产生疼痛感,或者产生淤血或肿痛的状况。对于特定部位的按摩,或者是深度的按摩,一定要使用热的按摩石。

传统的按摩工具,一般是木质的,或者是玻璃材质的,这些工具不能加热,因此,如果按摩力度过大,可能会让顾客产生疼痛的感觉。使用石头进行按摩的好处在于,它能够加热后使用,这样不仅能够减轻顾客的疼痛感,而且还能避免产生淤血或肿胀等情况。

使用尖状按摩石

尖状的按摩石一般用在身体反射区部位,或者用于特殊穴位的按摩。不同形状的热石,使用的部位会有所差别。热石的顶部越尖,按摩的部位越深(如图 9-1 所示)。如果热石的顶部薄而略宽,则适宜按摩的部位要稍稍宽一些。如果发射区或穴位所在的位置比较深,则需要使用尖一些的工具石,相反,如果是反射区或穴位的位置不是特别深,或者顾客本身不是太受力,按摩师可以选择不要太尖的工具石。

在使用尖状的按摩工具石的时候,先用手进行定位,然后将工具石的尖部放在该位置上,用力逐渐深入到按摩部位,边按摩边询问顾客位置是

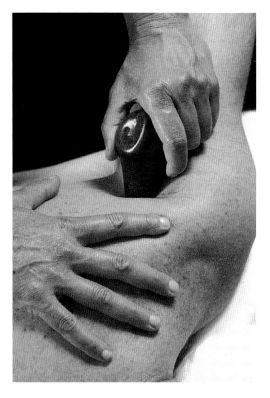

图 9-1　**使用尖状的按摩石。**带尖儿的按摩石可以进行深度按摩,同时使用"父亲－母亲"按摩手法辅助进行操作。

小窍门

在按摩中,将"母亲"手法的手辅助"父亲"手法的手进行操作,可以放松被按摩部位的肌肉,而且使深度按摩的疼痛感减弱。

否合适? 如果顾客说没有问题,然后再加力,同时伴随使用"父亲－母亲"按摩手法,以放松被按摩部位的肌肉。一旦到达合适的深度和准确的位置,开始转动按摩石,触动被按摩的穴位。大约按摩一分钟后,轻轻抬起按摩石,使血液流动。重复上述操作过程,直到顾客完全放松。

小窍门

通常,对于一个特定部位的按摩需要持续 5 分钟左右的时间,等到按摩快结束时,

再反过来按摩这个部位。这样做的好处是，让肌肉组织得到一段时间的恢复。在进行特殊部位按摩时，要使用热石进行操作。

使用凹形按摩石

在对关节凸出的部位，如肘关节、膝盖、肩膀等部位进行按摩时，可以使用凹形按摩石。这种按摩石的表面有个凹进去的形状，刚好适合这些部位的按摩操作（图 9-2）。如果使用圆形或平面的按摩石，其作用于皮肤的面积太小，因此按摩效果不是很好。凹形按摩石，要选择表面光滑的，在使用的时候，要逐渐接近皮肤，可以先用一侧接触皮肤，然后再整个滑动导入。当按摩石整个接触到皮肤后，再慢慢转动按摩石，进行按摩。

使用有弧度的按摩石

有弧度的按摩石能够吻合身体的某些部位

的形状，例如，针对脊椎部位的按摩，可以使用中间有弯曲弧度的按摩石（如图 9-3）。将按摩石垂直放置在脊椎上，按摩师可以用它在顾客背部的脊椎部位来回轻轻滑动，使热石的两侧刚好能够接触到脊椎两侧的肌肉，而不会划伤顾客的背部皮肤。

如果是有较大弧度的按摩石，可以将其用在骨骼弯度较大的部位，借助于按摩石的自然弯度，在适合的身体部位进行纵向或横向的按摩，这是让顾客感到惬意的事情，也能产生特殊的按摩效果。例如肩膀部位，其骨骼和肌肉的弧度较大，选择具有较大弧度的按摩石就可以很好地帮到按摩师，如图 9-4 所示。有些顶部比较尖的按摩石，其尖部也会有些弯度，恰当地使用这种尖部比较特殊的按摩石，在相应的部位进行按摩，其效果会更好。

边缘按摩法

这是一种使用热石的边缘对肌肉进行按摩的

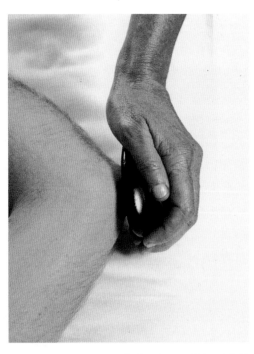

图 9-2 **使用凹形按摩石。**按摩石的凹面恰好适合关节凸出部位的按摩操作。

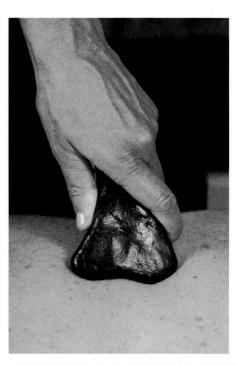

图 9-3 **使用有弧度的按摩石。**按摩师的手完全不用接触顾客的脊椎，就可以使用这样的按摩石在顾客背部进行滑动按摩操作。

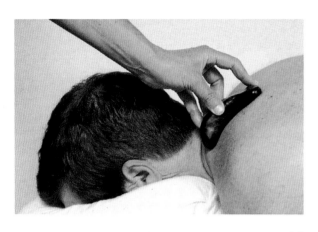

图 9-4 **使用有弧度的按摩石按摩身体的相应部位。**图中按摩石的一个侧面有较大的弧度，可以对身体中弯度较大部位进行按摩。

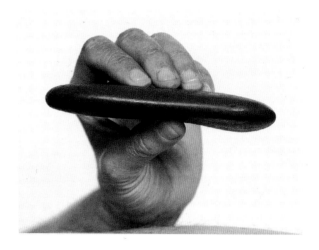

图 9-5 **使用按摩石的薄边作为按摩工具。**图中按摩石的边缘非常窄，可以用作按摩的工具。

方法。一般所用热石的薄边尺寸是 0.3~0.6cm，如图 9-5。通常 0.3cm 的工具石用于较窄部位的按摩，而 0.6cm 按摩石用于较宽部位的按摩。

在按摩脊椎两侧时，用双手将较薄的按摩石的一侧边缘放在靠近脊柱的凹槽部位，如图 9-6 所示，用按摩石的边缘将脊椎一侧的肌肉向外拨，重复这种动作，保持一种节奏感。

> **小窍门** ！
>
> 如果顾客的脊椎凹槽部位比较窄，要尽量选择薄一些的按摩石。如果顾客对按摩非常敏感，不受力，可以使用厚一些的按摩石。

在顾客的后背或大腿部位，使用按摩石比较宽的一边所实施的按摩手法，包括：滑动、按压关节、刮擦等等。沿着肌肉和组织的纹理进行按摩，一般滑动的长度可以在 5~10cm 之间，这种按摩可以重复多次使用。

> **小窍门** ！
>
> 在按摩背部这些比较大面积的部位时，可以使用宽一些的按摩石。

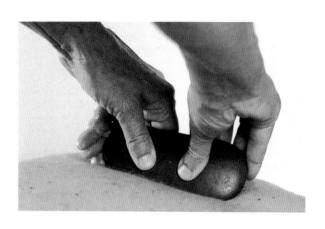

图 9-6 **边缘按摩法。**按摩师将按摩石的薄边放在脊柱的凹槽部位，用双手来回按动，轻轻按摩脊椎一侧。

压力叠加法

这种方法是在放置的热石上面放置一块热石或砂袋，如图 9-7 和图 9-8。如果顾客的身体有外伤或者情绪很难放松的时候，这种方法非常适合让他保持镇静。

使用压力叠加法的时候，还可以选择使用多块热石。例如，在腹部将石头呈圆圈状放置，或者呈十字形状放置。按摩师还可以自行设计石头放置的方式。压力叠加所产生的作用和效果会慢慢释放，它可以给顾客一种安全而惬意的感觉。

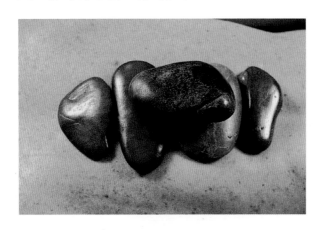

图 9-7 **使用热石做压力叠加**。将热石放在放置的热石上面，通过热石的重量来加强按摩效果。

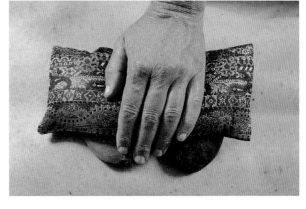

图 9-8 **使用砂袋和手的力量做压力叠加**。用热的砂袋并用手的力量来按压已放置的热石，进行按摩。

能量传导感应

使用热石将热量导入顾客的身体，这种方法感觉能够创造与手工按摩不同的效果。通常使用的方法有三种：叩击、碰撞、摩擦。

叩击法

这种方法是通过敲打放置的石头，将热能传导入顾客身体的技巧，如图 9-9 所示。敲打的力度取决于按摩师手中石头的重量和按摩师手的力道。使用叩击的方法按摩时，一般在每一块石头上敲击的时间为 25 秒左右，你可以一边敲打，一边用石头按摩脊椎部位，两种方法可同时使用。

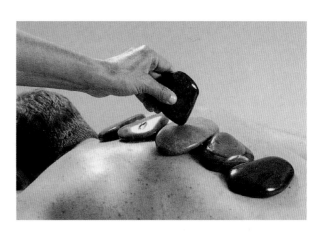

图 9-9 **叩击法**。通过敲打一块放置的热石，类似钻头一样，将热量传导入身体。

碰撞法

这种方法是一种摆列的热石边缘之间相互碰撞的按摩手法。这种方法的要求是所用的热石其形状要大小吻合，排列成一排的时候尽量不要有空隙。选择的按摩石需要大小和形状相似，如果热石的大小和高度不相匹配，如图 9-10 所示，当你进行撞击操作的时候，这些按摩石之间就不会产生作用，这种方法运用的效果就不会太理想。

使用碰撞按摩法的时候，按摩师可以拿起两块形状相似的石头，握住边缘，然后将两块热石的边缘相互碰撞，让热量传递给石头下面的被按摩部位的皮肤。

小窍门 ！

叩击法有助于特定反射区或穴位的放松按摩，采用这种方法，由于会发出声响，有的顾客喜欢它像音乐般的声音，但并不是所有的人都喜欢这种声音。有时，这种叩击法会用在按摩结束的时候，起到唤醒顾客的作用。倘若在按摩过程中，顾客处于深度放松的状态，这样的声音可能会太刺耳。因此，如果你认为使用叩击法有作用，但是为了避免声音太大，可以在热石上垫一块毛巾，以使声音变小。

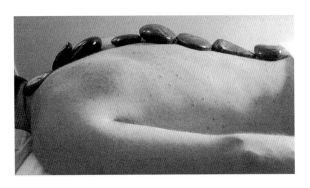

图 9–10 **碰撞法中热石的高度不匹配。** 在碰撞法中使用的热石要高度相当。上图中的石头高矮不一，在操作中就不能起到很好的效果。

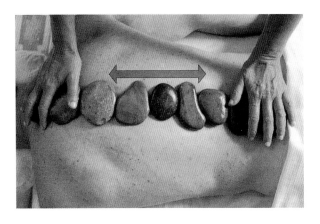

图 9–11 **碰撞法。** 在此法中，把你的手放在石头两端，把石头向两边拉。然后松开手让石头落回，整个过程要有节奏。注意石头的高度，力求达到最佳按摩效果。

为了产生更好的效果，按摩师可以同时碰撞一组或一排热石。具体的做法是，将两只手分别放在一排热石的两头儿，用力向中间轻轻挤压这一排热石，如图 9–11。然后快速移开双手，让石头自然落下，使每块石头的温度自然渗透到顾客皮肤中去。按摩师可以反复地、有节奏地重复这样的操作。例如，对顾客背部一排热石使用这种方法，如果操作方法得当的话，热石就会在相互碰撞过程中产生一种波状的感觉，将热量传递到脊椎中。同时，按摩师还可以加入叩击法，在使用叩击法时，按摩师要注意敲击石头的时候，声音不能太刺耳，要注意选择顾客能够接受的方式来进行按摩。

摩擦法

这是将两块热石进行摩擦按摩的手法。如同碰撞法中，热石的大小和厚度要基本相同，摩擦法的技巧是，将两块大小相当的热石并排放置，在顾客的皮肤表面来回进行摩擦（如图 9–12），当摩擦到一定的速度和一定的时间后，你可能会闻到一些烤热的味道，或者看到石头碰撞产生的磷光，这时产生的热能会通过石头传导到顾客的皮肤里。

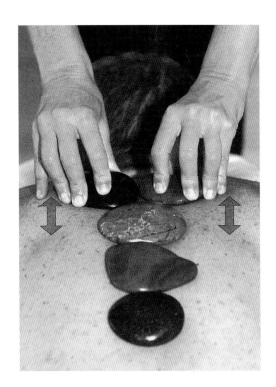

图 9–12 **摩擦法。** 通过两块热石进行摩擦，将热能直接传导到顾客的身体里。

揉搓法

与摩擦法类似，所不同之处在于，摩擦法是两块石头互相摩擦，而揉搓法是在顾客的身体上来回按摩。与手动收缩的效果类似，借助于按摩石的揉搓来促进血液循环，减缓肌肉的紧张程度，使组

注意事项

在摩擦热石的时候，要注意不要夹痛顾客的皮肤。

织得到放松。

使用两块热石的边缘接触顾客的皮肤，两块热石之间保持约5cm的距离，拇指在热石的内侧，其余的手指裹住热石外侧，保持石头的稳定性，如图9-13所示。交替两手的操作，将热石垂直向下按，上下的距离约5cm左右。这种动作能够产生一种摩擦感。使用顾客认为满意的速度和按摩的深度，在一个位置停留大约10秒钟，然后移动2.5cm左右的距离，反复进行操作。另外，要注意随时更换温度不适合的热石。

按压与旋转法

这是一种包括按压和旋转两种技巧的手法，从内到外打开肌肉组织。典型的例子是，用热石按压臀部，同时转动大腿；按压颈部，同时转动头部；按压双头肌，同时转动前臂。

这种操作的技巧是，以臀部为例，首先选择使

用一块顶部不是太尖，稍稍有些钝的热石，按住选好的位置，慢慢按压下去，使用按摩石的顶部慢慢移动，寻找到需要按摩的位置，与顾客确认好位置准确后，将按摩石用力按进相应的穴位或肌肉组织中进行挤压，然后再将顾客的脚抬起来，如图9-14所示，转动抬起的大腿，慢慢绕圈，或者上下进行摇动，同时用按摩石在按摩的部位来回揉压，这是一种联动按摩的方法。

> **小窍门** ❗
>
> 按摩师可以自创一些用按摩石进行点按的方法，一般在一个位置持续的时间大约是1分钟左右，在肌肉感觉松弛后，可以转到相邻的另一个位置进行同样的操作。在对顾客身体的局部进行按压后，可以使用更多其他按摩手法。

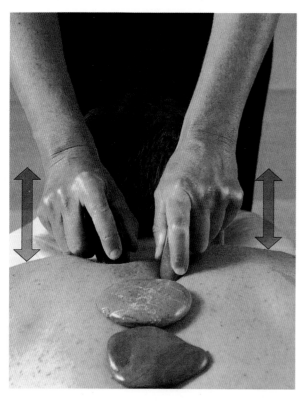

图9-13 **揉搓法**。使用热石进行快速的上下按压操作，使热石与皮肤产生摩擦效果，使深层次的肌肉得以放松。

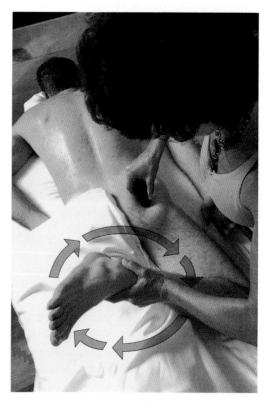

图9-14 **按压与旋转法**。在用热石找准按压的位置后，抬起小腿，开始旋转。

蛇形按摩脊椎法

这种方法是使用一块按摩石在顾客的背部进行 S 形的按摩操作，操作的路径类似滑雪者的步伐。如图 9-15，用按摩石的一头在顾客的脊椎两侧的骨骼缝隙处进行按摩，使脊椎关节之间的空隙加大，以达到舒缓脊髓循环的功效。

注意事项

在按摩的时候要尽量在脊椎骨的缝隙间进行操作，不要按压到骨头，那样会弄疼顾客。同时，按摩石要保持足够的温度。

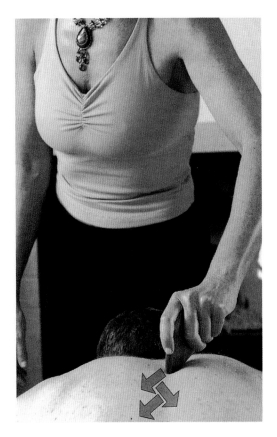

图 9-15　**蛇形按摩脊椎法**。沿顾客脊椎两侧用热石进行按摩，犹如滑雪般的滑行路线。

身体上面使用热石的按摩技巧

三维热石按摩非常强调按摩师使用双手在顾客身体两侧的操作，有些操作是针对顾客身体上部的，顾客无论是仰卧还是俯卧的时候都能适用。

滑动按摩法

使用涂有按摩膏的热石，在肌肉表面进行滑动，按摩方法类似轻抚按摩，所不同的是不单单用手，而是使用热石。通常是用在四肢部位，在一个阶段的按摩操作开始和结束的时候使用这种方法是不错的选择。

操作的要领是要保持按摩师的手和热石同时接触到顾客的皮肤，如图 9-16，按摩师要掌握正确的导入方法，另外，在滑动过程中掌握的力度要依顾客的接受程度来判断。

手掌根部按压法

这是一种比较特殊的滑动按摩法，操作的要领是：速度慢，程度深，在滑动的过程中加入了按摩师身体的重力作用，向前推动热石，如图 9-17。

按摩师以手掌根部用力按压热石的同时，要注意手指保持与顾客的皮肤进行接触。这种操作一般用于四肢的局部区域，而不要用在整个四肢上。它能够使组织得到深度放松，一般在滑动按摩后使用本手法。

注意事项

由于加大了按摩的力度，在使用手掌根部按压法的时候，要注意根据顾客的承受能力进行力度的调整。

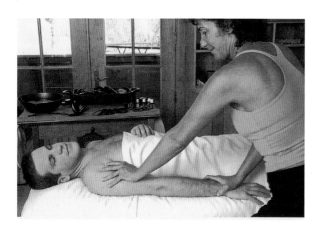

图 9-16　**滑动按摩法**。这是一种基本的操作方法,一般适用于由上到下的长距离的身体部位。在滑动的时候,要保持手指和热石与顾客皮肤的接触。

旋转按摩法

这种操作是先向下按压热石,然后进行旋转按摩,如图 9-18。在一个按摩的区域旋转几圈,然后,向上移动几厘米,再将热石转几圈。这种手法一般在做完手掌根部按压手法之后使用,可以让紧张的肌肉更大限度得到松弛。

狗刨法

这是软化身体组织的一种按摩技巧,形象地讲,它是类似小狗用两个前爪刨沙地的动作。按摩

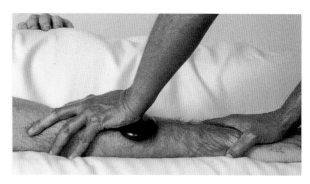

图 9-17　**手掌根部按压法**。在滑动按摩操作中加入手掌根部的压力作用。

师用热石两手交替着在顾客身上进行按摩,如图 9-19。操作中尽量使握着热石的手指局部地接触到顾客的皮肤。

狗刨法可以用于后背,特别是胸部以上的部分按摩,还可以用在颈部、臀部等部位。另外,可以用在顾客能够接受或者喜欢的任何部位,当然要注意使用顾客可以接受的力度和深度。

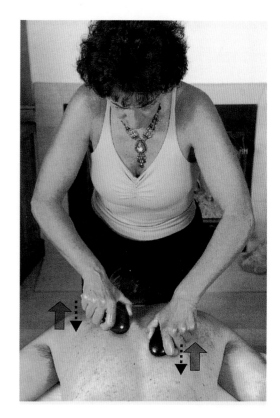

图 9-19　**狗刨法**。两手上下操作,好像小狗的爪子刨沙子一般的动作。

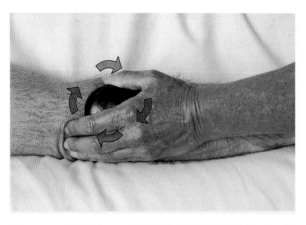

图 9-18　**旋转按摩法**。利用垂直的身体的重量向下压,然后慢慢旋转热石进行按摩。

十字交叉法

这种方法与滑动法相似,只不过是十字方式操作。首先双手交叉,如图 9-20,然后打开交叉的双手,再交叉,再打开,重复这样的操作。按摩师也可以将此类动作设计为 8 字形,或者 X 形。同时,可以变换按摩的速度和深度。

滚动按摩法

顾名思义,按摩师可以将热石在顾客身体上来回滚动进行按摩。你需要选择形状呈圆形的热石,将它放在你的手掌中心,慢慢滚动。按摩师可以两只手同时滚动热石,也可以如图 9-21 所示,一只手滚动热石,另一只手放在旁边,接触顾客的皮肤。滚动按摩法能有效缓解肌肉的紧张,让顾客变得更加平静。

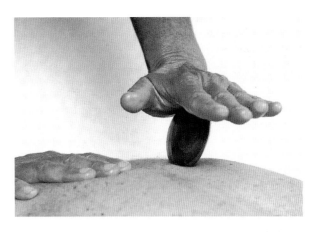

图 9-21　**滚动按摩法**。将一块圆形的热石放在手掌中央,慢慢来回滚动按摩。

大象踏步法

这种方法类似一种运动按压的按摩操作。选择中等偏大一些的热石,放在两只手中,在顾客的背部交替进行按压,如图 9-22,在向下按的时候要借助自己身体的重力进行操作。这时,你的手就犹如大象的腿在走路。操作过程要慢,要有节奏,就能获得很好的放松效果。

清洁

这是使用一种大而扁平的热石进行局部的清

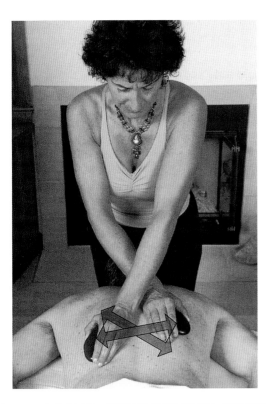

图 9-20　**十字交叉法**。将握有热石的双手交叉,然后打开,然后再交叉,再打开,可以在背部或者大腿部位进行这样的按摩。

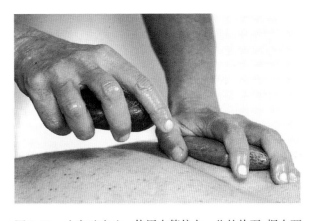

图 9-22　**大象踏步法**。使用中等偏大一些的热石,握在两只手中,在顾客背部或大腿上慢慢地交替进行按压,仿佛大象走路的样子。

洁，以达到特别的功效。它可以促进血液循环，将体内毒素排出。此操作既能给顾客带来极好的体验，也是结束按摩过程的一个很好的方法。

使用一块大的安抚热石，热石能够覆盖的皮肤面积越大越好。如果石头比按摩师的手还要大，不容易整个握住，你就可以用手按住它的边缘，同时要尽量保证手能够接触到顾客的皮肤。对于面积比较小的部位，可以适当选择小一些的按摩石。

例如，背部的清洁，你可以先使用大而扁的按摩石在顾客的脊柱部位上下滑动若干次（图9-23），然后慢慢转动石头方向，去清洁背部脊椎两侧的皮肤，最后再找一块垂直的石头，再次按摩脊椎的部位，这样交替进行脊椎和两侧皮肤的按摩，使整个后背都可以得到清洁，使顾客感觉按摩的过程顺畅而完整。

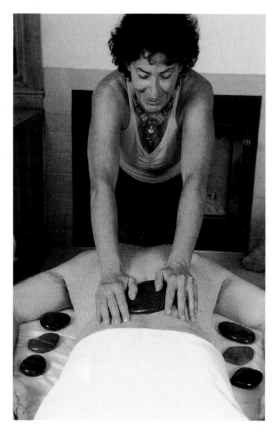

图 9-23　**清洁**。使用大而扁的热石，沿顾客背部来回均匀滑动，然后再转动石头到另一侧进行操作。

身体下面使用热石的按摩技巧

这部分介绍的内容涉及如何在顾客身体下面使用热石进行操作，它能够体现三维立体按摩的本质特征，让你获得更加深刻的理解。

双手交替法

交替法是指在顾客的身体下面，使用两只手交替进行热石按摩的操作方法。这种方法可以用在顾客身体的任何部位的按摩。双手拿着热石交替的按摩，给顾客创造一种持续的、有变化且有意思的体验，好像有两股暖流在身体下面流动，并渗入到皮肤深处去。

交替按摩法，可以用在身体的任何部位，例如，肩膀、后背、手臂、大腿等。当用在颈部进行的按摩时，需要将顾客的头抬起来，按摩师的双手在顾客脖子下面进行按摩操作。这时要注意掌握一些技巧，如图9-24，用一只握有热石的手托起顾客的头，另一只握有热石的手放在顾客的脖子下面，两只手慢慢交替操作，每按摩一下，其收尾的动作都要使用石头从脖子的后面滑动到脖子前面，两只手交替进行，动作要慢，还要保持一定的节奏感。如果你的手抬起顾客的头感到费力，还可以借助按摩师腹部的帮助，用小腹顶住顾客的头，可以帮忙将头抬起来。在热石接触到顾客颈椎的时候，动作要轻，以免碰疼顾客。

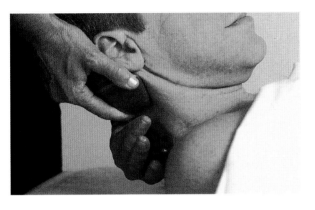

图 9-24 **交替法**。两只手握有中等大小的热石,交替进行颈部的按摩。

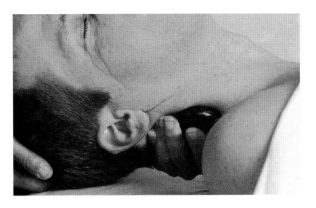

图 9-25 **悬垂法**。让顾客的颈部、四肢、肩膀或身体的其他部位自然下垂落在按摩师握有热石的手上。

悬垂法

这种方法是将顾客的身体整体放置在热石上面,与按摩床隔离开,好像身体悬起来一样。这种通过顾客的身体自然下垂作用与热石功能结合的方法,使热石透过身体的作用效果要比按摩师单纯用手握住石头去按摩皮肤产生的效果更突出。其操作方法是:首先选定使用悬垂法的身体部位,然后抬起顾客的身体,将热石垫在选定的部位下面,再让顾客的身体慢慢落在热石上面。例如,在对颈部进行操作的时候,用一只手抬起顾客的头部,另一只手握住热石垫在下面,将头放下,使之刚好落在握有热石的手上,然后用热石滑动在颈部进行按摩操作(如图 9-25)。这种方法还可以用在后背的按摩中,它的特点是:通过重力的作用,可以使热石嵌入皮肤的深度适当增加,按摩石的热能更好地传导入顾客身体中,还不会弄疼顾客,而且按摩师自己的胳膊和手的工作量也会有所减轻。你可以尝试在更多的部位使用这种方法。

摇动法

在悬垂法操作中,可使用此方法。首先,在顾客身体下面放一块热石,要留有一定的空间,然后在身体的指定部位以较慢的节奏来回转动热石进行按摩操作。

例如,在对肩胛骨进行按摩时,要达到舒适且有效的按摩效果,最好选择椭圆形的按摩石,长度大约在 0.6cm 左右,将热石放在你的手掌上,用拇指固定好位置,如图 9-26,用热石的一边按进顾客的身体,然后在这个位置来回摇动,好像要把热石植入身体一样。这种方法有助于打开肌肉,放松神经。

注意事项

在操作中按摩师要注意热石的方向,如图 9-26 中所示的方式握住热石,并且保持垂直于顾客身体的状态,才能获得理想的按摩效果。否则的话,如果热石的方向不正确,不但不能产生良好的按摩效果,还很有可能伤到顾客或者自己。

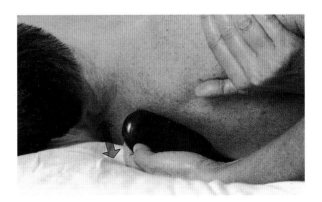

图 9-26 **摇动法**。在对顾客肩膀下面进行此操作时,要尽量找准位置,否则会弄疼顾客或者按摩师自己。

挤压，扭动与滑行法

在对顾客身体下面进行按摩的时候，可以先用热石进行挤压，然后快速扭动后再滑动按摩一段时间，这种操作经常用在斜方肌的按摩中，当然你也可以尝试在其他地方使用。通常这种技巧多使用在上半身的按摩中，例如，在颈部的斜方肌下垫一块热石，用手握住热石，同时使用拇指接触到顾客的皮肤，用力挤压热石，去按摩相应的部位。这时，要保持按摩石的方向是正对着按摩师的，然后转动热石，最后滑动出来。如图9-27，按摩师还可以沿颈部进行滑动，在斜方肌和颈部多次重复这样的动作。挤压与滑动的结合，能够让顾客长期紧张的肌肉组织获得深度且超出预期的按摩效果。

三明治法

这种方法非常简单，在顾客身体的两侧同时使用热石进行热敷，如图9-28所示。除了面部，其他的部位都可以使用这种方法。这种方法的操作要领是，不要同时将两块石头一起放在顾客身体上操作，而是应该先使用一块热石操作，然后无缝衔接地导入另一块热石。在按摩中，两块按摩石可以向同一个方向，也可以向相反的方向操作，只要保持节奏一致即可。由于同时使用了两块按摩石，

这种方法的好处就是能够产生双倍的按摩体验效应，而且使得肌肉放松和解压的效率也会加快。

抬升法

这是一种按摩师用手拿着热石，伸到顾客的身体下面，从下向上对顾客的身体进行按摩的方法。其方法是：在顾客身体下面，使用热石向上抬，使肌肉拉紧，进行按摩。这种方法非常简单易学，适用于按摩师的手可以达到的身体的任何部位。通过抬升作用，使肌肉产生紧张感，然后再慢慢牵引肌肉，使之放松，如图9-29。这种按摩的作用效果要好于仅仅使用滑动热石按摩所产生的效果。

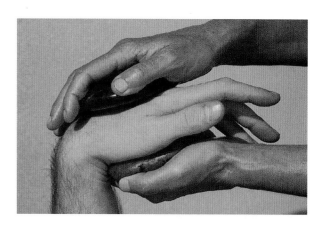

图9-28 **三明治法**。在顾客身体两侧同时使用两块热石，除了头部，其他的部位都可以使用这种方法。

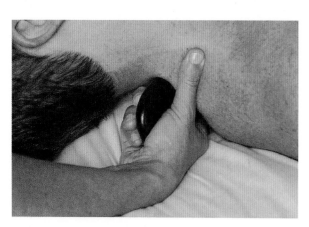

图9-27 **挤压，扭动与滑行法**。用热石挤压，然后转动，再向另一侧沿颈部滑动，重复这样的动作。

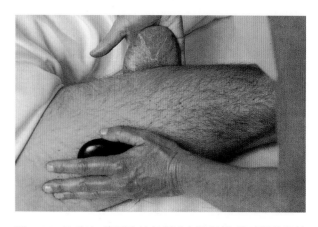

图9-29 **抬升法**。将石头抬起顶进大腿根部，然后沿着腿筋缓慢拖动。你可以把这种技术运用到身体其他部位。

下部运作法

如果按摩师停下按摩工作去取热石，就会使按摩过程有中断感。正确方法是：当你用一只手去取按摩石的时候，另一只手仍旧在顾客身上进行按摩。使用下部运作法会感到非常巧妙且自然，让顾客感到莫名其妙，不知这块按摩石从哪里来的。

当使用按摩石在顾客身体下面进行按摩的时候，要找有空隙的地方进去，例如，有关节的部位，如腰部、后背或膝盖等，你也可以移动身体的某些部位，例如肩部，如图 9-30 所示。一个小窍门是，按摩师还可以在按摩床上预先放一些需要用的按摩石，以方便取用。这样做的目的是，当你想用的时候，在最短的时间就能拿到。例如，在靠近顾客肩膀的地方放几块按摩石，当你的手伸到顾客肩膀下的腋窝时，你就能很快地抓起一块热石进行操作。

这种技巧是三维按摩中无缝衔接的方法之一，它能使按摩过程流畅自然，顾客对于热石按摩体验的质量会更高。

小结

本章主要介绍了将按摩石作为按摩工具使用，在顾客身体上面和下面如何用热石进行按摩的方法，以及要达到的目的和效果。

用作工具的按摩石有三种：尖形的、凹形的和有弧度的。按摩的技巧有：边缘按摩法，压力叠加法、摩擦法、按压法、摇动法等。能量传导的方法有：叩击、碰撞、揉搓等。一般情况下，按摩石只有一部分接触到皮肤，如果温度太低会让顾客感到不舒服，因此要尽量使按摩石的温度比其他的按摩操作的温度略高些，以保证按摩的效果。

在顾客身体上面使用按摩石的技巧包括：滑动按摩法、手掌根部按压法、旋转按摩法、狗刨法、十字交叉法、滚动按摩法、大象踏步法等。当然，如果仅仅这些操作，仍会让顾客感觉平淡，加

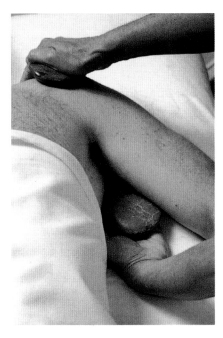

图 9-30 **下部运作法**。来回推动顾客的肩膀，产生一些空隙，使按摩师的手进入到顾客的肩膀下面，进行按摩操作。

上身体下面的按摩操作，就会产生三维立体的按摩效果。

在顾客身体下面使用按摩石的技巧包括：交替法、悬垂法、挤压法、扭动法、三明治法、抬升法等，有些方法可以借助顾客身体的重力作用进行操作，不但能够增加按摩的深度，还能节省按摩师的力量。这些技巧提升了三维立体按摩的作用功效。

在实践中应用这些技巧的时候，不要忘记结合第 8 章讲过的一般原理，这样会使你的操作更为有效。

复习题

判断正误

1. 当你使用按摩石作为按摩工具的时候，你的手不要碰到顾客的皮肤，只要握住按摩石的上面部分就可以了。

   A. 正确　　　B. 错误

2. 凹形的按摩石一般应用于顾客身体的凹形部位。

    A. 正确   B. 错误

3. 使用按摩石的边缘进行按压操作的时候,要选择薄的按摩石,边缘厚度在 0.6~2.5cm 之间。

    A. 正确   B. 错误

4. 叩击法和揉搓法是一种将热量通过热石进行传递的方法。

    A. 正确   B. 错误

5. 摩擦法和揉搓法的不同之处在于,摩擦法是两块石头之间的摩擦, 揉搓法是用热石在顾客身体上的操作。

    A. 正确   B. 错误

多项选择

6. 如果顾客身体肌肉紧张的部位比较深,最好选择使用怎样的按摩石?

    A. 头部较宽而扁的

    B. 头部较尖而细的

    C. 头部较平的

    D. 边缘较窄的

    E. 头部呈弯曲形状的

7. 以下哪些技巧是在顾客身体上面使用的?

    A. 蛇形按摩脊椎法

    B. 交替法

    C. 十字交叉法

    D. 悬垂法

    E. A 和 C

8. 以下哪些技巧是使用在顾客身体下面的?

    A. 滑动按摩法

    B. 叩击法

    C. 大象踏步法

    D. 抬升法

    E. 清洁

9. 下部运作法包括:

    A. 在顾客不知不觉的情况下进入按摩室

    B. 走进按摩室的时候速度要慢

    C. 将按摩用热石放在顾客的身体上面

    D. 有效安排好每套热石

    E. 在不知不觉中将热石放到顾客身体下面

10. 技术应该扎根于:

    A. 特定的顺序

    B. 石头的品质

    C. 根本的原则

    D. 适当用油

    E. 以上都不是

填空

11. 一种在顾客身体的下面交换握有按摩石的手的技巧叫做 _____。

12. 名为 _____ 的技术在前一项基本的悬垂法基础之上加入了一些石头运作。

13. 在顾客身体下面的按摩操作中, 不知不觉导入按摩石的一种技巧叫做 _____。

14 把 _____ 手加入尖状工具石使用中,能够使按摩的进入更为柔和。

15. 一种按摩技巧需要使用大小和厚度一样的按摩石,这种方法叫做 _____。

连线题

    A. 狗刨法   B. 按压与旋转法

    C. 手掌根部按压法   D. 滑动按摩法   E. 清洁

16. 一种需要使用按摩石作为工具的方法

17. 一种使用手掌的根部进行按压的方法

18. 一种类似小狗的动作的方法

19. 一种排除身体毒素的方法

20. 一种在热石按摩中非常普遍使用的方法

复习题答案见附录 D。

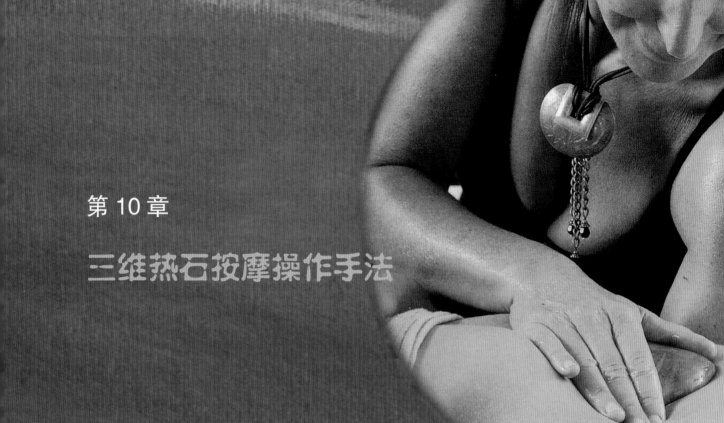

第 10 章

三维热石按摩操作手法

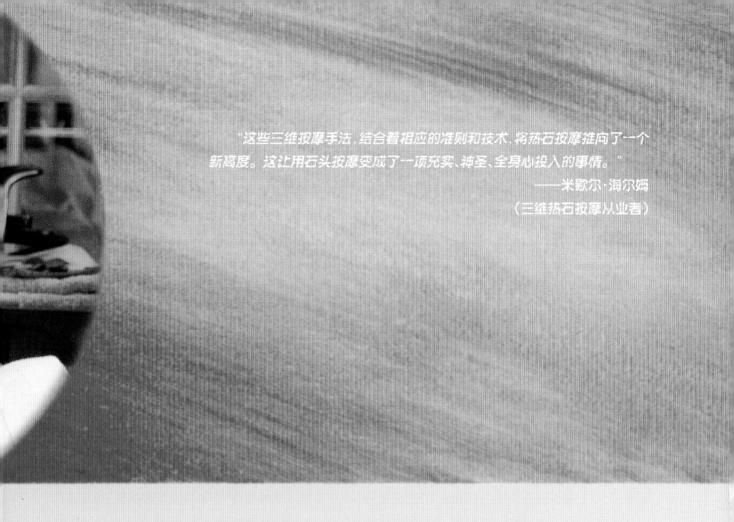

"这些三维按摩手法,结合着相应的准则和技术,将热石按摩推向了一个新高度。这让用石头按摩变成了一项充实、神圣、全身心投入的事情。"

——米歇尔·海尔姆
(三维热石按摩从业者)

学习目标

通过本章的学习,你应该能够:

☐ 解释为何悬垂对提供三维热石按摩如此重要。

☐ 熟练掌握本章描述的每一种按摩手法。

☐ 把热石融入到本章每一个按摩手法中。

关键词

涌泉穴:针灸穴位中对应其中一个肾脏的穴位,在两脚的脚心位置。在按摩结束之后按压这个穴位可起到镇静舒缓的作用。

三角肌:肩膀头处的一块三角形肌肉,能将胳膊从两侧举起。

竖脊肌:背部最大肌肉群,邻近脊柱,沿脊椎分布。它纵向分为三部分:髂肋肌,最长肌和脊柱胸肌,协助脊柱延展、侧弯和转动。

足部手或臂:面朝按摩床边时,按摩师靠近顾客足部一侧的手或臂。

腓肠肌:小腿上最大最重要的肌肉,协助伸脚弯膝。腓肠肌以两个头分别起自股骨的内、外上髁,比目鱼肌在腓肠肌的深面,起于胫、腓骨上端的后面,两肌在小腿中部结合,向下移行为粗壮的跟腱,止于跟骨结节。

(待续)

159

臀肌:在臀大肌与坐骨结节之间有臀大肌坐骨囊,在臀大肌外下部的腱膜与大转子之间。臀肌中层由上而下依次是臀电肌、梨状肌、上孖肌、闭孔内肌、下孖肌和股方肌。深层有臀小肌和闭孔外肌。

腘筋:三根肌腱,由膝盖后部开始,连接大腿后部的肌肉,包括半腱肌和股二头肌。

头部手或臂:面向按摩床边时,按摩师靠近顾客头部一侧的手或臂。

Hogo:一个针灸点,位于大拇指边上肉较多那一部分的中间,按摩能缓解头疼,但按摩时该部位会疼。

肱部:上臂的长骨,从肩胛骨到桡骨和尺骨。

髂骨:位于髋骨的后上部,分体和翼两部分。髂骨体肥厚而坚固,构成髋臼的上部。髂骨翼在体的上方,为宽阔的骨板,中间比周围细。

髂胫束:是包绕大腿的深筋膜,起自髂脊前外侧缘,到达膝关节,通常被称作 IT 束。

冈下肌:位于冈下窝内,肌的一部分被三角肌和斜方肌覆盖。起自冈下窝,肌束向外经肩关节后面,止于肱骨大结节的中部。作用是使肩关节旋外。

内侧手或臂:当面对顾客的头或脚时,靠近按摩床一侧的手或臂。

层流槽:沿整个脊柱两侧分布,由脊旁肌组织组成。

背阔肌:是位于胸背区下部和腰区浅层较宽大的扁肌,由胸背神经支配,通常简称为 lats。

咬肌:是咬合动作的主要执行肌肉,其与颊肌、颞肌、翼内肌、翼外肌、口轮匝肌等一起协同作用,共同完成咀嚼动作。咬肌是影响面部中下二分之一外观的重要因素。

后头脊:位于头部后方,头骨底部与颈椎接合处。

外侧手或臂:当面对顾客的头或脚时,远离按摩床一侧的手或臂。

会厌穴:针灸穴位之一,位于手掌中。在按摩结束前按摩此穴位能起到镇定作用。

胸肌:胸部的肌肉,由左右两部分构成,又称胸大肌。仰卧推举是发达胸肌最常见也是最有效的方法之一。卧推因体姿不同,又分为平卧推举、上斜推举和下斜推举。

腰方肌:位于腹后壁,在脊柱两侧,其内侧有腰大肌,其后方有竖脊肌,二者之间隔有胸腰筋膜的中层,作用是下降和固定第 12 肋,并使脊柱侧屈。受腰神经前支支配。

四头肌:大腿前外侧第四块肌肉。其功能是使小腿伸、大腿伸和屈,并维持人体直立姿势,是人体最有力的肌肉之一。

菱形肌:位于斜方肌深层,起自第 6、7 颈椎和第 1 至第 4 胸椎棘突,止于肩胛骨内侧缘。功能是:近固定时,使肩胛骨上提、后缩和下回旋;远固定时,两侧收缩,使脊柱胸段伸展。

肩袖:肩袖又叫旋转袖,是包绕在肱骨头周围的一组肌腱复合体,这些肌腱的运动导致肩关节旋内、旋外和上举活动,但更重要的是,对维持肩关节的稳定和肩关节活动起着极其重要的作用。

比目鱼肌:由其形状而得名,它在腓骨、胫骨后,横插在腓肠肌之下,一直插到小腿内侧,这是腿部重要结构之一,作用是旋转脚面,提足。

颞肌:起自颞窝,肌束如扇形向下会聚,通过颧弓的深面,止于下颌骨的冠突,作用是使下颌骨上提,后部肌束可拉下颌骨向后。

颞下颌关节(TMJ):下颌骨和颞关节骨面之间的关节。

小圆肌:位于冈下肌下方,冈下窝内,肩关节的后面,其作用是与冈下肌协同使上臂外旋并内收。

斜方肌:位于颈部和背上部的浅层,其作用是使肩胛骨向脊柱靠拢,上部肌束可上提肩胛骨,下部肌束使肩胛骨下降。　　　　(待续)

关键词(续)

股外侧肌:起于股骨后脊,远至转子,止于胫骨,协助伸展腿部。

颧弓:位于面部两侧中部,由颧骨颞突和颞骨额

突联合构成。其弓度决定了面部宽度。通常被称作脸颊骨。

本章将向您示范在热石按摩中会用到的三维按摩法。作为我的"非凡触动按摩"(phenomenal touch massage, PTM)模式的一部分,这些按摩方法将会在传统的双向按摩体验上加入一个新的维度,其间有的要用到石头作为辅助。非凡触动按摩中涉及的很多按摩方法都太复杂,不能光用文字或图片表现;因而,本章介绍的按摩法只是你在PTM 工作室中所能学到的众多三维按摩法的其中一个示范。

但其实本章所讲述的按摩方法也很难单凭书面文本来学习。因而我们告诉你一个小窍门:你可以先进行空手无石头的练习。当你光用手按摩就能达到很舒服的程度,这时候就可以加上石头了。在使用石头的时候要慢慢来,因为热石按摩是一门很复杂的艺术,其中涉及石头的引入,适宜的温度和时间,石头的滚动操作以及精湛的技巧。总之,要把石头和三维按摩法结合起来是一项很有挑战的工作。对于那些十分复杂的按摩方法,一定要确保你已经熟练掌握了技巧才能把石头的运用加入进去。你也可以运用本书前几章所教授的方法和技巧来创造你自己的按摩方法。

当你进行具体操作的时候,一定要始终在心中记住这样一个准则:按摩身体每一个部位之前,都要先用空手练习。这能让你感知到在使用石头之前肌肉的状态。当你已经熟练掌握了空手技巧的时候,就可以选择性地在身体的特定部位运用石头进行按摩。

同时,不要忘记我们在第 8 章讨论过的身体力学原理。三维按摩法用的力道越大,就越需要你掌握精湛的身体力学知识。我们会为一些需要特殊手法的按摩方式提供特定的身体力学指导,除此之外,在学习每一种手法的时候都只需参考第 8 章提供的一个普遍的身体力学执行法。这不仅能保护你的身体,还能提升改善顾客的按摩体验。

如果你继续读下去就会发现,很多按摩手法之间都是相互紧密承接的,但是由于按摩手法数量的有限性,在其余手法之间则存在一定的不连贯。因而要确保用一些常用的按摩手法进行承接过渡,也可以使用你依照三维按摩法准则自己创造出的手法。

最后,在我们开始之前,你需要理解本章所提到的术语,以便确定你要使用哪只手或胳膊。当你站在按摩床的一侧,面向按摩床,靠近顾客头部的手或胳膊被称为"头部手"或"头部臂",而靠近脚的一侧则被称为"足部手"或"足部臂";当你站在按摩床的一侧,面向顾客的头或脚时,你靠近按摩床的手或胳膊被称为"内侧手"或"内侧壁",而远离按摩床的则被称为"外侧手"或"外侧臂"。

三维及悬垂

任何一种按摩都需要使用床单进行适当的悬垂操作,而在三维按摩中这一手法尤其重要,需要你经常把顾客悬空移动。这一操作若不适当,有时会造成顾客走光,使其无法彻底放松投入。

在对上身和腿部按摩时要格外注意,因为这时候最容易让床单从顾客身上或臀部滑下。

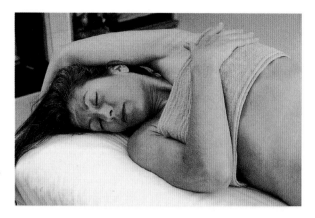

图 10-1　**让顾客悬垂**。将顾客的手放于床单上，或是用毛巾让顾客有一种对悬垂的控制感，尤其是向侧面运动时让顾客感到安心。

小窍门　❗

特别是，在女性顾客向侧面运动时将顾客的一只手放置在床单或毛巾（图 10-1）上是很恰当的选择。递给顾客一块床单并且持续一会。这可以给顾客一种维持身体平衡的控制感。

随着抚摸使顾客的身体与你自己紧紧靠近，恰当地使你与顾客保持一定的界线是更重要的（图 10-2）。如果身体与身体之间的接触对你和顾

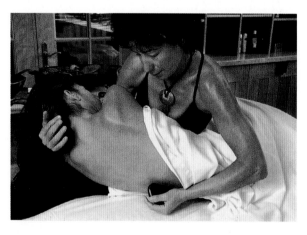

图 10-2　**创造悬垂安全感**。需要身体与身体接触做规范的抚摸时请确保床单正覆盖在顾客身上。

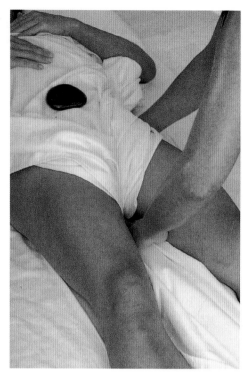

图 10-3　**按摩准备**。将膝盖立起之前在顾客的两腿之间和腹股沟区放入床单。

客任何一方有问题的话可以在你们之间放个小枕头或是毛巾。

抱着顾客身体的两侧有时马上就会被顾客误解为性邀请。请注意悬垂可以为顾客创造清晰感，并且帮助他们放松。

要预先想到，在可能导致顾客身体暴露之前用床单做好必要的预防。例如，如果你知道你要做按摩，涉及提升顾客膝盖或移动他们的话，在抬起膝盖之前，要在顾客两腿之间和腹股沟区内放入床单，为接下来的按摩做好准备，如图 10-3 所示。在按摩过程中，检查悬垂，确保床单在腹股沟、臀部或乳房区（图 10-4）的位置保持不变。有时，你可能不得不把床单放置在避免非故意暴露的地方，如图 10-5 所示。尝试着使悬垂成为按摩工作的一部分，而不是把床单放在某个地方停止按摩，正如图 10-6 展示的那样。

床单底部要拉平紧贴在按摩床上。否则，在床单松散地铺在按摩床上时，你的手或手臂有可能

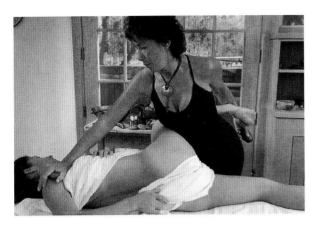

图 10-4　**检查覆盖物**。当顾客的腿缠绕住你的身体并且其身体扭曲时，要使床单从顾客的腹股沟覆盖至胸部位置，并确保床单不掉下来。

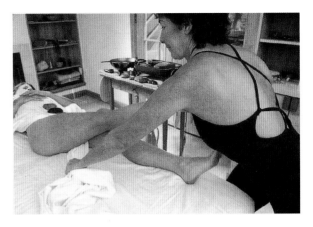

图 10-5　**固定覆盖物**。当顾客的腿在侧面折叠时要保证腹股沟部位被床单覆盖。

被绕住而影响按摩。顾客躺在床上，将底部的床单在顾客身体前部拉紧。将一张带毛的羊皮或者橡胶瑜伽垫放在按摩床和床单之间，床单不需捆绑就能固定住。为了进一步固定床单，你可以尝试一

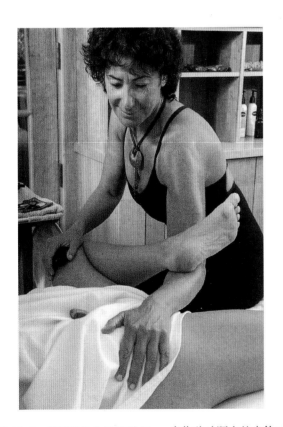

图 10-6　**使覆盖物也接受敲打**。当你移动顾客的身体时也要将床单拉下来并穿过其腹股沟部位。

下几种方法。你可以打开那块羊皮放在每个床腿的露出的部分（要适应按摩床的高度），将羊皮与按摩床腿之间的床单逐渐降低，然后将羊皮向上紧紧贴住床腿以固定床单。你也可以将床单的每一角单独的打个结或者同床腿系在一起。你也可以将床单的两个角跟按摩床的某一端放在一起打一个结，然后将顶端拉紧贴着按摩床。你还可以用一个可调整的带子或一根有弹性的绳子，当床单铺展在按摩床上时，将其紧紧绑在床单每一边每一角。这么做的目的是让你的床单紧贴在按摩床上以便你能在手或手臂不合拢抓住的情况下够到顾客的身体。在疗程开始之前花时间做这些是很值得的，否则在按摩的过程中你会在固定床单方面花更多的时间。

同样重要的是要避免你的视线一直盯着床单。如果你过多地关注顾客身体是否裸露的问题，那么有些顾客会觉得你关注床单而多于关注人。你要自己把握在这两方面适当地保持平衡。如果真的不小心让床单滑了下来，你只需要冷静地将它重新盖回去就可以了。

在接下来的按摩敲打过程中，只有顾客具体需要额外关注时，你才需要注意覆盖物的问题。另外，要运用你的常识，使用合适的覆盖物，以便更好地按摩每一环节，在你按摩敲打时特别要留意顾客的侧面位置。

开始按摩

在这一章,首先介绍一下仰卧顾客的按摩手法。我在开始按摩的时候通常是让顾客仰卧在石头之上,这就使其背部肌肉在按摩之前变得柔软从而得以放松。同时,较之俯卧的姿势,仰卧也便于我更快开始三维立体式的按摩。但如果你依旧习惯于先让顾客采取俯卧的姿势,那可以先使用已列出的背部按摩的手法,当顾客转过来仰卧的时候,再重新参考本章。

接下来介绍的两种按摩手法,其最主要的功能就是使人彻底放松,并使按摩师和顾客同时精神集中。

> ### 小窍门 **!**
>
> 先用石头进行尝试,看你能创造出何种手法来开始你的整套按摩。但要切记的是,要有一个温和的开始,手法越缓慢越简单越好。

心腹石式呼吸法

心腹石式呼吸法,可以给你和顾客之间提供一个相互熟悉了解的机会,同时也是你开始正式按摩的一个准备。在身体上放置好石头之后,站在顾客一侧,一只手放在心脏部位的石头上,另一手放在腹部的石头上,如图 10-7 所示。在每一只手上都稍稍施力,和顾客一起默默呼吸,轻轻抬起手时要吸气,在轻按下去的时候要呼气。

这样经过几分钟的呼吸和按压配合之后,缓慢把手从石头上拿起,把石头顺着顾客身体滑下,然后在正式开始使用石头之前,先用你发热的手进行按摩。

头部石头支架法

头部石头支架法也是按摩开始时的一种很简

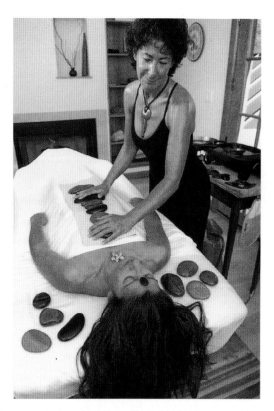

图 10-7 **心腹石式呼吸法。**将两手轻轻放置于心脏部和腹部的石块上,开始整个按摩,同时和你的客人保持相同呼吸频率。

单的方法。它便于帮助把外在感受转换为内在的。它特别有助于舒缓顾客紧张的神经,同时协助你们进行深呼气。首先,把石头放在顾客身体上;然后,把小块热的石头放置在其脸部,包括前额、眼睛和脸颊部位。选一块中等大小的拿在手中,置于顾客头部下方的后头脊处。

把你的另一只手隔着石头放在其前额上,然后用两只手将头架起来,两只手轻轻发力,与此同时和你的顾客一起呼吸(如图 10-8)。

保持这个动作几分钟之后,将后头脊处的石头滑向颈根部并将其放置在那里。然后先用空手按摩头部,随后再用石头进行按摩。

脸部按摩

当你先空手进行了脸部按摩之后,可以用石

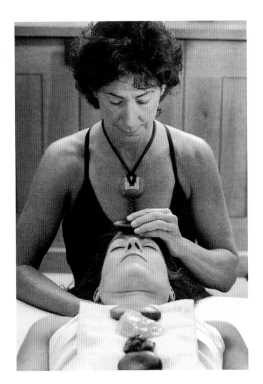

图 10-8　**头部石头支架法**。在客人的前额和后头脊处各放置一块石头。采取坐姿,和你的客人一起默默呼吸。

头来进行接下来的操作。在脸上可以进行有石头和无石头的自由转换。小到中型的石头是按摩脸部的首选。进行脸部按摩时最好采取坐姿而不是站姿,但具体选取还是按个人喜好而定。

面部再青春法

这是一种很简单的大范围脸部按摩的方法。这种方法为后面的脸部石头按摩做了一个很好的准备。在脸部的任何部位都可以使用这种手法(如图 10-9)。

使用两块中等大小的热石,先用指尖操作石头的边缘进行按摩,然后再用整个石头与脸接触。

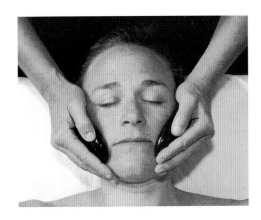

图 10-9　**面部再青春法**。以轻柔的力度按摩整个脸部。

当整个石头已接触脸部的时候,缓缓地下压,用石头在整个脸上进行大范围的轻柔按摩操作。

当按摩到耳部的时候,把石头在那里停留一会,不要马上滑过。如果顾客没有戴隐形眼镜,还可以从眼部轻柔地滚过。

当到达前额的时候,双手持石头相互交叉,然后各自顺着脸侧部滑下,在下巴处交汇。

将这种舒缓身心的全脸按摩重复四次,然后再进行更为细致的脸部按摩。再做完一些细致的按摩步骤后,可再返回此步骤。这遵从了“略 – 详 – 略”这一操作原则。

美眼法

这种手法是在顾客眼周围逆时针画圈。这个交替画圈的动作画出了一个数字“8”字形,或者是一个“无穷”的标志,这也是这个手法名字的由来。首选小块、扁平的圆石头,冷热皆可。冷石可去火消炎,带来清凉的感觉;热石则可带来放松舒缓的体验。冷热交替也是一个不错的选择。

开始时先把两块小石头分别轻轻放在两只眼睛上。

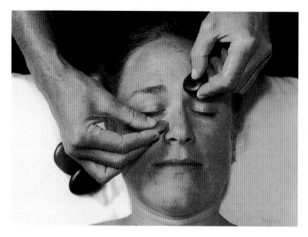

图 10-10　**美眼法**。用两块小石头在眼周同时交叉画圈。

把一块石头轻轻移到眼下周，贴近鼻梁的位置。继续在眼周移动石头，同时，把另一块石头沿着眼睛上周也移到鼻梁内侧。

保持石头平放，稍稍施力，并在眼周交错同时画圈，确保圈的下缘沿着颧弓边缘之上，而上缘刚好在眉毛上方。在进行这一操作的时候，为确保其精确，可使用石头的边缘而非其平面（如图10-10），这一方法适用于一些想要更大力度的顾客或是想要在眼周感受到垂直力的顾客。如果你是用石头的边缘进行的按摩，要在此按摩结束之前用石头的平面进行一下大范围的轻柔按摩，以达到舒缓的目的。

小窍门　❗

这项操作中的画圈动作是循环往复性的，两块石头始终都要在眼周相对的两个位置。在眼周按摩时，其力度适中，而且手的移动要有节奏性。

尽管这只是一个很小的移动，但保持其移动的"波浪形"是很重要的。双手移动要灵活，从而免去身体的移动。但在双手左右移动的时候，身体也可以随之轻轻前后摆动。在把石头转到颧弓的时

候，身体应随之半弓下来。

注意事项　✚

如果把石头直接滚过眉毛会让客人感到不舒服，这时要留心让石头始终保持在眉毛以上。

放松下颌法

这种手法是用来舒缓顾客下颌部位的压力。开始时，把小块的热石平放在顾客的咬肌上，然后用石头在整个下颌区域缓慢地画大圈。

当颞下颌关节得到了预热开始松弛下来的时候，转动石头使其边缘最凸出的部分抵在咬肌的正中部位。用石头在这一区域做触发点式按摩，保持垂直的力度，小范围画圈，使其咬肌处能生成十字形的肌纤维。

注意事项　✚

要注意不要压迫到顾客的牙齿。否则会弄疼顾客，甚至使其受伤。

深度集中地按摩完下颌的肌肉后（可以一次按摩一侧，也可以两侧同时进行），选择小块扁平的冷石进行大范围的轻柔按摩，以缓解深度按摩过程中可能产生的上火发炎或不适感。也可以让顾客通过张嘴闭嘴这个反复动作（如图10-11）来使咬肌左右移动，以减缓其颞下颌关节处的紧张。

小窍门　❗

通常在按摩完下颌后，一个很好的选择是转向按摩太阳穴。因为从颞下颌关节释放出的压力通常会转移到颞肌上。

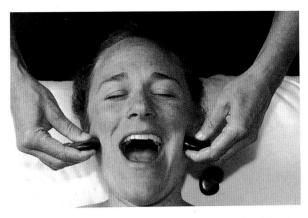

图 10-11　**放松下颌法**。用小石头边缘细致按摩下颌肌肉。

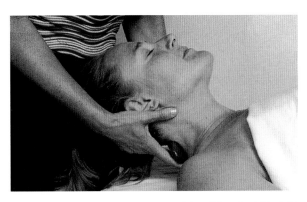

图 10-12　**瀑布按摩法**。让顾客的头部顺着石头下滑，在滑到底部之前，再次抬起石头，重复相同动作。

颈部按摩

不用石头，用两手对颈部进行长时间的挤压式按摩，以便使颈部热起来。通过手感测到颈部每个区域都紧张起来时，可以开始用石头按摩。用滑动法大范围地按摩颈部，然后用双手替换法，以及挤压、扭动与滑行法（见第 9 章）进行按摩。在颈部彻底变热后，你可以运用下面的任一按摩法。

瀑布按摩法

瀑布按摩法虽然难以掌握，但当正确地完成后，这种手法可以令顾客的颈椎放松，这将会是一个令人愉悦的按摩手法。首先将顾客的头部放置于你的腹部上。在顾客的颈部基面上垂直放置一个扁平长圆形的石头，手放在石头两边，如图 10-12 所示。

让顾客的头部开始慢慢地往回沿着石头落下，就像水沿着悬崖边落下一样。

几乎与此同时，迅速将石头沿着颈部平滑地移上来，将头部重新抬到对着你腹部的位置。

小窍门　**!**

时间控制在这个手法中至关重要。不断地试验练习以找到一个平稳落下和抬起的恰当时间平衡点。

如果顾客对这个手法满意，重复 2~3 次。动作越平稳连贯，顾客越舒适，这个手法也会越有效。

注意事项　

如果手法运用不正确，瀑布按摩法会令人感觉很生硬，甚至可能造成伤害。对于颈部有过创伤以及患有偏头痛和炎症的顾客，不要采用此按摩手法。还有，若在练习阶段还没有达到满意的水平，就先不要在顾客身上操作此手法。

颈部流动按摩法

颈部流动按摩法和瀑布按摩法相似，但是在颈部侧面进行，在头部落下和抬起时加一个相对的力。如瀑布按摩法，此手法学习时也具有挑战性，但效果很好。这种手法需要你把握好时间和对抗力的控制，掌握了这个要领后，你会对这个手法感到得心应手，顾客也会觉得舒适而愉悦。

首先，用不拿石头的那只手抬起头部。

另一只手（拿着石头）从顾客颈部后方向侧面移动，直到经过颈侧。

让顾客的头部缓缓向后落下，然后向颈部侧方石头所在的位置移动（图 10-13）。同时，将拿着石头的那只手托着颈部举起，这样颈部就会被拉向前。

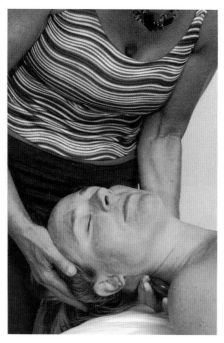

图 10-13　**颈部流动按摩法**。让顾客的头慢慢地回落,并同时用石头抬起颈部一侧,从而创建一个"流动"的感觉。

"流动"的感觉发生在头部下落的同时而颈部被抬起这一对抗力产生的时候。

这一步要做得很慢,就像蜜糖滴在你的手上那样慢。当你抬起颈部的时候,让顾客头部的重量完全落回。做这个手法的时候,要有节奏感,而不是断断续续地仅仅移动你的手。

小窍门

重点是保持你拿着石头的那只手的拇指被其他手指包围着而不是突出来。如果拇指突出来,将会限制拿石头的那只手在颈部下方可以够到的距离。在颈部流动按摩法开始前,你的手要可以够到整个颈部以获得做这个手法的最佳范围。

注意事项

这个手法的初学者最常见的错误是从颈部的上端(后头脊根部)开始抬起顾客的

头部。这会令头部无法在颈部抬起时落下,因为手会阻挡在头颈的枢纽部位。你还要确保在落下和抬起这两个动作中找到一个平衡点,以免顾客的头部撞到按摩床上。不过,即使是正确地实施了这个手法,顾客的头部也的确会离按摩床很近。

在一侧做完颈部流动按摩法后,两手在颈部交汇时把石头换到另一只手上。

继续用没拿石头的那只手向头部上方移动,而另一只手(拿着石头)变成颈部新的支撑。

慢慢地练习,直到你可以熟练平稳地把石头换来换去。

颈部流动按摩法对于总是难以放松对自己头部控制的顾客来说是一个绝好的按摩手法。因为对抗力对颈部的拉伸会加强地心引力对头部的拉伸。因此,对于顾客来说就很难再自己保持头部不下落。此手法进行得越缓慢,顾客越能够完全放松。这种手法可以令某些顾客第一次享受到完全放松头部重量的经历,并且这个手法非常有益于放松。

颈部扭转按摩法

颈部扭转按摩法是一种可以对沿着颈椎和颈椎附近肌肉群提供深入、指定部位的按摩手法。由于这种手法进行缓慢,而且它是运用地心引力和顾客身体的重量而非你的力量,肌肉也处于缩短位置,因此这种手法不仅比其他普通点按摩更加容易通过手来完成,而且顾客也会觉得更加容易接受。

首先,抬起头部,将其向拿着石头的手的反方向转动。

当颈部处于开放和扩展位置时,在颈部找到一个你想运用尖头石头的点,但先不要向那个点施加压力(图 10-14)。

确保你的前臂一直放在按摩床上,当头部落向石头时,用手和石头创造一个坛台来支撑顾客

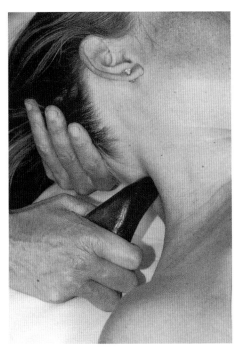

图 10-14　**颈部扭转按摩法 (步骤 1)**。让客人的颈部处于拉伸状态,用一块固定的石头垫在顾客颈部的某一点上,但不要进入肌肉。

头部的重量。

以一种可控的手法让头部慢慢地落向石头,如图 10-15 所示。

 注意事项

关键不要把石头推到颈部内,只需拿着它,让头部绕着它旋转和向其落下。确保不让石头滑落。如果石头开始向斜角肌滑落,顾客就无法感觉到充分的压力和深度。当头部落向石头,颈部移到缩短位置时,将石头保持正对颈椎的位置。

当你拿着石头托着顾客的头部大约 5~10 秒钟后,让头部向远离你的方向的一边旋转,再次放开颈部,你移到一个新的位置。在颈部的同一侧重新选择一个点,让头部再次向着石头落下,做一个深入的按压。

当头部向着颈部的同一侧落下大约 4 次后,

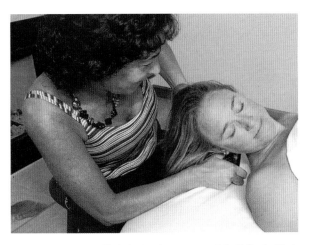

图 10-15　**颈部扭转按摩法 (步骤 2)**。石头到位后,让头轻轻落下,使石头刺激肌肉。

换手并在颈部另一侧重复相同的动作。

石头的位置有一些变化也是可以的;但是,将石头放在颈椎旁边的平面凹槽部位通常最没有效果,因为那是肌肉容纳性最强的地方。

 注意事项

如果你太过侧向,肌肉可能会将你"踢出去",顾客会感到疼痛,即使是在缩短位置上。如果你离脊椎太近,也会伤到顾客。

理想的石头放置部位在结构上可以有很多变换。因此,要和顾客确定哪个部位感觉最舒服。找到第一次放置尖头石头的合适部位后,运用各个手法沿着这条线在颈部上下来回运动。

摇滚式按摩法

摇滚式按摩法是在普通静态的颈部延伸基础上增加了一项摇滚运动的手法。它可以令顾客更加容易接受伸展。这种按摩法是基于支点、卷曲和利用顾客重量的原理。摇滚式按摩法做起来既顺手,顾客也感到很享受。

先用一只手托起顾客的头部,然后把其后头

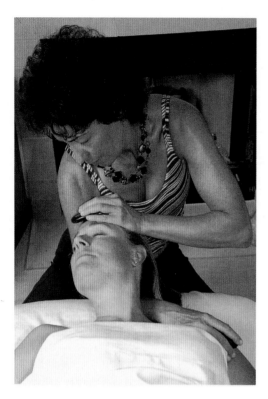

图 10-16 **摇滚式**。将你的手作为支点，放在顾客的肩膀上，并将你的肘部作为杠杆，上下摇动其头部，使其头部在你的手臂上缓慢滚动。连续地左右交替手臂，使头部和颈部呈波浪式的运动。

脊放在你另一个手臂的臂弯处。

把你的手(手臂同侧的手)放在顾客的肩上。

以顾客的肩膀为杠杆，伸直肘部，同时用手将其肩膀推出，使顾客的头部抬高至你的上臂，如图10-16 所示。

在你放下手的同时张合你的肘部，然后举起顾客的上臂，使其头部上下运动。

将顾客的上臂放下增加运动的幅度。另外，尝试向左右两边移动你的身体，用手臂抬起顾客的后脑勺，并将动作持续延伸到颈部的最下方，尽可能使顾客头部的每一个部分都能运动。确保将顾客的下颌朝上下左右进行活动，使所有可能的方向都包括在内。

当顾客的头部在你的手臂中滚动时，可以用另一只手轻轻地引导它。

注意事项

将顾客的头部放在你的臂弯里或者是上臂上，这很重要。虽然头部会不时在前臂的顶端滚动，但不要让其长期停在那里，因为这样会很不舒服。不要滚动你的前臂，否则你的骨头会抵到顾客的头部，顾客会很痛。

小窍门

确保那只引导头部运动的手没有施加过多压力。让头部自由活动，用引导的手保护头部的安全，避免头部撞击按摩床并用其协助顾客头部自然地运动。

让石头加入到摇动和滚动中，如下所述:在你已经张合肘部并用手在顾客肩膀上下滑动之后，将同一只手滑动到按摩床上。将手在按摩床上前后滑动，以使按摩能达到不同的效果。

挑选一些石头并将它们运用到按摩中。每只手拿一块石头，继续摇动和滚动，如图 10-16 所示。

大约 1~2 分钟后，交换手臂，继续朝另一个方向按摩。交换手臂这一动作在按摩中所占的分量和在摇动和滚动中一样多。尽可能高地举起顾客的头，给你另一只手臂进入的空间。让顾客的头部在交换的手臂上缓缓移动。要避免突然停止这样的移动。

注意事项

在你抽出手臂时要注意不要缠绕住顾客的头发。为了避免这类情况的发生，试着向上抽出手臂，而不要向后抽出手臂。

继续做摇动和滚动，直到换回最初的手臂。练习交换手臂这一动作，直到你能在以后的按摩中熟练地交换。

除非顾客要求你停下来，否则要将此按摩手法进行 5 分钟左右。

如果你能留意到所有应提前注意的问题，你的顾客会为此十分感激，并使其可以从按摩中得到足够的放松。事实证明这是我的顾客们最喜欢的按摩手法之一。

手臂和肩膀按摩

用中等大小的扁平石头来按摩手臂和肩膀是再合适不过的了。一次用两块石头便可以轻松地按摩身体的这些部位（一块石头按摩一侧），如果你要有更集中式的效果，一块石头也行。

三维手臂轻抚法

三维手臂轻抚法与普通的手臂轻抚法不同，它可以同时按摩手臂两侧，依赖你所施加的压力大小，结合位置的不同，将手放在肩膀和脖子上，抬高头部和肩膀。根据手法交换的原则，可以从上一步按摩脖子直接过渡到手臂轻抚。

如何从摇滚按摩法连贯地过渡到三维手臂轻抚法呢？这里以顾客的右手臂为例。将你的右手臂放在顾客的脖子下面，将你的左手臂放在与右手臂平行的地方，慢慢地抽出你的右手臂，让顾客的头部轻轻地落在你的左手臂上。

现在，将你的身体朝向顾客右手臂一侧，也就是按摩床的左边。

慢慢将你的左手臂从顾客脖子处拉到其右肩，同时用你的右手臂顶住顾客的右肩。用你的两只手夹住顾客的手臂，并用全力向下按摩。

当按摩到顾客的手部时，将足部手放在顾客的腕关节上（为避免卡住肩膀），同时头部手继续往上按摩手臂，从肩膀一直按摩到颈部。

当按摩到颈部的时候，在头底部向上推，同时另一只手向下用力，在颈部，肩膀和手臂间产生不同方向的力，以达到舒适的效果。

经过这样的拉扯后，将你的手从头底部拿开，让它从脖子底下穿过，把顾客的脖子放在按摩床上。从桌上挑一块石头。

沿着颈部后侧，从肩膀的较远处将石头拉至颈部。

同时，在足部臂上放满石头，将手臂从顾客的腋窝处穿过去，放在其较近处的肩膀底下。

将你的整个前臂放在顾客肩膀的下面，从两侧将肩膀抬起来。

一手抓一块石头，从两侧按摩其肩膀。

最后，用一块石头按摩顾客的手臂两侧，如图 10-17。用力将身体往后倾斜，结束手臂轻抚法。

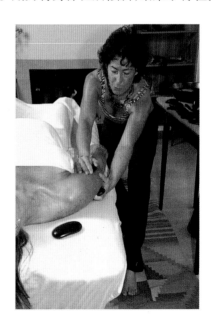

图 10-17　**三维手臂轻抚法**。用两块石头在手臂两侧夹紧手臂，上下滑动。

在进入下面的轮换法之前再重复数次这类按摩。

轮换法

轮换法是一种手和石头轮流在肩膀下面按摩，同时另一只手在上方按压的按摩方法。你可以直接从手臂轻抚法进入轮换法。

从上述的手臂轻抚法的最后一步开始，用你露在外面的手抓住石头，继续从肩膀上方，颈部下方穿到另一侧肩膀，如图 10-18 所示。

同时，将另一只抓石头的手从腋窝下方移动到靠近你一侧的肩膀下。

用腋窝一侧的手抬高顾客的肩膀，将露在外边的手臂移动到该肩膀的下方，并用石头在一侧（与脊柱平行）按摩菱形肌和竖立肌，如图 10-19。

一旦开始进行轮换法按摩，就要将原先放在腋窝底下的手从后面抽出，放在肩膀或者胸肌上。

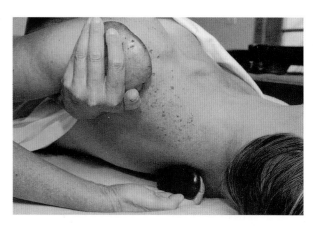

图10-19 **轮换法（步骤1）。** 用一只手抬起顾客的肩膀，另一只手将石头放在顾客肩膀下面，要与脊柱平行。

在胸肌处按压，同时用压在底下的石头在一侧（边缘）来回摇动。有时跪下来做这个动作会让顾客感到更加舒服。

在轮换之前持续这个动作约 10 秒。然后将原本放在肩膀下的手移到脖子上，完成转换。

用力将同一只手（抓着石头）从身体底下移到肩膀外侧，尽量抬高肩膀，让原先在外面的手臂可以从腋窝底下移到肩膀底下。

把这只手里的石头放在粗壮的斜方肌和菱形肌上，要与脊柱呈直角，如图 10-20。将另一只手放在肩膀边缘（肱骨上方），要小心地做，不要用力过大，以免伤到骨头。

当你拉伸肩膀顶端时，轻轻地有节奏地来回滚动石头。如果顾客有需要的话，你也可以在滚动

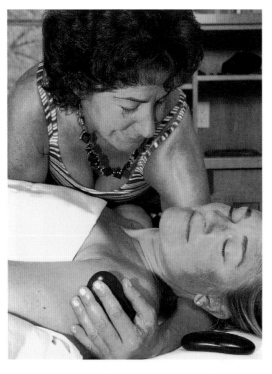

图 10-18 **从手臂过渡到肩膀。** 让你的手和肩膀一直从顾客的脖子底下穿过，将其肩膀抬高到离你最近的地方，然后进入轮换法按摩的步骤。

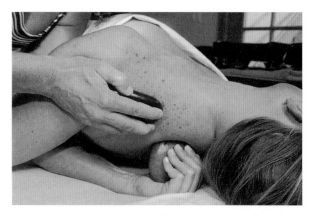

图 10-20 **轮换法（步骤 2）。** 换成石头并和另一只手上的石头摆成直角状。

石头时轻柔地拉伸锁骨。

　　这一来回动作能有效地缓解深层的紧张，并可以按摩肌肉中的穴位。在进行下一步之前大概来回滚动石头 4 次。为了达到按摩的效果，你可以做一个全方位的手臂轻抚法按摩。

手部挤压法

　　手部挤压法是以石头按摩顾客双手部位的这一方法的统称。其方法之一是，将手插入两块石头之间，在你慢慢将石头从手上滑向手指的时候用力挤压石头。你可以通过用石头的侧面按压手以增加力度，就像图 10–21 所展示的那样。

　　用石头的边缘或顶端在手掌上做定点按摩。将手弯向石头能巧妙地放松肌肉并且让人感觉到母亲般的呵护，舒缓按摩穴位的刺痛感。

　　使用石头的尖端，这样能很准确地按摩到大拇指虎口处的合谷穴位。

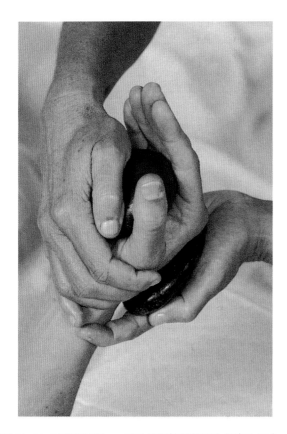

图 10–21　**手部挤压法** 。用手的根部按住石头以产生压力。

背阔肌按压法

　　背阔肌按压法就是一种通过用尖状工具石在肌肉收缩的位置按压背阔肌以舒缓肌肉紧张的简单方法。

　　跪在按摩床旁，用你手的前面部位将顾客的手臂抬到头以上位置，或者在不损伤顾客手臂的前提下尽可能地抬高。

　　用你手的后半部分将石头的尖端放在背阔肌鼓起的地方，注意不要强压。慢慢地放下顾客的手臂，收缩背阔肌，此时你开始用石头进行按压按摩，如图 10–22 所示。

　　继续尽可能地放下手臂以便完全按压在肌肉收缩的位置。

　　将手臂重新抬高，暂停用石头按压，然后重复几次敲击的动作，使手臂处产生来回伸缩的动力。

　　当你结束按压时，将石头放在腋窝下，然后继续按摩另外一条手臂，或者移开石头，然后直接进入到下一步的躯体按摩。这两种方法可以任意选择。

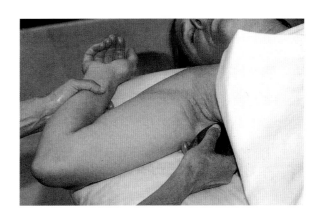

图 10–22　**背阔肌按压法**。使顾客手臂保持抬升姿势，用石头的尖端顶着背阔肌，慢慢放下顾客的手臂，同时在肌肉收缩时按压背阔肌。

躯体按摩

很自然地由手臂按摩过渡到躯体按摩。你可以先按摩顾客一侧的手臂和身体,然后按摩另一侧,也可以在按摩躯体之前按摩两条手臂。这两种方法都可以,只要你转变按摩位置时很自然就行。一开始按摩躯体时不用石头,然后等你准备好了再用。中等大小的石头是按摩躯体的最好选择。

以下将要介绍的这些按摩手法是一系列的动作。当你学会了这些动作后,建议你按顺序来操作,在按摩过程中自然进行动作过渡。

布娃娃法

布娃娃法就是一种用以伸展躯体的手法,它用一种流畅的波形的方式更深层地舒展脊椎。它是三维热石按摩中最不可思议的一步,它需要一个有经验的从事产品数据管理的人来协助进行全面的按摩操作,或者要按摩师接受过三维热石按摩的课程学习(见附录C)。仅凭文字和图片描述不足以让你掌握这项技能。然而,在这里我还是会进行描述,以便你大概了解这项技能包含哪些内容,并为接下来的训练做准备。

散拍躯体的最初步骤跟你将石头移动到顾客身体下方(见第6章)很相似,所以你可能已经很熟悉这些步骤了。接下来就需要你进行波状按摩,如果你按摩得很好的话,会让顾客感觉很舒适和很放松,就像一个布娃娃。

散拍躯体要从站在按摩床旁边开始。如果你打算把这一步作为将石头移动到顾客身体下方的途径,那么你就从放置长柄平底煎锅的相反一侧开始。如果不是,那你可以随便选取按摩床的一侧开始按摩。理论上,为了从两个方向都伸展脊柱,你要从两侧进行按摩,但是你不必连续做。

在你进行波状按摩之前有四个基本步骤可以让

身体保持在侧面的位置。为了清晰明了,这里所作的说明都是你在顾客左侧并从他的右手臂开始的。

用你在外侧的手轻轻地在手腕处托起顾客的手,然后走向头部方位。当你到达头部位置时,开始以下几个步骤:

步骤1:从底部抓住顾客的手肘,从你的内侧弯曲手,如图10-23。

步骤2:先举起顾客的手肘,然后在你手的前部到达顾客胸部以上相对应的背部位置时,将手肘拉向自己,如图10-24。

步骤3:将手的前部换成手的后部,然后将顾客躯体朝向自己的方向托举得更高,如图10-25。

步骤4:当你把顾客的躯体朝向自己的方向托举得更高时,将你手的后部放到顾客后背腰部位置,如图10-26。你现在的姿势要做的是,要么将石头移动到顾客身体下方,要么开始散拍按摩的波状手法部分。

一旦你处于这个姿势,双手各拿着一块石头,按照下面的方法开始波状按摩。

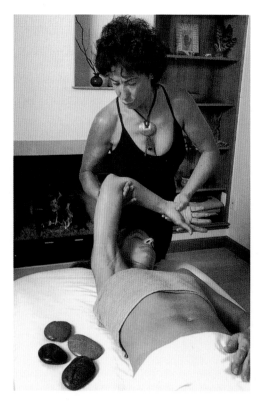

图10-23 **布娃娃法(步骤1)。**用内侧臂抓住顾客手肘弯曲处。

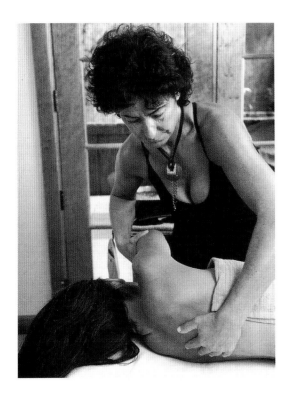

图 10-24 **布娃娃法(步骤 2)**。提升顾客的肘部并朝向自己的方向,同时用你的手根部从后面放到顾客的上胸腔的后部。

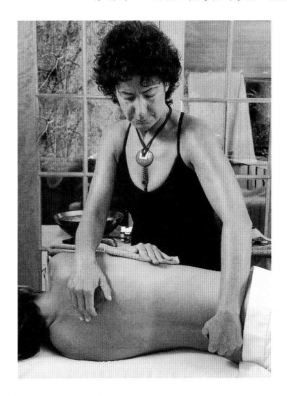

图 10-25 **布娃娃法(步骤 3)**。用你的手前部替换手根部,然后将顾客的身体向自己的方向提高。

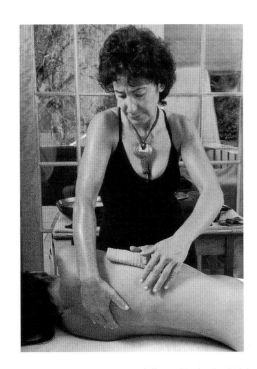

图 10-26 **布娃娃法(步骤 4)**。将你的手根部放到顾客后背的腰部区域,同时将顾客的身体朝自己的方向抬得更高些。现在你可以移动放置在顾客身体下方的石头(如果那儿有石头的话),或者你可以进行下一步的波状按摩。

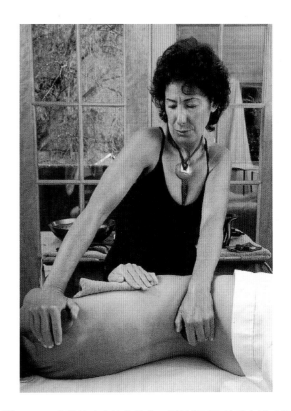

图 10-27 **布娃娃法之波状按摩**。用握着石头的手来回对躯体进行波状按摩,这也是为了真正进入布娃娃法按摩做准备。

当你使顾客的肩部靠向你时可以使其臀部下垂远离自己这一方。在臀部碰到按摩床之前，用你拿着石头的手轻柔地托住臀部，在你将肩部推离你时将臀部轻轻地拉向自己这一方，如图 10-27。

一遍又一遍地重复这些动作，要跟随顾客自发的节奏。这并不是呆板的伸展。这是一种有起伏的手法，可以有节奏地轮流按摩肩部和臀部。

确保你有时将顾客的臀部松开，这样能使臀部在抓住之前从你手中落回。你可以抓住它将它反过来。这样，顾客全身的重量就压在你身上了。让你的身体随着顾客的身体运动是很重要的，让你的臀部也以同样的方式扭动。用你的一条腿顶住按摩床以帮助你承受顾客的重量。将你的另外一条腿远离按摩床并绷直这条腿的足尖。这能使你有个更好的支点来前后扭动你的臀部。决定哪条腿往前哪条腿往后以达到臀部移动的最佳效果就取决于你自己的选择了。

注意事项

做这套波状按摩时不要太快，否则顾客会很担心自己可能掉到按摩床下。仔细把握顾客身体的节奏，要遵循恰好的速度和节奏。确保这套动作的效果能全面发挥出来，放慢速度。这套按摩动作不要重复超过 10 次，以免顾客感到晕眩。

为了缓解顾客的紧张感，你可以用自己的上半臀部顶住顾客的身体，以防止其掉下按摩床。你也可以在按摩期间时不时停下来休息一下。

小窍门

如果顾客向你急速移动自己的臀部来帮助你保持他们的身体处于侧面位置，你就不能很好地完成这套按摩动作的部分，因为要让臀部移回来要依靠顾客的重量。如果这

样的情况发生了，你可以移到顾客臀部以下位置，让他们身体滑向你，或者你可以重新开始这套动作并委婉地示意顾客不要帮忙，向他们解释你需要利用他们的重量来帮助你有效完成动作。

不要让顾客的背部下方过于劳累，时不时地轻微改变你手的位置。你也可以利用你的手指或者石头来刺戳脊椎肌肉，并在你把臀部拉向自己这一方时将手指或石头也拉向自己。这些可以缓解脊椎附近的肌肉紧张。

当你完成了散拍按摩，要将顾客保持在侧面姿势以便自然地过渡到腰部扭转法。

腰部扭转法

跟布娃娃法相比，腰部扭转法也是一种有效的伸展背部下方身体并舒缓肌肉紧张的按摩方法。从侧面位置将顾客的躯体一直引导向上使得顾客身体与按摩床垂直。

将你的足部臂的前半部分竖直，就像一根竖直的棒子一样顶住顾客的腰部，如图 10-28，确保你的手中有一块石头并且你的头部臂靠在按摩床上。

慢慢将顾客的上半身放低到你的头部臂，此时你的足部臂仍然要竖直。轻柔地引导顾客的手臂和肩膀蹭过你拿着石头的手，但不要施加外力去压手臂。

注意事项

在这个姿势，如果对手臂施加外力会造成肩膀脱白，所以注意不要施加外力。

一旦你用自己紧张的头部臂和拿着石头的手让上躯体完全放松的话，把你的另一只手，手里拿着一块石头，放在顾客的腋下并且开始推拉你的双手。

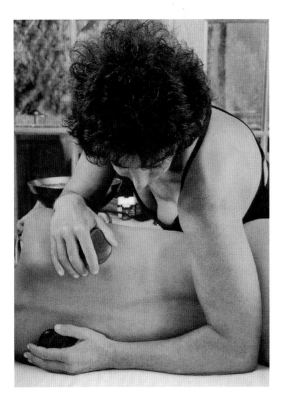

图 10-28　**腰部扭转法的准备。** 从散拍按摩起，将你的头部臂与床面平行放置，同时头部臂像棒子一样绷直并推按顾客的背部下方，要保持在侧面位置。

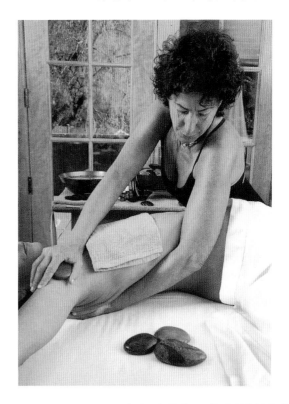

图 10-29　**腰部扭转法。** 从设置好的位置,推动顾客的肩膀（腋下）到按摩床上,与此同时（以相等的力）用你的头部臂和手拉起顾客的下背部来接近你。

继续保持对顾客腋下的压力，与此同时你抬起和拖拉你的头部臂在顾客的中背部上进行长时间的缓慢的清扫运动，如图 10-29 所示，直到顾客的髂嵴。从这里开始，你将要进入下一个环节——回流法。

回流法

完成腰部扭转法之后，回流法正好理顺了身体。因为它产生了反向弹性，有助于顾客身体平衡。此外，你的手已经准备好进行下一个无缝按摩了。

从腰部的扭转开始，随着你的足部手已经在顾客的髂骨上面放松，使用你的头部手（之前正压着顾客的腋下）让顾客身体的一边更靠近你的身体，在腰背下开始滑动它。

为了在你身后获得动力和体重，让与你头部手一致的相同的腿以一种交错的姿势收回来，这样你的腿就是模仿你手臂构造的作用。

伸直你的头部臂，放低你的身体（通过屈膝而不是弯腰），同时逆着波峰以相反的阻力轻拉，带着动力把你拿着石头的手沿着下背部的曲线一直滑动，直到你肘部的弯处在顾客下背部中间部位的下面。

现在，当你从下面伸直你的肘部，按下顾客的波峰（小心地从骨的突起把石头移走）。这个会导致顾客腰部区域的上升运动。

继续伸直你的手肘，提高腰部上升，你同时把你的手臂慢慢地拉向你的躯体并拉直顾客的身体，如图 10-30 所示。

> **小窍门**　❗
>
> 在按摩中，需要拉直身体或使身体从背向拉伸中得到平衡时，可以随时使用回流法。

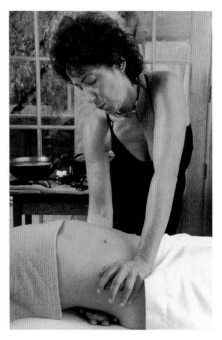

图 10-30　**回流法**。带着动力一直沿着顾客的下背部向下滑动你的头部手。现在，用你的足部手按压顾客的臀部顶端，同时拉动你的头部手并在肘部举起，这样会使顾客的下背部伸展开来。

腹部波动法

腹部波动法是同时环绕腹部和腰背的两种抚摸，包括小的腹部波动法和大的腹部波动法，它们都是从手下和腹部上形成的类似波动的运动；然而，小的腹部波动法形成了小的垂直波，大的腹部波动法形成了大的水平循环运动。

通常许多难于接受腹部按摩的顾客都能毫无问题地接受腹部波动法。这种按摩可以减轻便秘、月经的痉挛和腰背疼痛。

小的腹部波动法是用头部手或足部手在顾客身体的下面完成的。一只手握住石头，在顾客的腰背下面慢慢滑动，另一只手也握住石头，滑过腹部上面，如图 10-31 所示。

一旦两只手都在腹部中心和腰背区域时，开始缓慢地做垂直的类似波动的运动。

你可以用圆形和双侧运动改变"波浪"，也可以通过相对另一块石头的不同方向挤压和拉石

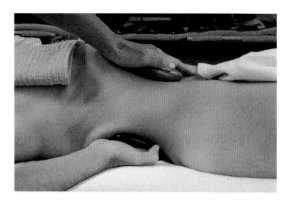

图 10-31　**小的腹部波动法**。一只手放在顾客腹部的上面，另一只手放在顾客腹部的下面，做轻微的循环和类似波动的运动。

头。小心不要直接在脊柱上向上推。用弯曲的石头按摩腹部的一侧和背部，或同时按摩脊柱和腹部两侧，感觉好极了。

大的腹部波动法的具体操作是，握有石头的足部手放在顾客的腰背下面，握有石头的足部手放在腹部上面，后臂贴着顾客腰背的下面（这样你的手就碰着了身体的另一侧），并且同一只手臂的上部分贴着顾客的臀部，如图 10-32。

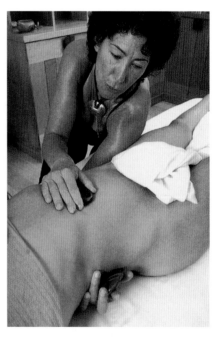

图 10-32　**大的腹部波动法**。当你在顾客的腹部和腰背做大范围按摩时，你要面对着顾客的臀部，同时扭转上臂，身体向顾客的脚的方向拉伸。

现在，在腹部上用头部手做大的顺时针方向的环绕（沿着肠流动的自然方向），在腰背的下面用足部手做纵向的倾斜触摸。这种按摩的关键是在你做每一个环绕时用你的身体力量使身体背部倾斜,用你的手臂扭转顾客的臀部。

在这种按摩中人体力学是重要的。在按摩开始,当你正在腰背下滑动你的手时,当你直面在按摩床一侧时,同侧的腿需要被交错在你的背后。伸直手臂,降低身体和力量,在腰背滑动你的手臂。当你在腹部上开始环绕动作时,你也需要将那条腿伸向按摩床,接着抬举到空中以促使手在圆周上部和倾斜处有足够的力量向下按摩。当你在进行向下按摩时,屈身抵住顾客的臀部,使你的重心后移。逐步地从顾客的腿部按摩到脚部,向下拉,以对顾客的身体产生扭转力。腿部运动就像是投手投球。

腹部波动法运动可以使肠内顺时针运转,你可以在按摩床的任意一侧做大幅度的腹部按摩。你要使用离顾客最近的腿来进行腿部运动。尝试着做这些运动,可以发现最顺滑的按摩圆周在哪里。

仰卧位腿部按摩

腿部按摩时,可以一次使用两块石头来进行长时间的、彻底的按摩。其中一些按摩可以在躯干下进行并延伸到胳膊后部。中等或中等偏大型号的热石最适合为腿部进行按摩。

三维腿部轻抚法

三维腿部轻抚法与一般的腿部轻抚法有以下几点区别:他对腿部两侧都有作用,它使用杠杆与支点原理,甚至在相对方向移动腿部,并一直持续到胳膊的底部及后部。

从大幅度的腹部运动,一直向下到腿部,使你可以在任意一侧进行按摩。当你按摩到顾客的腿部,可以用一只手在小腿的任意一侧来回滑动按摩。

当你按摩到顾客的大腿时,将你的胳膊内侧滑到顾客大腿内侧的底下,使手触到顾客的背部,用胳膊抵住按摩床以便上抬顾客的大腿。

用双手从大腿任意一侧进行按摩。

现在,你可以拿起两块石头,从腿部滑下按摩。

当你按摩到脚部时,用相同的两块石头,向上按摩到小腿。

当你按摩大腿时,用你握紧石头的内臂从顾客大腿下面对其内侧进行环形按摩,接着延伸到其臀部,再到大腿外侧。同时,另一只手臂在背部下面进行按摩,如图 10-33 中所示。

按摩到肩膀时,用刚用过的石头在顾客肩膀下进行流动按摩。从床上拿起另一块石头,从顾客的肩膀滑行到胳膊（这一步需要事先将石头放在顾客肩膀旁）(图 10-34),同时,另一只手开始进行腿部的按摩。一直从手臂按摩到腿部。当你按摩到顾客的手时,你可以在顾客的手里放一块用来按摩手臂的石头,并从按摩床上再拿出一块新的按摩石继续向下按摩顾客的腿部。

脚部挤压法

脚部挤压法用于缓解脚两侧的疲劳。当按摩

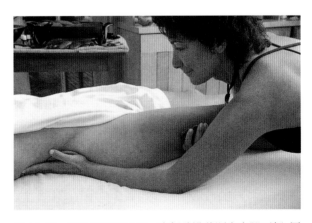

图 10-33　**三维腿部轻抚法**。内侧臂沿着顾客大腿下侧,同时按摩大腿两侧。继续将外侧臂向上滑动,沿着背部滑行到肩膀。

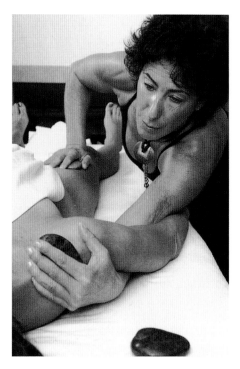

图 10-34　**在腿部轻抚法中加入胳膊的参与。**手从肩膀伸出，拿起一块石头开始按摩。一只手从顾客肩膀头沿着胳膊滑行，而另一只手则沿着顾客的腿进行滑动。

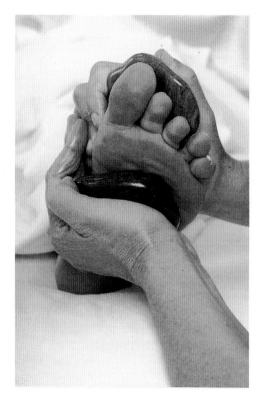

图 10-35　**脚部挤压法。**按摩顾客的脚部时，同时按摩脚面和脚底部，按摩石在上下相互挤压。

到脚部的时候，同时按摩脚面和脚底部，并用按摩石上下相互挤压，如图 10-35。

通过按摩使脚的上下两侧变暖之后，你可以用按摩石比较尖的一端对特殊的穴位进行刺激。把脚慢慢放下，并用按摩石挤压肌肉。

继续用按摩石在脚部按摩，并尝试创造出属于你的按摩方式。

腿部伸展法

腿部伸展法是一种充满活力的按摩方式，在按摩身体的不同部位的过程中包括许多伸展的动作。这项按摩方式需要额外的注意事项，因为它需要你在按摩开始和结束时用布包裹。

开始时，需要你站在顾客的旁边。用你的左手抬起顾客的右脚（因为顾客是躺着的，所以他的右脚应该在你的左侧）。让顾客的后脚跟依靠在你的手掌根处。

把顾客的另一条腿放在你的右手上，以防止它从床上滑下去。

交替地举起和放下腿，然后开始把腿向前伸展，记住要保持一定的高度，以防止膝盖受到弯曲的压力。

继续向前拉伸，让顾客举起的那条腿保持伸直的姿势。

> **小窍门**　**！**
>
> 不要让自己的身体在顾客的腿前方，这样你就不能做出正确的按摩方式了。如果你总是站在顾客腿后面，在按摩的过程中，你自然就会使自己的身体缠在一起了。

当你发现，自己向前走已经不是那么容易了，这时，你就需要换另外一只手了。抬起你的右手直到顾客的后脚跟，然后交换另外一只手，现在用你的左手防止顾客没有抬起的那条腿从床上滑下。

在顾客的两腿之间,继续向前走。

检查并确认,顾客仍然用布包裹着。

现在,放开你举着的手并让顾客的腿环绕在你的臀部。确认顾客膝盖的弯曲正好是倚在你的臀部而对接的,使身体的两个部位之间没有空隙。

现在你正好可以开始做一些伸展的姿势了。

第一伸展:需要你首先面对按摩床。在你把顾客的臀部向自己的方向拉伸的时候,正面推(你面向的那面)顾客那条放在下面的脚,使其远离你(小心不要用力推膝盖)。这样,你们之间就有一个很好的对立的姿势,并且可以保持下面的腿能在按摩床上。

小窍门

在你做这套按摩动作的时候,确保你要将自己身体的重心降低,来保证你在用下面那只手往前推顾客身体的时候,你身体的重量在你后面。保持身体重心低,也有利于你的手在推顾客的身体的时候可以把力道施于正前方。

第二伸展:现在面朝顾客脚部,开始第二伸展。两只手沿着顾客腿部内侧滑下,向后降低重心抵到顾客抬起的腿上。同时将上身前倾。

小窍门

这一手法在你自己身体上也同样可以使用。

第三伸展:面向顾客头部。伸直足部臂放在顾客脚踝下,把头部手放在顾客肩膀上。把顾客膝盖向按摩床外拖以拉伸顾客身体,用你的手固定顾客肩膀。

注意事项

在这一动作中,不要试图用手抓顾客的

脚。这会损伤你的肩膀和顾客的膝盖。最好是简单地把你的上前臂顶在顾客脚踝前以将其脚固定。同时重要的是通过转动你的臀部而不是直接拉扯顾客的脚踝或脚,这会使他们不舒服。

小窍门

如果你不能延伸到顾客的肩膀去稳定他上半身,你只需到达他胸部以下,如果是位女顾客则在胸骨部位,男顾客则直接扶在胸部。

当你完成这三项伸展动作后,就可以腾出手从按摩床上取石头了。用石头按摩顾客的臀部和大腿两侧,如图 10-36。也可以按摩肩膀和上背部。另外,可以把顾客的上臂转向你,这样你就能按摩到下背部,此时你既可以用石头按摩,也可以把布置用石放到顾客身下。

结束这一按摩时,再次用石头按摩臀部区域。在最后的动作中,要确保拉好床单,以免顾客走光。

蛙式按摩法

蛙式按摩法是一种单腿伸展式按摩,能与臀

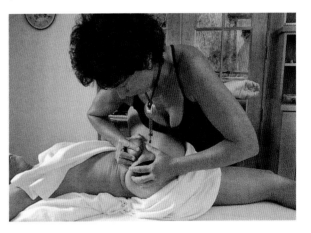

图 10-36　**腿部伸展法。**在各种按摩法中可以进行各种不同的创新手法。

部扭动法(下一章中讨论)交替或同时使用。这可以在身子一侧完成,包括两个方向的动作,也可以在身旁两侧同时使用这个手法。

两边同时进行蛙式按摩时,用头部手把一只腿从膝盖下抬起,用足部手将其从脚底部抬起。膝盖抬起,压向顾客的胸部。

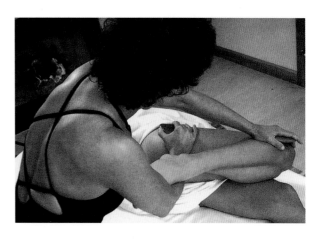

图 10-37　**蛙式按摩法**。蛙式按摩法的力学原理主要是基于支持物、杠杆和按摩师的体重。

> 运用蛙式按摩法和臀部扭动法的前提是,确认一下顾客最近没有发生臀部受伤或做过手术。否则要视受伤或术后时间来确定是否可以接受这些按摩方式,经过检查后,如果可以接受的话,也最好放慢速度和注意控制好按摩的力度。

现在,把你的头部臂放到顾客膝盖前面,并且在你把放在顾客脚侧面上的那只手移向别处去稳定住它的时候,用先前的那只手把顾客的腿抬起。

从侧面,轻轻放下顾客的膝盖,并让顾客的脚踝依靠在你架住顾客脚的手臂的上方。

当腿以侧面蛙式的姿势休息了一会儿之后,你可以通过轻轻向下推顾客膝盖的方式来进一步拉伸它。只有在顾客能接受的时候,才可以进一步拉伸。

当你完成了这种蛙式按摩的侧面部分时,把顾客的膝盖放回到中间的位置,来准备蛙式按摩的中间部分。

从中间的位置开始,把你放在顾客脚上的那条胳膊缠绕在顾客的内脚踝,并带动它到顾客半边臀部的外边。

向顾客的方向倾斜,通过肘部弯曲来使顾客脚抬起的时候,用头部臂把顾客的膝盖推离,用放在顾客臀部的手作为一个支点。如图 10-37 所示。

如果你想加强伸展的力度,把顾客的脚抬得更高,或者把你的膝盖放到按摩床上,并使之更加倾斜。

在一条腿上向前、后两个方向缓慢做这种动作。是否或者何时换另外一条腿取决于你。

臀部轻击法

开始的时候要在顾客两腿之间放置一条床单,在腹股沟下面卷起它。

把你拿着按摩石的头部臂放到其膝盖下面,直到你肘部的弯曲依靠在两膝盖中间的下方。

把足部臂放在脚跟处,来帮助顾客,使其膝盖抬起。

通过降低自己身体来使顾客的膝盖向上直到胸部,并且让膝盖在向上的过程中向一边摆动。在你身体的辅助下这个动作变得更加简单。

一旦膝盖已经成功抬起并且在身体中央,把你头部臂从顾客膝盖下移开,并把你的手放到膝盖上方。

当你移除顾客脚踝下面的手的时候,保持位置,并且把手放到顾客半边臀部的外侧,这是离你最远的地方。

当你通过自身肘部的弯曲来抬起顾客脚的时候,向自己的方向缓慢降低顾客的膝盖,并且把作为你半边臀部支点的手移开(如图 10-38)。

通过伸直你的肘部,并允许膝盖向前方下降的方式来加强顾客臀部的伸展。

把膝盖放回到中间的位置,用你头部臂再一

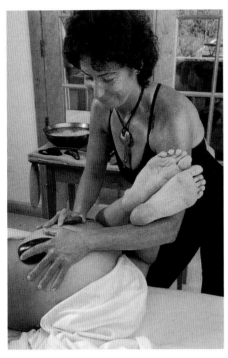

图 10-38　**臀部轻击法**。臀部轻击法运用到相同的部位,并且与蛙式按摩法有着相同的动作,但却是身体两侧的。

次固定住它们,保持一会儿。当准备好后,把你足部臂围绕在顾客脚踝的里面,并且把你胳膊移回离你最近的半边臀部。确保你放在半边臀部的手离得足够远,肘部弯曲,而不是你的前臂,在脚踝下面,因为错误的姿势会让你和顾客都感到很疼痛。你的手臂应该放在脚踝下方足够低的位置,这一点也是十分重要的,因为只有这样你才能做出适当的伸展。

一旦姿势准备好,用你头部臂把其膝盖推离你。

举高顾客的脚,并把你的膝盖放到按摩床的上面来加强伸展的力量。

在你施加伸展前,你可以在顾客下背部下面放置一块按摩石,然后抬起顾客的膝盖往头上一个循环方式回升到中心。

注意事项

不要失去对顾客膝盖的控制或者旋转使其离得按摩床太远。虽然顾客不可能摔在

地板上,但是你可能很难恢复你的姿势和使膝盖回到按摩床上。要走得慢一些,使其在你的掌控之中。慢一些也是关键的,这样在伸展的强度问题上你就可以保持和顾客的沟通,如果顾客有要求的话,你可以随时走得更远,但如果你走得太快了,就不能解除给顾客带来的伸展压力。

在你头部臂放到膝盖下面之前,每边大概有两次重复的臀部轻击,慢慢地降低它们将其放到按摩床上。做得好时,这个按摩方式对于释放顾客臀部和腰背的压力是非常有效的。

为顾客转身

按摩后背,你必须把顾客翻过来或要求顾客翻身。一些顾客反映说,按摩中的翻身是他们一个非凡的经历。当慢慢地且分阶段地完成这个动作后,顾客往往不知道到底发生了什么。他们感受到正在接受一边的伸展运动时,突然他们的身体就转向那边去了。

不过小窍门是,在不紧张的情况下和不会伤害自己的情况下,再翻转顾客。在给顾客翻转之前,先找一个体重很轻的朋友练习。你可能会发现你只想要给体重轻的顾客翻身,或者你可能只想把你的顾客翻一半。随着时间的推移,你会不断地发现许多适合你自己的方式可以使用。

试图翻转顾客之前,一定要检查一下顾客身下和身上确实没有放置按摩石。同样重要的是要在开始前调整好脸部的支架。先让顾客保持臀部轻击按摩的位置,膝盖面向且远离你。然后暂停。

提高顾客的手臂(你面对的那侧的)到头部上方,使它伸展。然后暂停。

从顾客的下背部直到顾客的臀部。

通过流动而强劲的移动，拉动顾客的臀部一直过到按摩床，所以臀部最大限度地远离按摩床。以这样的姿势来拉伸顾客，然后暂停。

把靠近你的那只手臂在顾客的胸部交叉。现在，用你的头部手扳起顾客的头，同时，用你的足部手拉顾客的肩膀(不是肘)举起夹着头的胳膊，向按摩床的两边移动，如图 10-39 所示，伸展顾客的肩，然后暂停。

抬高顾客靠近你的那只手臂，向上扳转到按摩床。这样就完成了整个上半身的翻转，然后停顿下来。

接下来向回拉顾客刚转过来的肩膀，慢慢推顾客举起的臀部。这时就完成了身体的其他部分的翻转，然后进行伸展，暂停。

顾客这时可能会稍微感到失去方向感，所以要给他们一些时间适应，然后让顾客把脸放进已经调整好了的脸部支架上。

在这个过程中可以根据实际情况做出适宜的调整，只要你觉得适合而且顾客感觉也良好，并对于你身体而言也很容易。

背部按摩

现在，顾客的身体已经被翻转过来。接下来进行背部和腿部的按摩。中等至中等偏大的石头最适合背部按摩。大块的石头可用于最后大范围的背部按摩。

背部整体按摩法

背部整体按摩法是一种强化的三维轻抚法。它与大多数背部轻抚法的不同之处在于它是从斜方肌最上部开始按摩，然后向前以按摩上臂的垂直角度按摩，直至达到顶部肩头位置。多数背部按摩通常会忽略上臂，然后直接从后背顶部沿着另一条路线按摩下去，这样就在按摩者选择的按摩原点与背部的原本的根部间形成了一条按摩的空白区，这会很不舒服。

而背部整体按摩法在向下按摩的时候会一直

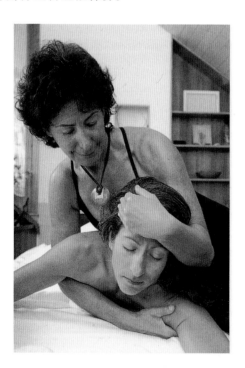

图 10-39　**为顾客转身**。将顾客翻转过来，继续进行部分按摩，注意翻转动作尽量轻一些。

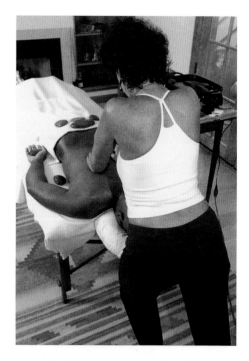

图 10-40　**背部整体按摩法**。把你身体的整个重量垂直加到客人的背部，并在向下滑动的时候依然保持这种垂直的力度。

延伸到半个臀部，向上时则一直到颈部。同时还要一直采用三维的方式按摩，双手不仅停留在背部，还要按摩至两侧、腹部和肩膀前部。

采用这种按摩法时，当按摩至前胸处时，要向下垂直地加大一定的力度，而不要只是一带而过不发力，如图 10-40 所示。

操作这一按摩手法时，要注意使用身体力学原理，特别是要借助按摩师的体重在顾客背部进行大力度的按摩。

在开始背部整体按摩法时，采取双腿交叉的站姿，这样便于你弯下膝盖以降低身体重心。要进行完整的背部按摩，在按摩到斜方肌上部的时候就必须降低身体的重心，重心降得越低，就越能有效利用身体重量来施力。

先用指肚按摩斜方肌部位，然后用手掌根部勾住此处，同时你的盆骨向前顶借以发力。保持此动作停留一会。

现在，把前面的一只腿收回另一只腿处，并与之平行置于距顾客头部约 3~4 尺的部位，在全身的重量压下去的时候伸直胳膊。

把手沿着背部缓缓滑下，这时要确保使用全掌（包括指腹），在突出来的胸腔处垂直地下压全身。在继续向下按摩的时候，把腿再次前伸至交叉站姿。用手腕在腰方肌处予以深度施力。

> **小窍门** !
>
> 如果要检验自己是否是用了整个身体的重量下压，就可以看如果忽略客人，自己的身体是不是处于面朝下水平位置。

按摩到背部的最下方时不要停止，要继续按摩至臀肌上部，然后把石头各自沿着臀部两侧向两边滑下，直至腹部下方。

在把石头重新滑至背部两侧的时候，在腹部稍稍施加一个上提的力。

把石头滑至背侧后，借助你身体的重量前倾，直到身体正中部，然后把两侧石头拖至背部中间，再上移到竖脊肌。

双手沿着肩胛骨两侧上推至肩膀，然后探至肩膀下面，将肩膀提起。

再将双手上移，轻推颈部两侧。

从颈部滑下，保持站姿，借助全身重量前倾，用手掌根部推进斜方肌的平坦部位。

继续向下按摩背部，重复之前的一套动作，但要加大力度。先进行几次无石按摩，双手向下，至臀部下方的时候拿起石头，慢慢将石头加入到按摩动作中，确保用手指圈住石头，这样在每个动作开始时都是指尖先进入的。这样重复几遍再过渡到下一套——前臂强力按摩法。

前臂强力按摩法

这套动作只用头部臂按摩上胸腔部位，用力广而深。整套动作具有节奏性，大约保持一秒一动，如果过快或过慢，顾客都会有不适感。

你可以在进行背部整体按摩法的时候，从颈部滑下后自然过渡到前臂强力按摩法。开始时一只手置于斜方肌顶部，然后手握石头以 45 度角开始按摩。

头部臂以 45 度的角度按摩菱形肌的肌肉较多的部位，以及肩胛骨边缘与脊柱之间的肌肉，与此同时将全身重量加到手臂上。

> **小窍门** !
>
> 只在最开始放置每只胳膊石头，真正开始用头部臂按摩的时候不用石头，这样你就可以在这套动作结束的时候直接返回上一套背部整体按摩法，而无需返回后背上部拿着石头重新开始。

当越过了肩胛骨的中角，匀速转动头部臂使其与脊柱垂直，然后沿着肩胛骨两侧向下滑动。

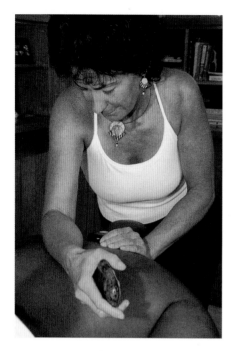

图 10-41　**前臂强力按摩法**。用你的另一只胳膊沿着脊柱移动。移出背部的时候，再用第一只手紧接着继续。要形成一套有节奏的连贯动作，同时轻缓地交替重叠使用双臂。

当你的前一只手离开背部的时候，另一只手用同样的方式继续开始按摩，如图 10-41。

注意事项 ✚

　　当你在肩胛骨周围按摩时注意不要用手肘撞到客人的骨头。交换双臂时要确保按摩位置一直在肩胛和脊柱间较丰满的肌肉部位。

　　在进行了几次头部臂狂热按摩之后，以一个漂亮的后卫缓慢收场，即背部的上部和下部融合起来按摩。更多背部动作的详细介绍以及石头的使用技巧在第 9 章有介绍。

小鸡翅膀法

　　这是一套两步式的按摩，用于以一种三维的方式拉伸胸部肌肉，特别是胸肌和三角肌前部。如果你从顾客后背上部紧接着头部臂的动作开始这套动作，会便于你第一个提举动作的发力。但也可以从静止开始。

　　开始时先把你的头部臂放在顾客的肩头，然后沿着肩膀下面滑下，开始提举动作。当肩膀被提举到其下有足够空间的时候，将握着石头的足部手滑入腋窝和肩头下部。

　　继续向前移动足部臂直至到达顾客离你较远一侧的后头脊，这时你的手肘在肱骨前端之下。用你空着的头部手拿起一块石头。

　　沿着后头脊缓缓下推，同时甚至手肘将顾客的肩膀举得更高一些。将你拿着石头的头部手放到肩膀上面加以固定。

小窍门 ❗

　　确保你的头部臂一直在后头脊前部的正下方。否则，客人的肩膀就会向前滑落而不能保持原来的姿势。

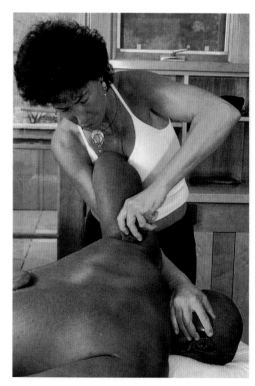

图 10-42　**小鸡翅膀法（步骤 1）**。以客人的后头脊为中心转动，上下活动客人的肩膀，以起到拉伸的效果。

在拉伸时,用石头按摩小圆肌和冈下肌(现在这两块肌肉处于收缩状态),如图 10-42 所示。在按摩时,既可以用石头的侧部也可以用石头正面平缓的部位,这要根据你所要达到的不同的力度和不同的按摩效果,这一点需要由你自己决定。

在进展到小鸡翅膀法的第二步时,将足部臂沿着顾客的头部滑下,直至顾客手肘弯曲处下方。紧接着是头部臂滑下,足部臂放到手肘下方,这两只手之间的动作转换要自然、紧密。

头部臂持石头沿顾客背部滑下,停至顾客的腰方肌处。

用足部臂将顾客的手臂固定,从顾客背部前推,形成一个杠杆,从而可以从略微不同的方向提拉顾客的肩膀(图 10-43)。

圆肌探戈法

这套动作主要是用三维的方式按摩收缩状态下的圆肌和肩膀周围的肌肉,通过一次从两边抱住肩膀,然后从静止开始加入动作。

面向顾客头部坐在按摩床上,在用你的头部手将顾客胳膊提、拉、沿着大腿转动的时候,自然地从小鸡翅膀式按摩过渡到圆肌探戈法按摩。

> **小窍门**　**!**
>
> 在客人的肩膀和你的大腿之间保持一定距离,这样你就可以轻易到达客人的肩膀处,同时也有足够的空间来按摩肌肉。

首先,沿着你外侧的手臂将手伸到顾客肩膀下面,然后用你的另一只手在第一只手里放一块石头。

当你握着石头的手沿着内侧手臂滑到顾客肩胛骨边缘上方的时候,用另一只握着石头的手支起肩头,这样两只手就像夹三明治一样固定了肩部。

从下方举起肩膀,每举一次便使肌肉收缩一次,与此同时用石头从上方按摩旋转肌处的小圆肌和冈下肌,如图 10-44 所示。两手之间的配合应该像是在有节奏的舞蹈。

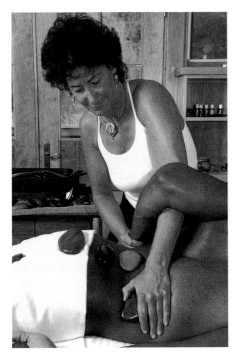

图 10-43　**小鸡翅膀法(步骤 2)**。交替使用你的胳膊,以客人背部为转动中心,朝不同的方向提拉客人的肩膀和手臂。

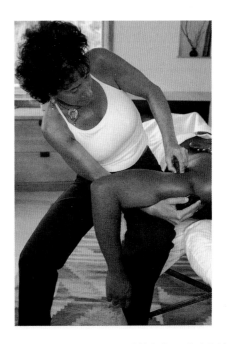

图 10-44　**圆肌探戈法**。用两只手做出夹三明治的效果,手握石头按摩小圆肌和冈下肌,同时抬起客人的肩头,用另一只手的石头画圈按摩。

用石头边缘进行细致的按摩,最后用石头的平坦面进行大范围放松肌肉的按摩。

完成圆肌探戈法按摩之后,站起身,将双手下滑至身体中间,这时你可以开始进入下面的反向腹部波动法的按摩。

反向腹部波动法

反向腹部波动法是用一系列轻柔的按摩手法来同时放松腰椎两侧区域。站位是和操作圆肌探戈法时同一侧。先用无石头的足部手进行按摩。

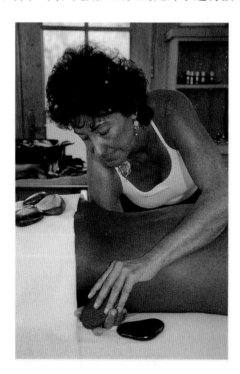

图10-45　**反向腹部波动法**。将无石头的手伸到客人腹部下面,沿着腹部从另一侧探出。在两只手中均放入石头,用两只手同时在腹部上下两侧垂直波动按摩。

降低你的身体重心,伸直胳膊,把你涂好按摩油的足部臂对准顾客贴近你身体那一侧,然后滑向其腹部。如果你用头部臂将顾客另一面的臀部稍稍抬起一些,就可以更容易地将你的足部臂在腹部滑动。

继续向前滑动你的手臂,直到你的手在顾客身体的另一侧露出来。

当你的手从另一侧探出来的时候,用头部手在其中放置一块石头,如图10-45所示,然后从桌边拿起另一块石头,用头部手在背部进行按摩操作。

同时拖动你的上下两只握着石头的手,经过腹部和下背部直至身体正中央。

用两只手同时在腹部上下两侧垂直波动按摩。将腹部下的手臂伸直,从而将臀部抬离按摩床。用两臂和两手进行各种即兴的按摩。

最后,将下方的手滑出,然后沿着顾客的下背部滑至其另一侧的臀部,从而开始下面的臀部扭动法按摩。

臀部扭动法

这套按摩手法是通过一系列动作拉伸下背部。它通过轻轻摇动的手法将臀部逐渐抬高,让臀部和下背部在反方向的律动中上升到最高点。

摇动的手法有两个作用:一是可以让你的手一直出于髂骨以下,从而避免捏到顾客的皮肤且不会显得太生硬;二是这种手法还可以为律动提供动力。

站在按摩床的一侧,将手沿着顾客的下背部滑倒另一侧的臀部。

用足部臂拿起第一块石头平放在顾客的臀部。朝你自己的方向将手拉回,从而缓缓提起臀部。

把这一只手滑出的同时,将另一只手滑入,让臀部在这只手上向前律动。

大约每动5次就换一次手,每一次都将石头沿着髂骨向下更深入一些。

最后一次换手的时候,你的足部臂应该正放在髂骨上。这只手托着髂骨将臀部迅速上抬,而头部臂在下背部这一侧上下推动,向下时是垂直施力,而向上时是向着头部的方向水平上推,具体操作如

图 10-46 所示,这就是按摩手法所产生的律动。在身体两侧各进行 2~3 次这种律动操作。

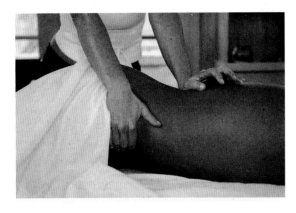

图 10-46　**臀部扭动法**。确保提拉臀部和推按下背部的动作是同时进行的,这样才能达到一种"律动"。

> ！ 小窍门
>
> 为保持平衡,最好是在两侧持续地做臀部扭动法按摩,而不是干等着。

俯卧位腿部按摩

腿部的俯卧位是面积最大最适合按摩的人体区域。值得一提的是,通过三维腿部轻抚法可以很容易地用石头按摩这个部位,从脚部一直到背部,到手臂下方,一路畅通无阻。因此,顾客和按摩师都很喜欢用热石按摩腿部的背面。

三维腿部轻抚法

和按摩腿部仰卧位一样,用三维腿部轻抚法进行俯卧位按摩与用一般的腿部轻抚法有所不同。这是因为此种方法会按摩到腿的两侧和腿的经络,而且它并不仅限于腿部的按摩,还会将腿举高到半空中。正因为它能涉及和联系到身体的大部分部位,所以是很好的热石按摩结束步骤。按摩腿部背面时,最好选用中等或中等偏大的石头。

从臀部扭动按摩法开始,面向顾客的双脚开始按摩顾客的臀部,并向下按摩腿部直至脚部,动作要连贯。

按摩完脚部后,转而面向顾客的头部,垂直按压,并由下往上轻抚小腿肚一侧。

当按摩到膝盖时,用外侧的手臂举起顾客的大腿,同时用内侧手臂拉动小腿肚。在双手按摩小腿肚和脚部之前重复几次这样的拉举。

取两块石头,在小腿肚一侧自下而上轻抚。

当按摩至大腿时,同时用石头按摩腘绳肌腱和四头肌。

在按摩大腿数次之后进行臀部的按摩,双手抓石头,一直从腿部按摩至背部。

按摩至顾客的背部后,用一只手由上向下轻划过背部,同时用另一只手轻抚手臂,当轻抚滑过顾客手部时,在顾客手里放一块石头。

从桌上重新挑一块石头。

用离头部较近的手抓取石头,重新开始按摩臀肌,同时,用另一只手抓石头,从内侧开始自底部向外按摩大腿,以作用于髂骨束和股外侧肌,如图 10-47 所示。接下来开始进入下面的股臀部挤缩按压法的按摩。

股臀部挤缩按压法

股臀部挤缩按压法是一种作用于腘绳肌腱的

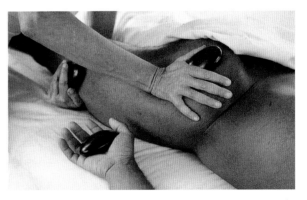

图 10-47　**三维腿部轻抚法**。转换时一只手滑过客人腿部外侧及臀部一侧,另一只手则从里侧环绕住整条腿。

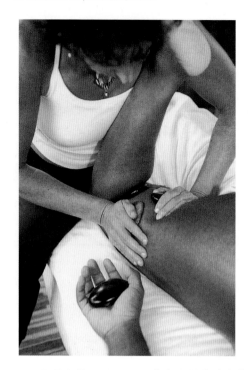

图 10-48　**股臀部挤缩按压法**。将客人的脚放在你的肩膀上，身体向前倾，用石头按摩客人的腿肚，同时挤缩其腘绳肌腱。将客人的脚向前弯曲，同时你可以在客人的膝盖后面放一块石头。

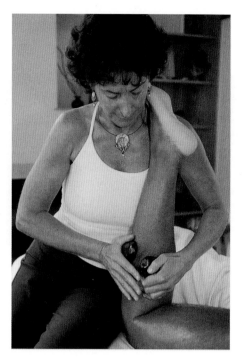

图 10-49　**腿肚软化法**。将客人的脚放在你的肩膀上，同时按摩其小腿肚两侧，以达到深层放松的作用。

腿肚软化法

腿肚软化法是一种同时作用于小腿肚两侧的按摩方法。以下介绍的仅仅是其中的部分操作方法。随机采用按摩手法，以深层按摩小腿部肌肉，消除疼痛。

接续前面的股臀部挤缩按压法，你已经将小腿肚放在肩膀上了，首先用两块石头在小腿肚上进行大范围的按摩，以达到预热及放松腓肠肌和比目鱼肌的作用。如图 10-49 所示。

一旦完成肌肉预热即用石头按摩小腿肚，力度要更大和更集中。

要通过大范围的软化按摩减轻小腿肚的疼痛。

接下来可以进入下一个环节——消除肿块法的按摩。

消除肿块法

消除肿块法是一种很棒的按摩方法。其方法是

按摩方法。

接续上述的三维腿部轻抚法，坐在按摩床上，抬高顾客的脚，将它放在你里侧的肩膀上。

身体向前倾，将顾客的小腿肚弯向臀部，在用石头按摩腿肚时挤缩腘绳肌腱，如图 10-48 所示。将脚向前弯曲，同时你可以在膝盖后面放一块石头。但要当心不要把石头放在腿后弯处，以防造成淤伤。

继续晃动小腿肚，深度按摩腘绳肌腱，在放松腘绳肌腱的同时放松小腿肚。

在放松腘绳肌腱的同时，你可以继续用手挤缩此处肌肉。在你用石头按摩一段时间后，用扁平的一面在腘绳肌腱上进行大范围的按摩。你也可以将石头往臀部一侧拉伸，同时将小腿部往相反方向拉伸，以便产生阻力，更好地按摩腘绳肌腱。

在你完整地完成腘绳肌腱的按摩后，将小腿肚朝上，直接进入下一步——腿肚软化法的按摩。

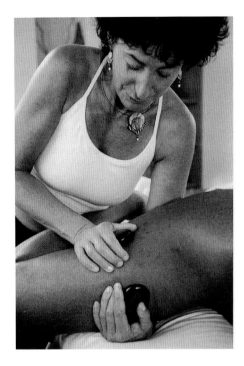

图 10-50　**消除肿块法**。在这个位置，你可以轻松地按摩方骨肌、腘绳肌和髂胫束。将你的双手放在客人大腿侧，向后倾斜身体，"抓"起客人臀部和大腿的外侧。这种按摩方法有舒缓紧张情绪的作用。你也可以自己创造其他的手法。

将腿从床上举起，连贯顺畅地在大腿两侧进行按摩。

接续前面的腿肚软化法，把小腿肚举起来。

用你的内侧手臂从侧面转动顾客的膝盖，用外侧手臂轻柔地按压其小腿肚中部。这是为膝盖消除肿块做准备。

将顾客的膝盖放在你的大腿上，轻轻地从床上抬起顾客的大腿，为接下来按摩两侧腾出空间。如果顾客的背部下方疼痛或是受过伤，则注意不要将其大腿抬得过高。用外侧手抓着石头，放在顾客大腿一侧，同时用你的内侧手抓取石头，从大腿下方穿过，也放在大腿一侧。

收尾按摩

和按摩开始手法一样，你可以采用很多手法结束按摩。这里我只总结了两种，你可以尝试一

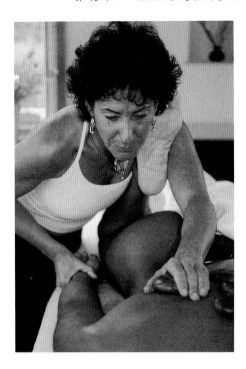

图 10-51　**小腿肚向上 – 手臂向下法**。将客人的脚放在你的肩膀上，一直向前倾斜你的身体，直到客人的小腿肚能够容易地弯曲下来。继续用石头在其背部和手臂上轻抚。当抚动到手部时，继续将客人的脚朝前推，同时向下拉动客人的手，帮助客人的身体获得很好的舒展。

下，也可以采用你自己的方法。

小腿肚向上 – 手臂向下法

我将这一结束动作取名为"小腿肚—手臂向下法"，它是通过相反作用的拉扯来舒展顾客的四头肌和肩胛肌的。在腿肚软化按摩法之后，将顾客已抬起的腿放在你的肩膀上，然后站起来，使顾客的脚能够放在你的肩膀上。

用你里侧的手抓取石头，将手放在顾客后背偏低处。

将你的身体整个向前倾，直到顾客的小腿肚可以足够远地向前弯曲，这样不会导致顾客受伤。

抓取石头，在顾客的背部向上轻抚，同时用另一只手向下拉动顾客的手臂。在你前倾的过程中，继续向下拉动顾客的手腕，帮助顾客的身体获得很好的舒展（图 10-51）。

涌泉穴／劳宫穴按摩法

涌泉穴／劳宫穴按摩法是以两个穴位命名的,你要在按摩的最后刺激这两个穴位。首先用双手抓取石头,将双手合在一起,然后慢慢远离,分别放在顾客的臀部上,如图10-52所示。

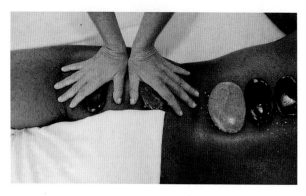

图10-52 **反手**。双手抓取石头,将手放在客人的臀部,十指张开朝向不同的方向。然后,一只手向上轻抚客人的背部,另一只手则轻抚客人的腿部。

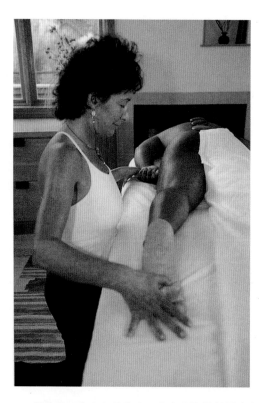

图10-53 **涌泉穴／劳宫穴按摩法**。在客人脚部的涌泉穴和手部的劳宫穴各放一块石头,然后结束整个按摩过程。

将你全身的重量压在两块石头上,将它们从两边滑动,继续将两只手往反方向滑动,一只手顺着顾客的手臂往下,另一只手顺着顾客的脚往下。

记住你滑动的次数,滑动到手和脚的次数要一致。

在顾客脚部的涌泉穴(脚心)和手部的劳宫穴(手心)各放一块石头,结束整个按摩过程。如图10-53所示。

静坐,和顾客一起呼吸。

小结

本章所提的三维按摩法基于本书前文中所提的各种原则和基本的石头操作技巧,将会对你的热石按摩起到很好的促进作用。首先要在没有石头的情况下练习每个按摩手法,等到熟练之后,再将其应用到热石按摩中。

本章中包含的按摩手法仅仅是《神奇的按摩》丛书中的一部分。其中有很多按摩手法都很复杂,很难用文字单独描述,因此还需向有经验的按摩师请教或者接受三维热石按摩的训练。

脸部按摩包括:面部再青春法,是一种脸部润肤按摩;美眼法,是一种眼周画圈式的按摩;放松下颌法,是一种按摩咬肌的手法。

颈部按摩包括:瀑布按摩法,即在颈部背面自由按压滑动;颈部流动按摩法,即抬起颈部,同时从头部缓慢地垂直向下按摩,一直按摩至颈部及颈侧;颈部扭转按摩法,这是一种深度按摩颈部两侧肌肉的手法;摇滚式按摩法,这种手法在一般的静态颈部按摩中加入了转动的手法。

手臂和肩膀按摩包括:三维手臂轻抚法,这是一种对手臂、颈部、肩膀、后背及手臂两侧进行全面按摩的手法;轮换法,即在肩膀下方替换石头;手部挤压法,即用石头对双手两侧进行按摩;背阔肌按压法,即深度按摩背阔肌。

躯体按摩包括:布娃娃法,即在顾客仰卧时在侧边进行波式按摩;腰部扭转法,即抬起背部下方,同时朝髂骨顶相反方向推按;腹部波动法,即让顾客仰卧,两手分别置于腹部和背部下方,同时进行波动式按摩。

仰卧位腿部按摩包括:三维腿部轻抚法,即环绕住腿的两侧,向上按摩背部,向下按摩手臂;脚部挤压法,即按摩脚的两侧;腿部伸展法,即将脚绕到身体另一侧;蛙式按摩法,即将弯曲的膝盖从一侧转动到身体另一侧,同时舒展后背底部;最后是臀部轻击法。

将顾客的身体转过来,先从翻转臀部开始,然后慢慢地将顾客的上半身转向自己,举起另一边的手臂,将头转过来,然后翻转双腿。这一系列的动作伴随着许多伸展动作以及停顿时间,以掩盖你翻转顾客身体的动作。

背部的按摩包括:背部整体按摩法,这是一种三维轻抚按摩法,一直按摩到臀部、腹部然后上升到颈部;前臂强力按摩法,即有节奏地在一个长菱形区域交替按摩前臂;小鸡翅膀法,在胸部形成一个支点和杠杆以进行扩胸动作;圆肌探戈法,在圆肌收缩时进行有节奏的有力度的按压;反向腹部波动法,让顾客采取俯卧姿势,环抱其腹部和下背部;臀部扭动法,提升臀部,将腰方肌往上推以使腰部扭转伸展。

俯卧位腿部按摩包括:三维腿部轻抚法,环住双腿两侧进行长时间的按摩,然后按摩背部一直到手臂;股臀部挤缩按压法,在腘绳肌收缩时进行强力按摩;腿肚软化法,让顾客上半身坐直,环抱住其腿肚两侧进行按摩;最后是消除肿块法,让顾客采取俯卧姿势,将其膝盖向外弯曲,露出大腿侧面。

按摩结束时的收尾按摩包括:小腿肚向上 - 手臂向下法,即在将小腿推向背部时将手臂向下拉;涌泉穴 / 劳宫穴按摩法,即同时按住两个穴位,一个在脚心处,另一个在手心。

小窍门

!

在进行这一步时,千万不要忘记每一个

动作要遵循的原则。毫无章法凭空乱想出的按摩会导致顾客脱臼。要让这些按摩从基础性的手法开始自然地开展,这有益于完成按摩工作。具体参考附录 A 的全身热石三维按摩顺序,将全书的各章节的按摩手法联系在一起。

复习题

判断对错

1. 虽然在各种按摩中覆盖物是很重要的,但相比关注被单这一覆盖物来说,更应该关注正常的按摩。
   A. 正确　　　　　B. 错误

2. 头部石头支架法按摩,作为一种初始按摩,你的双手应该都放在顾客的头上。
   A. 正确　　　　　B. 错误

3. 在面部再青春法按摩时,要用石头尖端开始按摩。
   A. 正确　　　　　B. 错误

4. 在美眼法按摩中,交替画圈按摩要同时开始,但又要有所时差。
   A. 正确　　　　　B. 错误

5. 放松下颌法按摩先是广泛地按摩一下,然后具体地按摩某一点,最后进行全面按摩。
   A. 正确　　　　　B. 错误

多选题

6. 三维手臂轻抚法按摩与常规按摩的不同之处在于:
   A. 同时按摩两侧
   B. 两边混合按摩
   C. 要超出肩部和颈部
   D. 将头悬抬于空中
   E. 以上全都是

7. 轮换法按摩要依据以下步骤：

　　A. 将按摩床一方置于肩部以下

　　B. 将按摩床一方置于腿部以下

　　C. 将按摩床两边轮流放低在背部以下

　　D. 将按摩床两边轮流放在肩部以下

　　E. 以上全都是

8. 手部挤压按摩是：

　　A. 用一块石头在手部从后推按

　　B. 用一块石头在手部从前推按

　　C. 是对用石头按摩手部的手法的统称

　　D. 用石头在指尖处笔直推压按摩

　　E. 以上全都是

9. 为了进行背阔肌按摩，你应该：

　　A. 将手臂上下推拉，并施力于侧面肩部肌肉处

　　B. 将手臂上下推拉，并施力于收缩的肩部肌肉处

　　C. 将手臂上下推拉，并施力于舒展的肩部肌肉处

　　D. 将手臂上下推拉，并施力于回旋肌两侧

　　E. 以上答案均不正确

10. 在进行布娃娃式按摩时，你应该：

　　A. 向前推肩膀的同时，也将臀部向前推动

　　B. 向后推肩膀的同时，也将臀部向后推动

　　C. 向前推肩膀的同时，将臀部向后退；反之亦然

　　D. 以上答案均正确

　　E. 以上答案均不正确

填空

11. 在腰部扭转法这一手法中，要按压客人的 _____，而不是其手臂，以避免肩膀脱臼，这是很重要的。

12. 在回流法按摩中，要 _____ 客人的臀部。

13. 在腹部波动法按摩中，最好将你的 _____ 臂放在客人背部，这样就可以在其臀部进行扭转式按摩。

14. 在腿部伸展法中，你需要确保站在客人腿部的 _____，从而方便你来回穿行、前进。

15. 对于最近 _____ 受过伤或做过手术的客人，不能进行蛙式按摩。

复习题答案见附录 D。

附录 A

全身三维热石按摩步骤指南

"遵循这个按摩步骤指南帮助我有条不紊地完成整套热石按摩。这让我感到一种如行云流水般的顺畅，然后我找到了自己的节奏。"

——安迪·欧瑞尔（来自美国科罗拉多州博尔德市的深度热石按摩师）

准备工作

初始准备和石堆

初始按摩

头部和颈部按摩

手臂、肩部和躯体按摩

仰卧位腿部按摩

为顾客转身

背部按摩

俯卧位腿部按摩

收尾按摩

这套按摩步骤指南是三维热石按摩过程的一个示范，整个过程需要大约90分钟。这本书里并没有将按摩的每一个细节都进行描述，也并不是进行热石按摩的具体方法。这只能算是一个指南。借助这本书，你可以体会一下全身热石按摩所需要的步骤。当你自己实践了几次之后，你就可以自己进行摸索改创了。你所进行的每一步都应该是对自己顾客需求所做的独一无二的尝试。

只有在已经研究并实践过各项原则与技巧之后你才能尝试本书里的一整套步骤。一旦你那么做了，这套步骤指南将会帮助你概括地领略一下你所学到的按摩手法，包括整体安排、准备工作、石头挑选以及按摩顺序、流程和技巧，你可以自己选择这些学习。

为了简明起见，在整套按摩的说明中，我们默认客人为女性，所以我们会使用到代词"她"进行称呼。

我们需要用到的石头中，第一堆八个，第二堆八个，第三堆十六个。不过，根据所需保持温度的时间不同，你所需的石头数量也不一样，也许你需要数量更多的石头以保持适宜的温度。要具体情况具体分析，如果情况跟我所述一样那就另当别论了。

对于石头的选择这一步来说，安排四堆石头只是一个参考，并不是不能改变的，这点很重要，要谨记。何时将石头放回小长柄锅也要视具体情况来决定。有时我会在用完第一堆石头后马上将它们放回锅里，有时我会同时使用第一堆和第二堆石头，然后再放回锅里。关键是要掌握好当时的按摩节奏。

纵观整本按摩指南，我并没有提到何时将正在使用的石头放进冷水中（为了迅速降温）或小平底锅中（为了重新加热），因为这完全取决于你当时正在使用的石头的具体温度。当你有需要的时候,将石头放进去,这取决于它们当时的温度以及你需要使用的规定时间。

纵观整本指南,本书并没有对于按摩身体各个部分做出任何说明。相反,它着重于讲述石头的安排和按摩手法。任何时候,只要你愿意,你可以随意使用在第8章和第9章所需的按摩原则和技巧。这完全是个人喜好问题。

我希望你能尽情享受你初次进行全身三维热石按摩的过程。愿力量与你同在!

准备工作

确保你在顾客到来之前做好了充分准备。

1. 大约在顾客到达的20分钟之前,将小长柄锅放在最高处,盖上盖子,为初始加热做准备。

2. 再次检查一下温度自动调节器,确保其妥善地安置在小长柄锅内。确保小长柄锅上的电源线插在电源插座上。然后,关掉所有不必要的电器,以避免出现短路。

3. 将冷石碗上的盖子拿走。往水里加冰。

4. 一旦石头加热了,调低温度至保温或者降低温度设定。

5. 将小长柄锅的盖子拿走。小心不要将冷凝水滴到你的手上。将盖子放在不会碍事的地方。

6. 将承装按摩油的碗的盖子拿走,确认每个碗里有适量的油。如果房屋空间允许的话,准备四个碗装油:一个放在按摩床上,一个放在按摩床另一边的架子上,然后在按摩床尽头的架子上各放一碗。

7. 确保你的按摩床上铺了一层聚氨酯(如果按摩床是木制的),然后铺上厚毛巾以吸收石头上多余的水。

8. 放置好眼罩、脚部固定带、干燥袋、细的金属带或枕套、备用毛巾以及随时可用的砂袋。确保你的按摩漏勺和精油放在近便的地方。

9. 将备用壶装满水。

10. 将小石头放进小碗以便取用。将装有备用石头的碗放在按摩床下。

以上这些工作准备好以后,你就可以将石头从小长柄锅中拿出来,在顾客到达之后,就可以进入按摩床上的初始准备工作了。

初始准备和石堆

这一步骤要从脊椎处的双重准备开始。你大概需要16块石头进行这个准备:颈部1块、肩胛骨2块、脊柱6块、骶骨1块、手部2块、膝盖2块以及脚部2块。另外身体上半部还需要3块:心脏处1块,胃部1块以及腹部1块。

1. 将需要的石头从小长柄锅中拿出。然后在将石头放在按摩床的毛巾上之前将这些石头上的水控干。要记住你准备工作中会用到的石头的大小和形状,还要记住你选择的每个位置以及你要用哪块石头从身体的哪部分开始按摩。

2. 将石头放入冷水几秒钟稍微冷却,为初始工作做准备。

3. 甩掉多余的水或者将石头干燥一下,否则,床单会弄湿的。

4. 将石头放在按摩床上。开始脊椎处双重准备工作。所选用的石头要相当平坦,那些用来放在脊椎骨处的石头需要有同等高度。这两排石头之间大概要留2.5cm的距离。放好颈部的石头以便为头部预留出足够的空间。

5. 躺在石头上,检查一下石头的摆放是否与身体曲线一致,并根据你与顾客之间体型的差别进行大致调整(如果你知道顾客的体型的话)。

6. 当石头放好后,用一个窄的金属带盖住它们,以便在顾客到达之前保持石头的温度。

7. 准备工作做好以后,开始着手准备身体上半部所用的3块石头。放好这些石头,其中两个是用于顾客的手,两个是用于脚,两个用于膝盖。从石桌的左侧进行按摩比较方便。

8. 在石桌上整齐摆放好所有您不使用的石头。您将在顾客到来时使用这些石头开始您的石堆按摩体系。

9. 在您将开始面部按摩时，请确保您从小长柄锅取出足够多的小到中小号石头。

10. 请确保留在小长柄锅里的石头都被推到了右侧。

11. 添加一些桉树或薰衣草到小长柄锅里，以便让顾客走进房间时就可闻到香味。

12. 当顾客到达时，为她展示石头的摆放，以及如何躺在上面（撤去材料后再躺，除非热石已经冷却到了一定程度才可以直接躺在石头上面），并且鼓励她自己调整石头位置以达到最舒服的状态。

13. 顾客躺在石头上，等待几分钟。然后检查一下她的背部下方的石头温度，再往她身上放置石头。

如果石头太热，就加放一层材料。如果它们不够热，就撤去一层材料。

14. 当检查完石头的摆放和温度后，将大号石头放在她的腹部、心口以及心脏处。放置在心口处和心脏处的石头可以加倍，并作为你第二堆按摩石头的一部分。放置在腹部的大号石头不能视作第二堆的一部分，而是作为一个独立放置的石头。

15. 在她的手和膝盖下分别放置两块所用的石头。

16. 在她的脚底固定两块所用的石头。

现在您已经准备就绪，可以开始进入石堆按摩体系了。当您最初设计石堆，第二个石堆的石头不需要先放在顾客身上，因为她身上已经被安放好了。但是当所有的石堆已准备就绪，可以进行补充时，你就要遵循规程在她身上放置第二个石堆，接着在桌上放置第一个石堆。

17. 把第一个石堆放置在桌上，同时放置 4 块石头在她的头旁边。添加两个温石到您的第一个石堆上，以协助慢慢地引进头部。因此，第一个石堆一开始包含 10 块石头，但后来就只包含 8 块了。

18. 在她的身体上方放置第二个石堆，要放置在之前布置的石头之间（或把之前布置的较小的石头作为您第二个石堆的一部分）。

19. 第三个石堆是由石桌上剩余的石头组成。确保您有大约 16 块石头。如果没有，您可以从小长柄锅里取出一些热石。把它们放置在第三个石堆的右下侧，以便保持温度差异。

20. 把所有的石头推到小长柄锅的右侧。现在就可以开始您的按摩！

初始按摩

1. 站在顾客一侧，把一只手放在腹部大型石头上，另一只手放在心脏处，静静地同你的顾客一起呼吸几分钟。

头部和颈部按摩

1. 先不用石头按摩顾客头部。

2. 按摩脸部前，双手涂上乳液，再用双手滑过第一堆石头，然后再和脸接触。

3. 先空手对脸按摩几分钟，然后从第一堆石头中选两块最不热的石头。先用指尖按摩，然后用石头边缘，再用整个石头进行按摩。记住不要用石头按摩太久，因为石头凉了会觉得又硬又没有心意。

4. 石头不热后再把石头放回按摩桌，重新选两块较热的石头继续做脸部按摩。

5. 从第一堆石头中选两块进行美眼法按摩，用石头的平坦面画圈，用石头的边缘进行深层按摩。

6. 继续进行放松下颌法按摩，在下颌接合处用两块较尖石头进行按摩。用石头根部按摩面部肌肉，再滑行到太阳穴，画小圈轻轻按摩周边肌肉。

7. 将手放入冷水中，拿出 4 块冷石并把它们放到按摩床的床头。

8. 从第一堆石头里拿出你的最后两块热石并同时开始使用冷石。首先，提醒顾客你要用热石了，并且会冷热交替着用。

9. 当热石褪去热度时，用冷石换下热石。然后，使用第三块冷石，这样你就可以用两块冷石在脸上按摩了。

10. 当冷石不再冰凉时，把它们放到按摩床上。现在，拿起最后一块冷石并用它继续在脸上按摩。再用你的另一只手从第一堆石头中拿出一块以便可以冷热交替着按摩。

11. 最后仅用一块温石结束按摩。

12. 把温石放回左边的热板上，并把冷石放回冰水中。

13. 再从小碗里拿出 5 块小石头。把它们放到漏勺里，并放置到热水中浸泡大约 5 秒钟。拿出擦干并小心地把它们放到顾客的眼睛处和两颊上，不过在此之前要检查它们的温度是否合适。

14. 将眼部的面膜绕过脸上的热石并涂到头部。

15. 将石头（第二堆）从顾客的身体上放回到按摩床上。现在它们就成为你将要使用的一堆石头。

16. 将颈部之下肩膀之上的石头拿下并放回左边的热板上。

17. 从左边的第三堆石头（在边上闲置的石头）中拿出八块并放到顾客面前，它们则是你要使用的第二堆石头。

18. 把第三堆里剩下的 8 块石头放到左边的石桌上。从右边的热板上（第四堆）拿出 8 块热石并把它们放到右边石桌上的第三堆中。将所有剩下的热板上的石头反倒右边。

19. 首先，将双手放到油碗里润滑一下。将你的双手放到颈部。

20. 将石头搁到一边，只用双手按摩顾客的颈部，以便使顾客对接下来的颈部按摩做准备。

21. 从第一堆石头中拿出两块石头，双手交错着放到顾客的颈部。

22. 把这些凉下来的石头放到按摩床上。从第一堆石头中拿出一块椭圆形的暖石以便做"瀑布

按摩"。要确保这块石头不是特别热，因为它会和皮肤接触。

23. 用石头做几次"瀑布按摩"，然后把它放到按摩床上。

24. 从第一堆石头中拿出一块新的石头并把它放到颈部的口水中，并慢慢地移动它。

25. 大约做 4 次"颈部口水按摩"。

26. 把你正在使用的石头放到按摩床上。拿开眼部面膜和脸上的石头。把它们放到漏勺中并浸到热水中 10 秒以使它们得到清洁，再把它们放回到小碗中。

27. 从第一堆石头中拿出一块形状尖一点的。用一块新石头直接放到颈部。先从一边开始，随着脖子的转动，交替着移动石头放到颈部的新点上。

28. 移动双手到另外一边。现在使用一块新的石头。

29. 把冷却下来的石头放到按摩床上。从第一堆中拿出一块新的石头并且放到滚石中。双手握着石头交替地放到顾客的肩膀上。

一旦完成了滚石工作，在第一堆石头中就没有暖石了。

30. 把第一堆石头放到左边的热板上。把顾客前方的第一堆石头放到按摩床上。现在，这些石头又成为了你的第一堆石头。

在把新的第二堆石头放到顾客的前方之前，你需要拿起放在顾客下方的石头，这是因为透过织布之后，顾客已经感觉不到热度了。

31. 站在离小长柄锅最近的按摩床那一侧，把大号石头从客人腹部拿开，放在按摩床上（你在短时间内不会再用到它，所以先不要放在小长柄锅里占地方）。

32. 轻轻地将客人的身体转向自己，把尖头石头的细长条构造部位从脊椎石所处的平行线移开。从这个侧面方位开始，从新堆的石头中拿出两个新的热石，按摩客人的背部 30 秒钟。

33. 慢慢地把客人的背部逐渐放低到挨到暴露的石头上，并且确保那些石头不会过热。

34. 替换放在手部的石头,把膝盖处的石头移走,用第三堆石头左侧的四块石头替换脚部的石头(不要移动绳带),将这些替换下来的石头放在按摩床第三堆石头的右侧上。

35. 从第三堆石头左侧拿石头替换客人胸部和腹部的两块石头。

36. 从小长柄锅的左侧拿石头补充第三堆石头。把小长柄锅内剩余的石头都推到右侧。

37. 用精油润滑第二堆石头,然后回到头部位置以站立的姿势做几次无石滚石按摩。

38. 转换成三维轻抚按摩法。在离小长柄锅最远的那条手臂上进行。这可以让你做好准备,以便在把该石头从脊椎下方拿出来的时候站在按摩床的适当一边。

手臂、肩部和躯体按摩

1. 从第一堆石头拿两块石头做几次三维手臂轻抚按摩。

2. 从第一堆石头拿两块石头分别顺着两只手臂向下至手部做几次手部挤压法按摩。

3. 从第一堆石头拿两块新石头,在做弯曲式、环绕式、三明治式、抵抗力式和点式按摩时顺着手臂向上滑动。

4. 至此你应该已经用完了第一堆的石头。把它们放在按摩床上,从第二堆石头拿两块石头再做几次三维手臂轻抚按摩。

5. 转入与台坛相同的形式。不停转换台坛进行按摩,同时将手中的石头换成新的热石,在每个台坛按摩的时间由你自己决定。

6. 将客人的手臂举过她的头顶,从第一堆石头中取出一块新石头移放到右侧试验泵里。继续用第一堆石头中的另一块新石头在腋窝处进行按摩。此时客人腹部应还有两块左右的石头。

7. 将客人身体上剩下的两块石头移到按摩床的最远端,放在臀部旁边,紧接着直接进入布娃娃式按摩。

8. 走到按摩床对面举起客人的手臂。从布娃娃式按摩法的第二步开始,将客人的腹部从小长柄锅方向拉到自己面前。

9. 在客人腹部做几次波动按摩,然后将定位石向着小长柄锅的方向推走,此时保持用你的上臂支撑着她的背部的姿势。

10. 在客人臀部处放置有两块热石,继续用这两块新的石头进行布娃娃式按摩。

11. 完成布娃娃式按摩后,直接进入腰椎头盔式按摩,然后进行逆推按摩。现在,你必须把石头补充完整。

12. 把所有已经冷却的石头(第一堆石头和第二堆石头)放回到小长柄锅的左边。

13. 用第三堆石头左边的石头替代第二堆的石头。把第二堆石头放在客人胸部处,腹部不要放石头。

14. 用第三堆石头左边的石头重新创建一个第一堆石头。将第一堆石头放在客人骨盆旁边。

15. 将脚部的石头(不移动绳带)替换成小长柄锅左边的石头。用它们在小腿上按摩来降低热度,之后再在脚部使用。

16. 从小碗里拿八块小石头,将它们放在漏勺里,然后放进开水里5~10秒。把它们在石桌上晾干,轻轻地置于两脚指间,确保温度适宜。

17. 重新堆满第三堆石头,然后把剩下的石头堆到平底锅右边。在加一些水,继续按摩。

18. 给两堆石头上油,然后继续进行回流法按摩。

19. 从第一堆石头中取出两块石头做一些小的腹部波动式按摩。

20. 从第一堆中再拿两块石头再进行几次大的腹部波动式按摩。

21. 从腹部波动法自然衔接到三维腿部波动法按摩。

仰卧位腿部按摩

1. 从腹部波动法开始，自第一堆石头中取两块新的热石。

2. 面向客户的脚，顺着腿部向下进行三维腿部轻抚法。

3. 到达脚部后，转向顾客的头部，继续进行三维腿部轻抚法按摩，两手一直沿双腿向上，直达下背部。

4. 从第一堆石头中再拿两块石头，从两边同时用石头按摩全腿。然后，让外侧臂顺着顾客后背滑到肩部，内侧臂伸到其身下，在大腿处形成一个支撑。

5. 用外侧臂轻托起顾客肩膀，把石头放在下面（确保不会伤到脊柱或脊椎）。

6. 把内侧臂从大腿移开，伸到顾客肩膀与你的另一只手会合。双手按摩顾客手臂，把你内侧手里的石头沿胳膊滑下，到达顾客手部，把石头留在手里。

7. 从第二堆石头里再拿两块热石，一手一块，从顾客大腿两侧开始按摩。

8. 再拿两块按摩小腿，一直按摩到足部。

9. 到达足部的时候，移开足部、脚趾和用带子绑上的石头。把足部的石头放回平底锅里。将脚趾间的小石头浸在热水里进行快速清洁，然后放回小碗里。

10. 用两块新石头进行脚部挤压法按摩。不要忘记使用父亲－母亲按摩手法来缓解脚心部位的压力。

11. 按摩完脚部之后，从第二堆石头中再拿两块石头，在腿两侧进行三维腿部轻抚法按摩。

12. 重新堆满第二堆石头。

通常，我们在把第一堆石头从顾客身上拿下来的时候，会把第二堆石头先堆在顾客身上使其温暖，但有时因为接下来要进行的按摩的特点，我们只把第二堆石头堆在按摩床上，与第一堆分开，而不将其放在顾客身上，以使其感受到温度的变化。

13. 把第一堆石头放在你正在按摩的大腿根部旁边。

14. 按摩手法过渡到腿部伸展法。

15. 完成三项伸展之后，用（顾客大腿根部的）所有第一堆的石头按摩顾客的臀部、下背部、髂胫束和肩膀上。

16. 在换到蛙式按摩法之前在臀部留一块石头。

17. 把第一堆石头中的凉石放回平底锅的左侧。

18. 从第一堆石头中拿出一块进行蛙式按摩法按摩。

19. 用一块新的石头进行臀部扭动法按摩，在完成此项按摩之前从顾客的下背部取出布置用石。

20. 从第二堆石头中取出两块，再用三维腿部轻抚法结束腿部的按摩。

21. 用床单盖好腿部。

22. 从顾客肩膀下取出工作用石。从左边第三堆石头中取出几块替换手部和足部的石头。从石桌右侧重新补满石头。

再按摩下一条腿之前，必须填满石堆。

23. 在开始按摩第二只腿之前，这次你可以按你的意愿把第二堆石头放到顾客的身体上。只要确保你正式按摩之前顾客身体上没有石头就可以。

24. 把第一堆石头移到按摩床的腿边。

25. 在第二条腿上重复操作；但这一次在结束的时候不必替换足部的石头，而是要将它们取下。

26. 现在取下所有按摩床上的石头，以及顾客身上身下的工作用石。

为顾客转身

1. 在顾客转身之前，检查两遍确保所有石头都已从按摩床上取下。它们很有可能落在按摩床上你没有找到的地方，会掉到你脚上。

2. 如果你想让顾客自己转身，就告诉他们一声。

3. 如果你要帮他们转,先进行臀部扭动法按摩,然后再按照最后一章提供的方法操作(第 10 章)。

顾客转身后,补满石堆。

背部按摩

1. 开始时在顾客手部和足部放上新的热石(如果需要可在足部使用绑带)。

2. 把第二堆石头放在顾客臀部或足部。

3. 把第一堆石头放在按摩床上部,放在顾客肩膀,以及胳膊外侧或胳膊和身体之间。确保石头不要离顾客身体太近。让顾客也知道石头的位置,这样就不会不经意碰到石头了。如果顾客体形较大,按摩床上没有地方放石头,那就把石头放在一张桌子或架子上。

4. 补满第三堆石头。

5. 把大号的布置用石放回平底锅以便以后使用。

6. 在锅里加些水,把锅里的石头移到右边。

7. 站在按摩床的头部,双手涂上油,在接触顾客背部之前双手先滑过第一堆和第二堆石头。

8. 先空手进行两次背部整体按摩。

9. 从第一堆石头中拿两块石头开始第三次背部整体按摩。不要把石头完全握在手里,让石头与身体进行完全的接触。

10. 用石头缓缓地、深层地沿背部滑下,滑过半边臀部,再沿臀部滑行到腹部下,再沿两侧到菱形肌,再到肩膀,直至颈部。

11. 从第一堆石头里拿一块石头进行一些压迫法按摩。

12. 再拿一块沿着脊柱进行父亲 - 母亲法按摩。

13. 再拿一块沿着多裂肌进行边缘法按摩。

14. 从冰水碗里拿两块凉石,放到按摩床上,再拿一块热石,在你要进行凉石按摩的部位先预热一下(这些部位通常是发炎或有炎症的)。

15. 在使用凉石之前告知顾客。换掉热石,用两块凉石进行按摩。用碗里的凉石进行替换。

16. 用第一堆里的最后两块热石进行几次背部整体按摩,结束时沿着顾客手臂滑下,用这两块石头替换顾客手里的。

17. 空手进行前臂强力按摩法按摩。

18. 用你的前臂按摩几次前臂之后,自然下移到背部,从第二堆石头里拿两块石头。

19. 再持石头用手指做 4~5 次前臂强力按摩法按摩,再换到用整个石头。

20. 再用这些石头直接进行小鸡翅膀法按摩。

21. 向两个方向进行小鸡翅膀式的按摩拉伸。

22. 从第二堆石头中抓取一块新的石头,坐在客人肩膀那头,面向她的头部。

23. 将没有拿石头的手放在客人的肩上做圆肌探戈法按摩,用另一只拿石头的手深度按摩圆肌。

24. 进行圆肌探戈法按摩,按你所需,时间越长越好。

25. 站在客人臀部一侧的床边。从第二堆石头中取两块石头,放在臀部的另一侧。

26. 将那只未拿石头的手,即足部手从腹部底下穿过,开始进行反向腹部波动法按摩。当你的手从客人身体另一侧穿出来时,用头部手将事先准备好的石块放在上面。用你的空手将另一块石头从按摩床上拿起来,并用握着石头的双手在圆肌的任何一侧滑动,一直滑动到中心为止。用你的双手帮助腹部和后背下部进行垂直的波动式按摩。

27. 将位置低一些的手从客人腹部抽出来,把已使用过的两块石头放在按摩床上,从第二石堆中再挑一块新的石头。

28. 进入臀部扭动法按摩。仅用离头部近一点的手抓一块石头,上下叠抓双手,在臀部一侧以及紧挨的下方进行按摩。在做"律动"这一步时,用握石的手在后背下方向上推按。在按摩臀部时,揭去盖在客人腿部的床单,准备下一步按摩。

29. 如果你身边有修复膏或暖身膏,那么在客人的背部擦一些,这能使皮肤更加柔嫩和紧致。

30. 从第二石堆中挑选最后两块热石。

31. 用新的石头加热擦过修复膏的地方，然后在背部进行长时间的快速敲打，使整个背部发红。

32. 从背部上方开始，按摩手臂，用这些石头替换客人手里的石头。

现在你要把石堆重新补全，然后将背部和腹部翻转过来。

33. 将所有冷却的石头从按摩床上放到左侧的小长柄锅里。

34. 从左边的第三石堆中拿取一些石头，沿着整条脊柱进行按摩。由于石头温度不同，你可能要在石头下放一块长毛巾。

35. 从小长柄锅中取一块平整的大号石头，将它晾干，放在烤箱袋中，或者用毛巾将它包起来。站在客人臀部的一侧，身体则向其背部另一侧倾斜，将她的髂骨从桌上举高。当你用一只手举起客人臀部时，用另一只手抓着平整的大号石头，在她的腹部下方滑动按摩，将她慢慢地放在石头上，确保石头的温度适宜。

36. 将第二石堆放在客人后背下方两侧、臀部两侧以及腹股沟的两侧。

37. 将第一石堆放在客人腿的任一边，注意不要离客人的身体太近。

38. 从小长柄锅的右边取出一些石头补充到第三石堆。

39. 将第四石堆剩下的石头放在小长柄锅的右边。

俯卧位腿部按摩

1. 将放在客人脚上的石头和毛巾拿开。

2. 将所有的石头涂上精油，然后在不加石头的情况下进行三维腿部轻抚法按摩。

3. 从第一石堆中选取两块石头，继续做三维腿部轻抚法按摩，在需要的时候更换石头。总共可从第一石堆中拿取 6 块石头来完成三维腿部轻抚法按摩。

4. 进入腿肚软化法按摩，用第一石堆中剩下的石头辅助进行按摩。

5. 将放在客人臀部上的石头拿下来，将其放在按摩床上，组成新的石堆。

6. 从其中选取两块石头进行股臀部缩按法按摩。

7. 从其中选取 4 块石头进行多种消除肿块法按摩。

8. 取剩下的两块石头进行最后的三维腿部轻抚法按摩，然后直接进入小腿肚向上 – 手臂向下式按摩，当你按摩到客人手部时要替换一下其手里的石头。

9. 用床单遮盖住按摩完的腿。

10. 在开始按摩另一条腿之前，再一次补满石堆。然而，这次你只需在第三石堆里拿取 4 块石头进行按摩。

11. 按摩另一条腿。

12. 按摩完另一条腿后，将小腿放下，更换手的放置位置，然后把按摩床上剩下的所有冷石都放回到小长柄锅中。

13. 结束单手的背部脊骨按摩，将这些石头也放回煮锅中。

14. 将放置在客人腹部下的大块石头也取出，手法同将其放置进去时的一样。将这块石头也放回小长柄锅中。

现在除了你要用于收尾按摩的 4 块石头之外，其余所有的石头应已经都放入了小长柄锅中。

15. 在进行收尾按摩之前，把煮锅的火开大，并确保锅中的水没过石头，也可以按你个人需要滴入几滴精油，盖上锅盖以高温煮沸用以消毒。

收尾按摩

1. 把剩下的 4 块石头从放置石头的桌子上移至按摩床，在每条腿外侧放置两块石头。

2. 将盖在你要按摩的那一侧大腿和背部的毯

子掀开。

3. 以五指团簇的手势将那一侧的两块石头拿起,放置在客人一侧的臀部上。

4. 同时将两块石头分别滑向两边,一边滑下客人的大腿,一边向上至背部,然后分别沿着其胳膊和小腿处滑下,最终两块石头同时停在手和脚处。

5. 将石头置于足部的涌泉穴和手部的劳宫穴上。

6. 让客人调匀呼吸。

7. 保持这个姿势几分钟,在整套按摩快要结束之前,给自己和客人一些时间来感受和回顾一下。

8. 将石头留在手足处,将这侧身体的毯子依旧盖上,开始另一侧的按摩。

9. 在另一侧也重复这一套收尾按摩手法,最后也将石头留在原处盖上毯子。

10. 坐在客人头部位置,将手放在其头部两侧,同顾客一起均匀呼吸。

11. 将石头从其头部和手部缓缓取下,放回煮沸的水中,并将锅盖再次放回原处。

12. 在离开屋子之前,将煮锅的火关上(以免留下安全隐患)。在关火后水还会持续沸腾几分钟,确保最后的 4 块石头也能得到消毒。

恭喜你已经完成了你的第一套三维热石按摩法!

附录 B
按摩所用石材及精油的来源

要从石材公司直接买到符合要求的石头是很困难的。他们所售的大多数石头在颜色、大小和形状上都有很大的局限性。那些石头大多颜色单一，多为黑色或灰色，而且只有一家公司会提前给石头上釉，因此，宣传图片上的石头往往与你最终收到的邮寄来的实物不相符。宣传图片上也许是黑亮的上过釉的石头，但邮过来的实物却是灰色、干燥无光泽的。而有些上过釉的这些石头看上去可能会有些光泽，但通常并不如宣传广告里那么黑，也并不光滑和平坦。且市面上卖的大多数石头其纹理太多也不够光滑，并且要比我们在按摩中需要的石头的尺寸要大很多，这就是为什么我们在小窍门中告诉您在购买石头之前一定要询问清楚石头的尺寸。在订购之前先索要一些各种尺寸的样品，这样你就能感受一下石头的大小和质感是否符合要求了。还有一点很重要的是在买之前要确保是可退还的，这样就避免留下一堆对你可能没有用的石头。

在众多石材公司中，有三家的石头比较符合要求。但其中只有两家的石头有可供选择的多种颜色，因此在这里我们也只推荐两家公司。但您也完全可以自己进行市场调查寻找货源，因为也许本书发行后市面上会出现新的石材公司。

1. 三维热石按摩
非凡触觉按摩下属分支
邮政信箱:3084

科罗拉多州,爱尔多拉多 斯普林斯
邮编:80025
电话:(303)494-6204
电子邮箱:massage@phenomenonaltouch.com
网 址:www.phenomenaltouch.com/hotstone/in-dex.htm

三维热石按摩法是非凡触觉按摩下属分支,由莱斯利·布鲁德尔创立。本书图中所显示的石头就是由他们提供的。他们所提供的整套工具可见第 4 章中的图 4-28。他们所用的石头都是打磨过的玄武岩和石英岩,且有多种好看的颜色可选。这些石头都是来自科罗拉多州和犹他州的科罗拉多河岸,加利福尼亚州和墨西哥的很多海滩上,由人工按照其大小、形状、类别逐一拣选的。并且它们事先都已经上过釉了,就免去您很多麻烦;另外,该公司还随赠了小平底锅和其他一系列热石按摩所用的工具。另外他们还出售书中和图片中提到的热石包装材料,可单独购买或与石头成套购买。

三维热石按摩中心也可按照顾客需要定制石头。由于是定制的,可按照需要确定石头的大小、颜色和形状,并相应调整配套设备。他们还单独出售石头用于个别种类的补给。

2. 沙漠石族
由托米和约翰·威斯敏经营
图森亚利桑那州
电话:(866)616-7218 或 (520)616-7250

电子邮箱:john@desertstonepeople.com

网址:www.desertstonepeople.com

沙漠石族是一家由一对可爱的情侣托米和约翰·威斯敏经营的。他们的石头来自亚利桑那州和墨西哥的干沙滩。他们的配套设备有很多备选颜色和形状,都经过打磨。他们的一套产品包含56块玄武岩制成的石头。他们还销售成套各种形状和颜色的玉石和大理石。他们也出售单独的石头以及石头加热器和配件。可以登录其网站查询其价格最近动态。

3. 石头公司

佛罗里达州,塔玛拉克

电话:(866)680-5149

电子邮箱:info@thstone.com

网址:www.thstone.com

石头公司由索尼亚·亚历山大创立,现售给汤姆·威尔曼。公司经营出售打磨过的火山岩以及来自南美海洋中的灰色海石。他们提供多套石头设备。他们那里有初学者适用的一套石头,是多功能的,备有50块。面部按摩用的一套石头有45块,用于足部和指部的一套石头有32块。他们的石头都是按类别分成小袋包装。他们也提供石头加热器和一系列配套设备。这是一家大型公司,但同时也很重视保持石头的高品质,所选石头都是美观、平滑、形状规则的,适合热石按摩。他们的石头质量很高,但备选颜色和形状不多。

1. 年轻生活精油

独立经销商:南希·塞卜拉

科罗拉多州,波尔多

电话:(303)499-1607

电子邮箱:nancy@aromaticsandmassage.com

网址:www.aromaticsandmassage.com

嘉利和玛丽·杨是年轻生活精油的创始人,他们坚持只提供高端的精油。就像食品、化妆品和手机一样,精油的种类和质量也是多种多样的。虽然高端和低端的精油看起来差不多,但其之间有很大的区别。我们从柜台上买的精油大多数都是低端产品,它们大多香味浓烈,治疗功效很小。

低端精油和有治疗功效的精油之间的区别是在于花瓣的多少。比如,一瓶15毫升的低端玫瑰精油可能是从约100片玫瑰花瓣提取的,但有治疗功效的精油则是从1000片花瓣中提取的。一个闻起来可能有玫瑰的香味,但另一种完全就是玫瑰的精华。一种只是闻起来有芳香的感觉,但另一种却有治愈调理的功效。年轻生活精油公司都是提取最优质最纯粹的植物精华,完全无化学或人工合成添加,并悉心保留植物的完整。

在热石按摩中,我只推荐使用有治疗功效的精油。精油不够纯粹不仅会降低客人和按摩者的体验度,甚至还会产生反作用。年轻生活精油是世界知名的精油品牌,也是热石按摩中的最佳选择。

南希·塞卜拉不仅是年轻生活精油的代理,她本人也用了很多时间研究不同精油的治疗功效。她可以向你推荐什么情况下使用何种精油最适合。她在此方面的了解程度远远超过了一般代理,并且她很乐意就精油的各种性能为你提供详细的口头或书面信息。

附录 C

三维热石按摩的培训

很多地方都提供三维热石按摩的培训；但如果你不想出行，培训师还可以携带工具到你的住所、美容院或学校进行教授。你可以联系以下培训师以获知更多他提供的培训。但要注意,时间久了这些人的电话号码可能会有变动，因而电子邮箱地址可能更可靠一些。

1. 非凡触动按摩学院

科罗拉多州, 艾尔多拉多温泉镇

电话:(303)494-6204

电子邮箱:massage@phenomenaltouch.com

网址:www.phenomentaltouch.com/hotstones/in-

dex.htm

2. 玛丽·阿克希尔罗德

科罗拉多州,福特·科林斯镇

电话:(970)204-1794

电子邮箱:maryaxelrod@comcast.net

网址:www.callmary.net

3. 艾迪·罗斯

科罗拉多州,丹佛市

电话:(303)916-0058

电子邮箱:Edye_rose@hotmail.com

4. 米歇尔·海尔曼

佛蒙特州,贝克斯菲尔德

电话通过邮箱询问

电子邮箱:Michellehere4u@gmail.com

5. 爱普洱·穆恩

华盛顿州,思博康恩

电话:(509)675-5399

电子邮箱:April.moon21@gmail.com

6. 诺罗斯·萨努恩

科罗拉多州,丹佛市

电话:(303)564-9205

电子邮箱:nsunoon@hotmail.com

7. 赛德尔·约翰逊

加利福尼亚州,桑塔克鲁斯

电话:(831)234-3933

电子邮箱:cedaronelove@gmail.com

8. 丹尼尔·姆诺茨

科罗拉多州,爱德华兹

电话:(970)331-2244

电子邮箱:Mountainbare2002@yahoo.com

9. 安迪·欧利埃

科罗拉多州,博尔德

电话:(720)308-9355

电子邮箱:hotriverstone@aol.com

10. 诺拉·基恩

科罗拉多州,博尔德

电话:(503)536-5131

电子邮箱:manifestnext2me@hotmail.com

11. 杰弗里·卓别林

缅因州,加尔丁娜

电话:(207)582-1600

电子邮箱:jchaplin24@hotmail.com

12. 约翰森·格拉斯

科罗拉多州,博尔德

电话:(303)877-7475

电子邮箱:jmg94@cornell.edu

13. 宝拉·皮尔森

蒙塔纳州,贝林斯

工作电话:(406)254-6399

个人电话:(406)860-2461

电子邮箱:PAP0519@aol.com

14. 凯瑞·阿卜拉兹纳斯

科罗拉多州,博尔德

电话:(303)440-0390

电子邮箱:carycreekside@gmail.com

附录 D

复习题答案

第1章

1. B	2. B	3. A
4. B	5. B	6. E
7. E	8. E	9. C
10. E	11. 针灸法	12. 桑拿浴
13. 尖状工具石		14. 帮助孩子入睡
15. 暖和手脚		

第2章

1. A	2. B	3. A
4. A	5. B	6. C
7. B	8. A	9. E
10. C	11. 热石按摩初诊表	
12. 好转	13. 热	14. 凉
15. 适中的	16. E	17. D
18. B	19. C	20. A

第3章

| 1. B | 2. B | 3. A |
| 4. B | 5. B | 6. E |

7. A	8. D	9. E
10. E	11. 短路	12. 关闭
13. 通风设备		14. 冰
15. 毛巾,烤炉袋,石头包装袋,格兰宁袋		

第4章

1. B	2. A	3. B
4. B	5. A	6. C
7. E	8. C	9. D
10. E	11. 火成岩,水成岩,变质岩	
12. 侵入岩,花岗岩		13. 喷出岩,玄武岩
14. 水成岩,石灰岩 / 砂岩		15. 水,密封塑料
16. B	17. C	18. E
19. A	20. D	

第5章

1. B	2. B	3. B
4. A	5. B	6. B
7. A	8. C	9. E
10. D	11. 开始动作	12. 提醒
13. 替换	14. 冰	15. 15
16. B	17. D	18. A
19. C	20. E	

第 6 章

1. B   2. A   3. B

4. A   5. B   6. E

7. C   8. C   9. E

10. B   11. 开始, 结束

12. 工作, 布置   13. 快速地, 缓慢地

14. 自然的, 冷却   15. 自己身上

16. D   17. C   18. E

19. B   20. A

第 7 章

1. B   2. B   3. B

4. B   5. A   6. B

7. A   8. B   9. A

10. B   11. A   12. D

13. D   14. D   15. E

16. 6~8, 6~8, 12~16, 16~23

17. 左   18. 把石头移到平底锅右边

19. 先遵循顾客意见再恢复到按摩系统

20. 手, 石头

第 8 章

1. B   2. A   3. B

4. B   5. B   6. B

7. A   8. B   9. A

10. B   11. C   12. B

13. C   14. C   15. E

16. 你自己身体的移动

17. 支点, 杠杆   18. 冲力

19. 空间   20. 体重, 垂直地, 水平地

第 9 章

1. A   2. B   3. A

4. A   5. B   6. B

7. E   8. D   9. E

10. C   11. 双手替换法

12. 摇动法   13. 探入   14. 母亲手

15. 碰撞法   16. B   17. C

18. A   19. E   20. D

第 10 章

1. B   2. B   3. B

4. A   5. B   6. E

7. D   8. C   9. B

10. C   11. 腋窝   12. 伸直

13. 足部   14. 后面   15. 臀部

关于石头温度的研究数据

我做过四个不同的实验。第一个实验我称之为"测量基础石温"，就是仅仅将石头放在桌上，然后等在一旁测试能保温的时长，注意千万不要触碰石头。室温为 18 度，并伴随有一阵清风从窗外吹进。从石温变成 74 度开始记录，之后每隔 5 分钟读取一次温度，读取 4 次。第二个实验我称之为"测量石头在不同位置时的温度"，就是测量石头在被毛巾覆盖，放置在人身体上方以及放置在人身体下方这些不同位置时的保温时长。当石温达到 77 度时开始记录，同样的每隔 5 分钟读取一次温度，读取 4 次。第三个实验我称之为"研究石温"，就是测量石头在被使用时的保温时长。在石温达到 54 度时开始测量，20 秒钟后第一次读取温度，然后再每隔 10 秒钟读取一次，一共要观察 40 秒钟。第四个实验我称之为"测量石头冷却时温度"，也就是测量你在按摩顾客身体时石头冷却所需时长。这个实验我只用两块石头作对比，黑色陶石和白色大理石。在石温是 2 度时开始测量，每 10 秒钟读取一次温度，这次实验持续 5 分钟。

按照实验的先后顺序，我列举以下四种实验中保温时间最长的石头，分别是大号的褐色石英石，中小号的白色大理石，中号但较厚的红色石英石和大号的黑色陶石。下面分别列举四个实验中保温时间最长的石头，它们分别是：第一个实验中的大号褐色石英石，实验 20 分钟后它保持的温度为 50 度；第二个实验中的中号但较厚的白色大理石，实验 20 分钟后它保持的温度为 46 度；第三个实验中的中号但较厚的红色石英石，在按摩身体 40 秒钟后它保持的温度为 48 度；第四个实验中的中号但较厚的白色大理石，在按摩时它从 2 度到 19 度所需的时间是黑色陶石所需时长的 5 倍。就保温能力而言，中号玉石和蓝色 / 绿色陶石是仅次于这些石头的品种。在温度从 43 度降至 40 度的实验过程中其他种类的石头都稍逊于上述所提到的石头。各个范围的石温测量结果包括在温度范围为 50 度至 40 度的实验，而这里出现的差别跟石温由最高降低 10 度到最低时的变化相似。温度范围上的最大差异出现在第一个实验中，那就是由 50 度降至 40 度，这中间整整差了 10 度。而在第二个实验中温度变化范围是 46 度到 40 度，仅仅相差 6 度。同样的，第三个实验中的温度变化范围是 48 度到 42 度，中间相差 6 度。

所以，这就是这些数据的重要性么？现在让我们看看各种结果的温度差异在实际应用中到底意味着什么，我们从"测量基础石温"开始。大号褐色石英石此时温度为 74 度，等它降至 50 度，也就是在 20 分钟的时间内温度整体下降 24 度。为了方便起见，我们将时间段均分，那就意味着石头的温度以平均每分钟 1.2 度的速度下降。考虑到第一个实验中的温度差异有 10 度，那么这块石头大概比温度降得最快的石头保温时间长 9 分钟。这个发现的重要性在于面临更多热量散发因素的石头在被搁置一旁时能将保温时间延长 9 分钟。所以，我们很有把握地说像褐色石英石、白色大理石、红色石英石以及黑色陶石这样的石头能比灰色陶石、玉石和石板这些石头保温更长时间，甚至比蓝色／绿色陶石、绿色石英石和新英格兰海石能保温的时间更长。

让我们看看第二个实验。这次的结果显示温度变化范围是从 46 度低至 40 度，中间相差 6 度。白色大理石此时温度为 77 度，然后在被放置在人身体上方或下方 20 分钟之后温度降至 46 度，温差为 31 度。这就说明这个实验所用的石头以平均每分钟 1.55 度的速度降温。看到这次试验的石头温差为 6 度，我们可以确信这块石头能保温的时长比降温最快的那块石头要长大约 4.3 分钟。考虑到此次试验中大部分石头在 5~20 分钟时间降低的温度取决于石头的大小、厚薄以及它们所处位置的温度，那么这些石头保温时长能多出 4 分钟是很重要的。所以我重申，就第二个实验而言，这四个保温时间最长的石头比其他石头具有明显优势。

现在让我们看看第三个实验。它们的结果显示温差范围为 48 度到 42 度，整体下降 6 度。那么处于 48 度的红色石英石、47 度的白色大理石和 46 度的褐色石英石，这三种石头的温度变化范围就差不多。这些石头的初始温度是 54 度，在被使用了 40 秒钟后，温度大约是 47 度。这就意味着这些石头在 40 秒钟时间温度平均下降 7 度，也就是每 6 秒钟温度下降 1 度或者每秒温度下降 0.18 度（每一度的温度都只有 6 秒钟的石头使用时间）。所以，从这一步实验中所下降的 6 度来看，这三类石头能比降温最快的石头多保持温度大约 30 秒钟。那就说明了这个石头在用于按摩的过程中能保持温度的时间是那些降温最快的石头所能保持的时间的两倍，这点是很重要的。

然而，除了大理石、红色石英石和棕色石英石这三种温度值差不多的石头之外，其他石头的温度值都差不多，变动范围相近，所以当按摩师选择

要使用其中一种石头按摩时，这些石头都是很好的第二选择。而且即使这三类石头的保温时间最长，实践经验告诉我们有时也需要使用那些保温时间不那么长的石头。比如说陶石，它更易获取，价钱不贵而且还比石英石光滑，而玉石则易于使用并且具有特殊的功能效果。而且即使是保温时间最长的大理石也有缺陷，大理石的光滑以及形状都不是天然形成的，必须要进行人工打磨，所以它更加昂贵，不易获取，并且还会丧失天然形成的石头所具有的能量品质。从这些数据中我发现了很有趣的一点，黑色陶石被宣称是能保温最长时间的因为它是黑色的而且源于火山岩，但是事实明显不是这样。它的黑颜色与保温性能毫无关系，黑色只与石头在阳光照射下吸收热量多少有关系。在水中，所有颜色的石头都被加热到同一温度，它们的保温能力更多的是与石头的构成、大小、厚薄有关，而非颜色（白色大理石比黑色陶石保温时间更长就充分说明了这一点）。

说到用于冷石按摩的最佳石头，白色大理石又一次彰显了其维持低温的能力。一块初始温度为 2 度的大理石需要 5 分钟才能升至 19 度。同样的，一块初始温度是 2 度的黑色陶石只用 1 分钟就升至 19 度。这说明白色大理石维持低温的时间长，是黑色陶石的 5 倍，相对于陶石释放寒冷的过程，大理石要慢很多。大理石缓慢释放寒冷这一点对于治疗伤处很有用，因为这样的话治疗师不需要每分钟都移动石头，但相对的，每块石头每次只能最多使用 5 分钟。但是对一些对于寒冷很敏感的顾客来说，使用白色大理石可能会太冰凉了。对这类顾客来说，陶石可能就没那么刺激，也就可以发挥更好的作用了。大理石也是热石，一块大约 25 美元，必须从制作热石的公司购买。要和玄武岩区分开，99 美元就可以买 50 块玄武岩，甚至我们可以在海滩和小河里发现它们。因此，每一块石头都有保持冷冻使用效果的作用。

所有这些数据都能够帮助我们深入了解石头高度散热的能力，但是它们也让我们意识到选择

石头的时候不能只依靠其保持热量的能力。使用可以较长时间保持热量的石头对我们确实有益，但是其成本、实用性、材质、外观及能量状态等因素也要在为热石按摩选择最好的石头时考虑进去。

有关热石温度的研究数据表

下表的数据源于四个不同的实验。

实验表格 1　准备用石

室内温度= 预热 30 分钟后，18 摄氏度。　在 5 分钟间隔时间提取的温度

准备用石

石头在按摩使用前(在桌子上)的热量损失

没有在煎锅中　　也没有在顾客身上

时间(分)	石头种类	大型	中厚型	中薄型	小型
0		74	74	74	74
5	玄武岩	67	60	59	62
10		58	54	54	52
15	黑色	53	49	48	43
20		**48**	44	41	41
0		无数据	74	无数据	无数据
5	玄武岩		63		
10			54		
15	灰色		48		
20			**42**		
0		无数据	74	74	无数据
5	玄武岩		65	56	
10			55	48	
15	蓝色、绿色		49	43	
20			**41**	**41**	
0		74	74	74	无数据
5	石英岩	61	64	60	
10		54	58	52	
15	红色	49	52	47	
20		45	**48**	43	
0		无数据	74	74	无数据
5	石英岩		62	59	
10			54	48	
15	绿色		47	43	
20			**41**	**41**	
0		74	74	74	74
5	石英岩	64	61	57	52
10		59	54	51	44
15	棕色	53	48	46	43
20		**50**	44	42	36

(待续)

实验表格 1　准备用石（续）

室内温度= 预热 30 分钟后，18 摄氏度。 在 5 分钟间隔时间提取的温度

准备用石

石头在按摩使用前（在桌子上）的热量损失

没有在煎锅中　　　也没有在顾客身上

时间(分)	石头种类	大型	中厚型	中薄型	小型
0	板岩	74	无数据	无数据	无数据
5		61			
10		57			
15		47			
20		**42**			
0	新英格兰海石	无数据	74	无数据	无数据
5			56		
10			50		
15			44		
20			**40**		
0	玉石 光滑的	无数据	74	74	无数据
5			58	53	
10			52	47	
15			44	41	
20			**42**	37	
0	大理石 光滑的		74	74	74
5			63	64	64
10			57	57	57
15			50	49	49
20			**49**	**48**	**48**

实验表格 2　布置用石

不同种类与形状的热石的热量散发

在 5 分钟间隔时间提取的温度/预热 30 分钟后/室内温度为摄氏 18 度

布置用石

石头放置在身上但不在皮肤上做任何移动时石头的热量损失

时间(分)	石头种类	大型	中厚型	中薄型	小型
0	玄武岩 黑色	77	77	77	77
5		68	60	61	58
10		59	54	56	39
15		51	46	48	42
20		**41**	41	39	37
0	玄武岩 灰色	无数据	77	无数据	无数据
5			64		
10			57		
15			49		
20			**39**		

（待续）

实验表格 2　布置用石(续)

不同种类与形状的热石的热量散发

在 5 分钟间隔时间提取的温度/预热 30 分钟后/室内温度为摄氏 18 度

布置用石

石头放置在身上但不在皮肤上做任何移动时石头的热量损失

时间(分)	石头种类	大型	中厚型	中薄型	小型
0	玄武岩 蓝/绿	无数据	77	77	无数据
5			62	61	
10			53	52	
15			44	43	
20			**41**	40	
0	石英石 红色	77	77	77	无数据
5		64	64	62	
10		57	57	53	
15		48	49	43	
20		42	**44**	39	
0	石英石 绿色	无数据	77	77	无数据
5			62	59	
10			53	51	
15			44	43	
20			**39**	**39**	
0	石英石 棕色	77	77	77	77
5		64	62	62	56
10		57	54	55	47
15		51	46	46	41
20		**44**	41	41	38
0	板岩	77	无数据	无数据	无数据
5		61			
10		52			
15		49			
20		**42**			
0	新英格兰海石	无数据	77	无数据	无数据
5			56		
10			51		
15			46		
20			**41**		
0	玉石 光滑的	无数据	77	77	无数据
5			62	58	
10			53	50	
15			48	46	
20			**42**	41	
0	大理石 光滑的	无数据	77	77	77
5			71	69	68
10			56	56	53
15			54	52	51
20			**46**	**46**	**44**

实验表格 3 工作用石

不同种类和形状的热石的散发热量

临时,20 秒钟后/每 10 秒钟后采取的温度

工作室的室温是 18 摄氏度　　　加热 30 分钟

在人体上移动时所丧失的热量

时间(分)	石头种类	大型	中厚型	中薄型	小型
0	玄武岩 黑色	54	54	54	54
20		48	48	47	47
30		46	46	43	43
40		**43**	39	41	41
0	玄武岩 灰色	无数据	无数据	54	54
20				48	46
30				46	45
40				**42**	42
0	玄武岩 蓝/绿	无数据	54	54	无数据
20			51	48	
30			46	46	
40			**43**	42	
0	石英石 红色	54	54	54	无数据
20		49	50	44	
30		46	49	42	
40		43	**48**	41	
0	石英石 绿色	无数据	54	54	无数据
20			46	44	
30			44	41	
40			**42**	40	
0	石英石 棕色	54	54	54	54
20		50	46	44	43
30		48	44	42	41
40		**47**	40	41	42
0	板岩	54	无数据	无数据	无数据
20		49			
30		48			
40		**46**			
0	新英格兰海石	无数据	54	无数据	无数据
20			48		
30			46		
40			**43**		
0	玉石 光滑	无数据	54	54	无数据
20			47	43	
30			45	41	
40			**43**	41	
0	大理石 光滑	无数据	54	54	54
20			53	52	48
30			49	48	45
40			**47**	46	42

实验表格 4　冷却用石

冷却用石

每 10 秒钟 丢失的冷度或获得的热量

时间	黑色玄武岩	白色大理石
0	2	2
10 秒	14	7
20 秒	16	8
30 秒	17	8
40 秒	18	9
50 秒	18	9
1 分	**19**	10
1 分 10 秒		11
1 分 20 秒		11
1 分 30 秒		11
1 分 40 秒		11
1 分 50 秒		11
2 分		12
2 分 10 秒		12
2 分 20 秒		13
2 分 30 秒		13
2 分 40 秒		13
2 分 50 秒		14
3 分		14
3 分 10 秒		14
3 分 20 秒		15
3 分 30 秒		15
3 分 40 秒		15
3 分 50 秒		16
4 分		16
4 分 10 秒		16
4 分 20 秒		17
4 分 30 秒		17
4 分 40 秒		18
4 分 50 秒		18
5 分		**19**

四项实验结果数据表

石头种类	准备用石	布置用石	工作用石	冷却用石
大理石（白） 中厚 / 中型	**49/48**	**46**	**47**	19℃ 5分钟
红色石英石 中厚型	**48**	**44**	**48**	48
棕色石英石 大型	**50**	**44**	**47**	47
黑色玄武石 大型	**48**	41	**43**	19℃ 1分钟
灰色玄武石 中型	42	39	42	
玉石 中型	42	42	**43**	
板岩 大薄型	42	42	43	
蓝色 / 绿色玄武石 中型	41	41	**43**	
绿色石英石 中型	41	39	42	
新英格兰海石	40	41	43	

附录 F

扩展阅读与参考资料

扩展阅读

以下书籍提供的是有关解剖学、生理学、病理学、地质学、石头能量、宝石矿石、人体力量以及不同石头技术的有关资料信息。这些书的内容信息都是与本书相关的话题。希望读者对这些书进行拓展阅读。

Alexandra S. *The Art of Stone Healing*. Boca Raton, FL: Sonia Alexandra Inc.; 2004.

American Geological Institute, Bates R, Jackson J. *Dictionary of Geological Terms*. Rev. ed. Garden City, NY: Anchor Press Doubleday; 1984.

Anagnostakos GJ, Tortora NP. *Principles of Anatomy and Physiology*. 10th ed. Hoboken, NJ: John Wiley & Sons Ltd; 2002.

Bates R, Jackson J. *The Glossary of Geology*. 2nd ed. Falls Church, VA: American Geological Institute; 1980.

Bentley E. *Head, Neck & Shoulders Massage: A Step-by-Step Guide*. New York: St. Martin's Griffin; 2000.

Blanche C. *The Book of Touch & Aroma: Sensual Ways with Massage and Aromatherapy*. Alexandria, VA: Time Life; 1999.

Dietrich R, Skinner B. *Rocks and Rock Minerals*. New York: John Wiley & Sons, Inc.; 2001.

Gardner J. *Color and Crystals: A Journey Through the Chakras*. Freedom, CA: The Crossing Press; 1988.

Greene L, Greene R. *Save Your Hands! Injury Prevention for Massage Therapists*, 1st ed. Coconut Creek, FL: Gilded Age Press; 2000.

Hess M, Mochizuki S. *Japanese Hot Stone Massage*. Boulder, CO: Kotobuki Publications LLC; 2002.

Higley C, Higley A. *Quick Reference Guide for Using Essential Oils*. 10th ed. Olathe, KS: Abundant Health; 2006.

Kunz GF. *The Curious Lore of Precious Stones*. New York: Dover Publications Inc.; 1913.

Lily S. *Healing with Crystals and Chakra Energies*. 2nd ed. New York: Barnes & Noble; 2004.

Mein CL. *Releasing Emotional Patterns with Essential Oils*. Rancho Santa Fe, CA: Vision Ware Press; 1998.

Premkumar K. *Pathology A to Z—A Handbook for Massage Therapists*. Calgary, Alberta, Canada: VanPub Books; 1999.

Scott-Moncrieff C. *Detox: Cleanse and Recharge Your Mind, Body and Soul*. London: Collins and Brown; 2001.

Thomas S. *Massage for Common Ailments*. London: Gaia Books Ltd.; 2006.

Thrash CL, Thrash A. *Home Remedies, Hydrotherapy, Massage, Charcoal and Other Simple Treatments*. Seale, AL: New Lifestyle Publishing; 1981.

Werner R. *A Massage Therapist's Guide to Pathology*. 4th ed. Baltimore: Lippincott Williams & Wilkins; 2008.

Zand J, Spreen A, LaValle J. *Smart Medicine for Healthier Living*. Garden City Park, NY: Avery Publishing Group; 1999.

参考资料

第1章
No References

第2章

1. Abbott GK. The Circulation-Hydrostatic Effects, Principles and Practice of Hydrotherapy for Students and Practitioners of Medicine, 1914. Available at: http://www.balneoklinika.com/ptbimf/hydro5.htm. Accessed August 8, 2008.

2. Kimball J. Organization of the nervous system. Available at: http://users.rcn.com/jkimball.ma.ultranet/BiologyPages/P/PNS.html. Accessed August 8, 2008.

3. Thrash A, Thrash C. *Home Remedies: Hydrotherapy, Massage, Charcoal and Other Simple Treatments.* Seale, AL: Thrash Publications; 1981:25, 140; reprint 2001.

4. Barnes T. Newsletter. Available at: http://www.Tanjabarnes.com/newsletter/Fall2001.html. Accessed August 8, 2008.

5. Cobb L. Herbal care for tired muscles. Available at: http://www.motherearthnews.com/Natural-Health/1982-11-01/Herbal-Care-for-Tired-Muscles.aspx. Accessed August 8, 2008.

6. Rouzier P. Heat therapy. University of Michigan Health System Web site. Available at: http://www.med.umich.edu/1libr/sma/sma_htherapy_sma.htm. Accessed August 8, 2008.

7. Klabunde R. *Cardiovascular Physiology Concepts.* Baltimore: Lippincott Williams & Wilkins; 2004.

8. Zand J, Spreen A, LaValle J. *Smart Medicine for Healthier Living.* Garden City Park, NY: Avery Publishing Group; 1999:341.

9. *Alternative Treatments for Aids;* 2001–2004. Life Research Universal. Acquired immunodeficiency syndrome. Available at: http://www.liferesearchuniversal.com/aids3.html. Accessed October, 2008.

10. Is HIV/AIDS contagious? WrongDiagnosis.com Web site. Available at: http://wrongdiagnosis.com/h/hiv_aids/contagious.htm#contagiousness. Accessed August 8, 2008.

11. Mayo Foundation for Medical Education and Research. Arteriosclerosis/atherosclerosis. Available at: http://www.cnn.com/HEALTH/library/DS/00525.html. Accessed August 8, 2008. •

12. Traditional Chinese medicine for arteriosclerosis. Available at: http://www.holistic-online.com/Remedies/Heart/arter_TCM.htm. Accessed August 8, 2008.

13. Medical College of Wisconsin. The Facts about Arthritis. Available at: http://healthlink.mcw.edu/article/960326819.html. Accessed August 8, 2008.

14. William C, Shiel WC, Jr., Schoenfield LJ. Ice or heat—"which should I apply?" Available at: http://www.medicinenet.com/script/main/art.asp?articlekey=18347. Accessed August 8, 2008.

15. Zand J, Spreen A, LaValle J. *Smart Medicine for Healthier Living.* Garden City Park, NY: Avery Publishing Group; 1999:121–122.

16. The Nemours Foundation. Can the Weather Affect My Asthma? Available at: http://kidshealth.org/kid/health_problems/allergy/weather_asthma.html. Accessed August 8, 2008.

17. Clot busting drugs. Your Total Health Web site. Available at: http://heart.healthcentersonline.com/bloodclot/clot-busters.cfm. Accessed August 8, 2008.

18. The Associated Press. Studies: more heat aids cancer therapies. Available at: http://uplink.space.com/showflat.php?Cat=&Board=humanbio&Number=347316&page=5&view=collapsed&sb=5&o=0&fpart.html. Accessed August 8, 2008.

19. American Cancer Society. Hyperthermia. Available at: http://www.cancer.org/docroot/ETO/content/ETO_1_2x_Hyperthermia.asp. Accessed August 8, 2008.

20. Zand J, Spreen A, LaValle J. *Smart Medicine for Healthier Living.* Garden City Park, NY: Avery Publishing Group; 1999:240.

21. Bradley B. Hot weather concerns for pumpers. Available at: http://www.diabeteshealth.com/read,3003,4303.html. Accessed August 8, 2008.

22. Premkumar K. *Pathology A to Z—A Handbook for Massage Therapists.* Calgary, Alberta, Canada: VanPub Books; 1999:112.

23. Edema. e Notes Web site. Available at: http://health.enotes.com/medicine-encyclopedia/edema. Accessed August 8, 2008.

24. Zand J, Spreen A, LaValle J. *Smart Medicine for Healthier Living.* Garden City Park, NY: Avery Publishing Group; 1999:285.

25. Cohen MR, Gish R. *The Hepatitis C Help Book.* New York: St. Martin's Griffin; 2001:5–19.

26. Bricklin M. *The Practical Encyclopedia of Natural Healing.* Emmaus, PA: Rodale Press; 1983:306.

27. American Association for Clinical Chemistry. Kidney and urinary tract function, disorders, and diseases. Available at: http://www.labtestsonline.org/understanding/conditions/kidney-2.html. Accessed August 8, 2008.

28. Premkumar K. *Pathology A to Z—A Handbook for Massage Therapists.* Calgary, Alberta, Canada: VanPub Books; 1999:156–157.

29. Barnes A. The about MS section. Available at: www.netcomuk.co.uk/~abarnes/ms.html. Accessed August 8, 2008.

30. Premkumar K. *Pathology A to Z—A Handbook for Massage Therapists.* Calgary, Alberta, Canada: VanPub Books; 1999:229–230.

31. Stevens K. The proper use of heat and cold to manage pain. Available at: http://www.arthritisinsight.com/medical/pain/heat.html. Accessed August 8, 2008.

32. Neuropraxia. Available at: http://en.wikipedia.org/wiki/Neuropraxia. Accessed October 2008.

33. Parkinson's disease. FAQs.org Web site. Available at: http://www.faqs.org/health/Sick-V3/Parkinson-s-Disease.html. Accessed August 8, 2008.

34. Pownall M. Health news-Siestas may help to beat heat-waves. Available at: http://www.bupa.co.uk/health_information/html/health_news/190805copingwith-heat.html. Accessed August 8, 2008.

35. Medicines and Summertime Heat. Available at http://www.agingincanada.ca/medications_and_heat.htm. Accessed October 2008.

36. Pergament E, Schechtman AS, Rochanayon A. Hyper-thermia and pregnancy. Available at: http://www.fetal-exposure.org/HYPERTH.html. Accessed August 8, 2008.

37. Raynaud's Disease: The Reason Behind Cold, White Fingers And Toes. Available at http://www.medicalnewstoday.com/articles/70780.php. Article date: May 13, 2007. Accessed October 2008.

38. The Effect of Limb Position on the Vasodilator Response to Cold in the Finger. John Dickson, Department of Physiology, The Queen's University of Belfast. Available at http://jp.physoc.org/cgi/reprint/135/1/93.pdf. Accessed October 2008.

39. Zand J, Spreen A, LaValle J. *Smart Medicine for Healthier Living*. Garden City Park, NY: Avery Publishing Group; 1999:500.

40. Mayo Foundation for Medical Education and Research. Scleroderma. Available at: http://edition.cnn.com/HEALTH/library/ DS/00362.html. Accessed August 8, 2008.

41. Premkumar K. *Pathology A to Z—A Handbook for Massage Therapists*. Calgary, Alberta, Canada: VanPub Books; 1999:6.

42. Chabot K. The art of stone therapy. *Massage Ther J* 2003;Fall:47.

43. Tendinitis. Available at: http://www.ajc.com/health/altmed/shared/health/alt_medicine/ConsConditions/Tendinitiscc.html. Accessed August 8, 2008.

44. Facts about Temporomandibular Joint (TMJ) Dys-function Syndrome and Related Headache, Neck Pain, Jaw and Face Pain. 2008 Head and Neck Pain Center. Available at http://www.headandneck.com/book/tmj.html. Accessed October 2008.

第 3 章

No References

第 4 章

1. Kunz GF. *The Curious Lore of Precious Stones*. New York: Dover Publications Inc.; 1913:Preface.

2. Breese R. Personal communication. March 30, 2007.

3. Dietrich R, Skinner B. *Rocks and Rock Minerals*. New York: John Wiley & Sons, Inc.; 2001:4.

4. Raup O. Personal communication. June 21, 2007.

5. Bates R, Jackson J. *The Glossary of Geology*. 2nd ed. Falls Church, VA: American Geological Institute; 1980:513.

6. Chesterman C. *The Audubon Society Field Guide to North American Rocks and Minerals*. New York: Alfred A. Knopf; 1978:715.

7. Liddicoat RT Jr.. *Handbook of Gem Identification*. 9th ed. Los Angeles: The Gemological Institute of America; 1993:247–248.

8. Levine JS. The Repair, Replacement & Maintenance of Historic Slate Roofs: Where Does Slate Come From. Available at: http://www.slateroof.com/tech4.htm. Accessed August 7, 2008.

9. Crichton C. *Healing Stone Massage*. Director: Sean Riehl; 2001.

10. American Geological Institute, Bates R, Jackson J. *Dictionary of Geological Terms*. Rev. ed. Garden City, NY: Anchor Press Doubleday; 1984:103.

11. Chabot K. The Breath within the Stone. Available at: http://www.massagetherapy.com/articles/index.php/article_id/56. Accessed Aug 7, 2008.

第 5 章

No References

第 6 章

No References

第 7 章

No References

第 8 章

No References

第 9 章

No References

第 10 章

No References

本书术语

A

Active hyperemia(织性充血)：冷敷后血液重新涌入该区域所产生的生理反应。

Acute(急性病)：突然发作并伴随剧烈疼痛以及其他症状，且通过适当的医学治疗症状能马上消失(对比慢性病)。

Alternating(双手交替法)：一种在身体任何部位下方双手换石的技巧。

Aromatherapy(芳香疗法)：通过运用精油以有益于健康，并提升舒适度。芳香气味和精油本身可以通过多种加热手法作用于顾客身体，并散发到空气中。

Ayurveda(韦达养生学)：起源于印度，具有两千多年历史，基于一种全面式按摩手法，此手法旨在建立和维持人体内部整个生命机制的平衡，而不局限于某个单独位置。在梵文里，"ayu"一词是"生命"之意，"veda"是"学问"之意。

B

Balm(镇痛软膏)：一种药膏或软膏，或其他直接用于皮肤上的产品，能通过热量的扩散来消除肌肉的疼痛和部分炎症。

Basalt(玄武岩)：这是一种深色的火山喷出岩，拥有纹理规则的小结晶，是由于在地表迅速冷却而形成。

Bubbling spring(涌泉穴)：针灸穴位中对应其中一个肾脏的穴位，在两脚脚心位置。在按摩结束之后按压这个穴位可起到镇静舒缓的作用。

C

Carpal tunnel syndrome(腕关节综合征)：是一种周围神经嵌压症，多发于韧带和手掌根部的腕骨间形成的一条狭长通道，是受附近的肌腱和周围的腱鞘的炎症压迫形成的。这种炎症主要是由慢性重复性的肌肉紧张造成，比如工作时手腕长久保持一个习惯性姿势。

Chi(气)：一种能量形式，古代中国人认为它们沿着人体经络运行。中医解释，滞气有害于身心健康。

Chronic(慢性病)：发病过程慢，初期各种迹象症状往往难以察觉，潜伏期长，一旦发作难以进行医疗。(比较急性病)

Circling(旋转按摩法)：一种将全身重量垂直集中于手掌根部，用石头画圈的技巧。

Clanking(碰撞法)：一种石头的边缘之间相互碰撞的技巧。

Compression(压力叠加法)：一种放松手法，在已有的石头之上再加置石头或沙袋。这个压迫力

221

还可以通过施加双手的力量来实现。

Concave tool stone(凹形按摩石)：一种表面呈凹形的热石，用于骨骼突出的部位的按摩。

Counterirritant(抗刺激剂)：主要用于在某个部位形成轻微的刺激或发炎，从而缓解疼痛或避免深层炎症。

Crisscrossing(十字交叉法)：一种像是划十字的按摩技巧。

Crotherapy(冷疗)：临床运用冷冻的方法去治疗疾病，减轻疼痛，能改进顾客总的幸福状态。

Crystal(水晶)：一种由于原子内部不断重复的排列而形成的、有规则的、受约束的多面体。水晶会在矿石中发现。

Curved tool stone(有弧度按摩石)：一种工具石，边缘或顶部的形状是弯曲的，适合用于多种身体部位的按摩操作。

D

Deltoid(三角肌)：肩膀头处的一块三角形肌肉，能将胳膊从两侧举起。

Derivation(引导)：生理上的处理过程，是由加热来吸引血到身体的表面。

Draping(悬垂法)：一种使顾客的体重全部落到石头上的按摩技巧。

E

Edging(边缘按摩法)：边缘按摩法：使用按摩石的边缘进行按摩，是肌肉松弛的方法。

Elephant walking(大象踏步法)：双手交替，上下移动来进行按摩，动作要缓慢，犹如大象在走动的姿势。

Embracing(环抱式按摩)：同时按摩顾客身体上下两面的一种按摩技术。

Energetic vibration(能量传导感应)：通过敲打等按摩手法，使热石的能量传导入身体的方法。

Erector spinae(竖脊肌)：背部最大肌肉群，临近脊柱，沿脊椎分布。它纵向分为三部分：髂脊肌、最长肌和脊柱胸肌，协助脊柱延伸、侧弯和转动。

Extrusive(喷出岩)：一种由于火山喷发出岩浆而形成的火成岩，作为熔化的岩石到处涌流，它进入地球表面并快速冷却。

F

Flowing placement(动态放置)：是指在按摩过程中，将按摩用的石头用于热敷。

Flushing(清洁)：持扁平石头，用轻的横扫的方式来舒缓、"清洁"刚刚进行完深度按摩的区域。

Foot-hand or arm(足部手或臂)：当面对按摩床边时，按摩师靠近顾客足部一侧的手或臂。

Four-pile system(四套石头系统)：作者发明的一种方法，目的是减少在按摩中间衔接环节的时间的耽搁。

Friction(揉搓法)：将热石在顾客皮肤上来回揉搓的按摩方法。

Fulcrum(杠杆支点)：是一个天平的支点，用于支撑整个物体的重量。

G

Gastrocnemius (腓肠肌)：小腿上最大最重要的肌肉，协助伸脚弯膝。腓肠肌以两个头分别起自股骨的内、外上髁，比目鱼肌在腓肠肌的深面，起于胫、腓骨上端的后面，两肌在小腿中部结合，向下移行为粗壮的跟腱，止于跟骨结节。

Geo-thermotherapy(温泉地热疗法)：热石按摩的另一种说法。

Gliding(滑动按摩法)：将热石涂上按摩油，在肌肉组织上进行滑动按摩的手法。

Gluteus (臀肌)：包括臀小肌、臀大肌、臀中肌，也称之为臀部。

Granite(花岗岩)：一种喷发出的火成岩，一般说来颜色较浅,硅土的含量较高,并由大量粗糙的谷粒状水晶体组成。这种石头是由于岩浆慢慢冷却在地球的内部而形成的。

H

Hamstrings（腿筋）:三根肌腱,由膝盖后部开始,连接大腿后部的肌肉,包括半腱肌和股二头肌。

Head-hand or hea-arm（头部手或头部臂）:当面向按摩床边时,按摩师靠近顾客头部一侧的手或臂。

Heeling（手掌根部按压法）:用手掌根部加强手滑动过程中的深度和集中力度。

Hogo:一个针灸点,位于大拇指边上肉较多那一部分的中间。按摩能缓解头疼,但按摩该部位时会疼。

Hot stone massage（热石按摩）:是一种把加热和冷却的石头结合到传统按摩或其他身体治疗方法中。

Humerus（肱部）:上臂的长骨,从肩胛骨到桡骨和尺骨。

I

Igneous rock（火成岩）:一种由于地球内部熔化的物质冷却并凝固而成的岩石。

Iliac crest（髂骨）:位于髋骨的后上部,分体和翼两部分。髂骨体肥厚而坚固,构成髋臼的上部。髂骨翼在体的上方,为宽阔的骨板。中间比周围细。

Ilitibial band（髂胫束）:是包绕大腿的深筋膜,起自髂脊前外侧缘,到达膝关节。通常被称作IT束。

Infrared temperature gun（红外线温度枪）:一种测量温度的工具,通过它的红外线激光束瞄准一个物体。

Infraspinatus（冈下肌）:位于冈下窝内,肌的一部分被三角肌和斜方肌覆盖。起自冈下窝,肌束向外经肩关节后面,止于肱骨大结节的中部。作用是使肩关节旋外。

Inside-hand or arm（内侧手或臂）:当面对顾客的头或脚时,靠近按摩床一侧的手或臂。

Intrusive（侵入岩）:一种火成岩,形成于地球内部岩浆被困在岩浆湖喷发口并慢慢冷却而形成。

J

Jade stone（玉石）:一种非常坚硬的、有着美丽纹理的、由翡翠或者软玉组成的色彩变化的石头。

L

Laminar groove（层流槽）:沿整个脊柱两侧分布。由脊旁肌组织组成。

Latissimus dorsi（背阔肌）:是位于胸背区下部和腰区浅层较宽大的扁肌。由胸背神经支配。通常简称为lats。

Lava（熔岩）:从活火山中喷发的熔化的岩石。

Lever（天平）:一种带有一个金属平衡杆的,能够称物体重量的器具。

Lift and drag（抬升法）:在身下抬起一块石头,这样移动时石头就能拉过而不仅是滑过身体了。

Limestone（石灰石）:主要由矿碳酸盐组成的水成岩,它是由于海生动物的遗体变成的。

M

Magma（岩浆）:自然界发生的熔化的岩石材料,一般说来它来自地球内部,由于侵入和挤压而喷出形成火成岩。

Marble（大理石）:一种因石灰石或白云石的变质岩再结晶而形成的岩石。

Masseter（咬肌）:是咬合动作的主要执行肌肉,其与颊肌、颞肌、翼内肌、翼外肌、口轮匝肌等一起协同作用,共同完成咀嚼动作。咬肌是影响面部中下二分之一外观的重要因素。

Metamorphic rock(变质岩)：由于热力、压力或化学环境的变化，经过转换和改变原有的岩石而形成的岩石种类。

Mineral(矿石)：一种天然形成的，在化学构造上有特殊和明确排列的成分或合成物，它有一种特有的水晶形式。

Molten(融化的)：岩石的熔化状态。

Mother-father technique(父亲 – 母亲手法)：用于比较短的肌肉组织按摩的方法，用一只手的拇指按住肌肉，另一只手向拇指方向推动的按摩方法。始创于科罗拉多州克里斯多市的一位名叫格朗特·弗里曼的按摩师。

N

Nerve conduction velocity(神经传导速度)：通过神经脉冲传导的速度。

New England seastone(新英格兰海石)：一种聚集在一起的、主要由矿的合成物组成的变质的花岗石。比如：花岗石，长石，磁铁石，质沙石，深色或浅色的石英石，矿石。

O

Occipital ridge (后头脊)：位于头部后方、头骨底部与颈椎接合处。

Occlusion(闭合)：临床上的导引，暂时性地阻碍血的供应，抑制临近皮肤的毒素。

Opposition(逆向法)：从肌肉的下侧向上推的按摩方法，使肌肉组织得以放松。

Outside hand or arm (外侧手或臂)：当面对顾客的头或脚时，远离按摩床一侧的手或臂。

P

Palace of weariness (会厌穴)：针灸穴位之一。位于手掌中。在按摩结束前按摩此穴位能起到镇定

作用。

Pectoralis (胸肌)：胸部的肌肉，由左右两部分构成，又称胸大肌。仰卧推举是发达胸肌最常见也是最有效的方法之一。卧推因体姿不同，又分为平卧推举、上斜推举和下斜推举。

Paws digging(狗刨法)：使用热石将肌肉松弛的方法，类似狗用前爪刨沙子的动作。

Phenomenal touch massage(非凡触式按摩法)：这是作者按照三维立体按摩的规律自创的按摩物理疗法。

Pin and stir(按压与旋转法)：将石头尖部按压在肌肉中间，将石头其余部分沿中心旋转。

Placement stones(布置用石)：用于在身体上静态布置的石头。

Pointed tool stone(尖状按摩石)：一种顶部呈尖状的按摩石，用于特殊部位的按摩。

Q

Quadratus lumborum (腰方肌)：位于腹后壁，在脊柱两侧，其内侧有腰大肌，其后方有竖脊肌，二者之间隔有胸腰筋膜的中层，作用是下降和固定第 12 肋，并使脊柱侧屈。受腰神经前支支配。

Quadriceps (四头肌)：大腿前外侧第四块肌肉。其功能是使小腿伸、大腿伸和屈，并维持人体直立姿势，是人体最有力的肌肉之一。

Quartzite(石英岩)：一种形成于水成岩沙石的变质石，这种岩石是由于热力和变化进行中结晶的作用而形成的。

R

Reactive(反应性充血)：生理上对于血流冲到身体某个部位的闭合移动的反应。

Resistance(阻力法)：当逆向按摩肌肉时，由于肌肉绷紧产生的逆向法。

Retrostasis(逆蠕动)：生理活动的过程，寒冷把血

从身体表面吸到身体的内部。

Rhomboid(菱形肌):位于斜方肌深层。起自第6、7颈椎和第1~4胸椎棘突，止于肩胛骨内侧缘。功能是近固定时，使肩胛骨上提、后缩和下回旋；远固定时，两侧收缩，使脊柱胸段伸。

Rock(岩石):一些自然形成的聚合物或者矿物体，组成了地球硬壳的可感知的部分。

Rolling(滚动按摩法):将热石在身体表面来回滚动进行按摩的手法。

Rotator cuff (肩袖):肩袖又叫旋转袖，是包绕在肱骨头周围的一组肌腱复合体，这些肌腱的运动导致肩关节旋内、旋外和上举活动，但更重要的是，它对维持肩关节的稳定和肩关节活动起着极其重要的作用。

Rubbing(摩擦法):使用两块按摩石进行相互摩擦的按摩方法。

S

Sandstone(砂岩):一种典型的水成岩，因谷粒状沙子大小的石头粘连在一起而形成，石英在砂岩中是最丰富的矿物质。

Sandwiching(三明治法):是一种使用两块石头将身体夹在中间的按摩手法。

Sedimentary rock(水成岩):一种分层的软体岩石。由于原有岩石联合体的转移沉积而造成物理和化学的崩溃或者由于溶解而造成的化学沉淀。

Semiprecious gemstones(半宝石):一种任意选定的不如钻石、翡翠或红宝石名贵的宝石。比如碧玉、硬玉或者绿宝石。

Slate(石板):一种形成于巩化的页岩的变质岩。它是一种由纤细的淤泥、泥土、火山灰或其他非常细小的谷粒状岩石组成的水成岩。

Snaking the spine(蛇形按摩脊椎法):使用带尖儿的石头，按摩脊椎的S形区域的按摩。

Sneaking under(下部运作法):用流畅轻盈的手法在身下移动石头。

Soleus (比目鱼肌):由其形状而得名，它在腓骨、胫骨后，横插在腓肠肌之下，一直插到小腿内侧，这是腿部重要结构之一。其作用是旋转脚面，提足。

Squeeze, twist, and slide(挤压、扭动与滑行法):从身下向上挤压石头，同时迅速地顺着进行扭动和滑行。

Static placement(静态放置):是指在按摩开始前以及按摩过程中，将单个或多块石头放置在顾客身体上方或垫在身体下面，这些石头不用于按摩师的按摩工作。

Stone entrance(石头的加入):在按摩中开始使用按摩石进行操作时，首次将石头与皮肤进行接触的操作方法。

Stone flipping(转石按摩):当按摩石加热温度过高时，为防止烫伤顾客和按摩师，或者避免让顾客感到不舒服的一种操作方法。

Stone table(石头桌):用来放置石头、平底锅和附件的石桌。

Stone wrapper(石头包装袋):用来存放石头的带弹性的尼龙袋。

T

Tapping(叩击法):通过敲击按摩石将感应传递的按摩手法。

Teetering(摇动法):悬垂在身体某个特定部位的技巧。

Temporal (颞肌):起自颞窝，肌束如扇形向下会聚，通过颧弓的深面，止于下颌骨的冠突。其作用是使下颌骨上提，后部肌束可拉下颌骨向后。

Temporomandibular joint (颞下颌关节)(TMJ):下颌骨和颞关节骨面之间的关节。

Teres minor (小圆肌):位于冈下肌下方、冈下窝内、肩关节的后面。其作用是与冈下肌协同使上臂外旋并内收。

Thermal emanation factor(散热因素):石头散发

的热量,测量散发热量时间的长度和比率。

Thermo-cryotherapy（热冷疗法）：临床上运用热和冷的变换而达到治疗疾病的作用。它能减轻疼痛,或提高顾客舒适度。

Thermotherapy（热疗）：临床上运用热来治疗疾病,减轻疼痛,提高顾客舒适度。

Three-dimensional hot stone massage（三维热石按摩）：一种热石按摩方法。治疗医师为了用石头同时按摩身体两侧,需要轻松、迅速地移动顾客身体。

Tonify（补养）：增加或恢复平衡,强健身体的不同部位,包括血压和身体的所有器官。

Tool stones（工具石）：凹形、弓形或者尖形的石头用于特殊方法按摩身体。

Trapezius (斜方肌)：位于颈部和背上部的浅层。作用是使肩胛骨向脊柱靠拢；上部肌束可上提肩胛骨,下部肌束使肩胛骨下降。

Trigger point（触发点）：在肌肉组织中一块小而孤立的绷紧的点,接触后反应敏感,并有痛感,且会引起对另外一块肌肉组织的牵扯性疼痛。

U

Undulation（波动法）：让顾客的身体像波浪式抖动的按摩方法。

V

Vascular gymnastics（血管锻炼）：对于快速频繁的热冷交替产生的生理反应。在此反应中,血管反复地扩张和收缩。

Vastus laterlis (股外侧肌)：起于股骨后脊,远至转子,止于胫骨,协助伸展腿部。

W

Working stones（工作用石）：灵活地用于按摩顾客身体的石头。

Z

Zygomatic arch (颧弓)：位于面部两侧中部,由颧骨颞突和颞骨额突联合构成。其弓度决定了面部宽度。通常被称作脸颊骨。